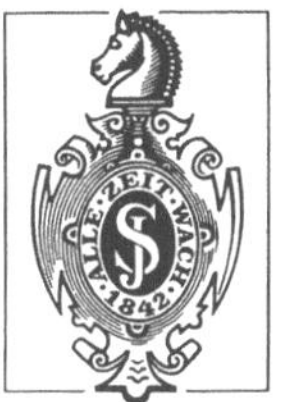
ALLE ZEIT WACH
1842

M. Trede · H. D. Saeger (Hrsg.)

Aktuelle Pankreaschirurgie

Mit 115 Abbildungen

Springer-Verlag Berlin Heidelberg New York
London Paris Tokyo Hong Kong

Professor Dr. MICHAEL TREDE

Privatdozent Dr. HANS DETLEV SAEGER

Chirurgische Universitätsklinik
Klinikum der Stadt Mannheim
Theodor-Kutzer-Ufer
D-6800 Mannheim 1

CIP-Titelaufnahme der Deutschen Bibliothek
Aktuelle Pankreaschirurgie / M. Trede ; H. D. Saeger (Hrsg.). – Berlin ; Heidelberg ; New York ; London ; Paris ; Tokyo ; Hong Kong : Springer, 1990
ISBN-13: 978-3-540-51937-9 e-ISBN-13: 978-3-642-75265-0
DOI: 10.1007/978-3-642-75265-0

NE: Trede, Michael [Hrsg.]

2124/3130-543210 – Gedruckt auf säurefreiem Papier

Vorwort

"There is no doubt in my mind that the seat of the soul is in the pancreas. Cardiovascular surgeons deal with life in their hands, but general surgeons who operate on the pancreas deal with the soul."

M. S. Litwin (1987)

Die Geschichte der Pankreaschirurgie hat in den letzten 60 Jahren eine beachtliche Entwicklung durchlaufen. Aus dem Jahre 1927 und der Feder des späteren Mannheimer Chefarztes Sebening stammt der Begriff des „operationsfeindlichen Organs". 1935 konnte Whipple die Pankreaskopfresektion in das Repertoire des Abdominalchirurgen einführen, nachdem sie bereits in ähnlicher Form ein Vierteljahrhundert zuvor von Kausch in Berlin mit Erfolg praktiziert und publiziert wurde. 1979 hat Baker die Duodenopankreatektomie noch als „Cadillac of abdominal operations" apostrophiert. Heute ist sie – fast – schon zur Routine geworden.

Im Herbst 1988 trafen sich Pathologen, Radiologen, Endoskopiespezialisten, Internisten und Chirurgen in Mannheim, um aktuelle interdisziplinäre Entwicklungen in der Behandlung der chronischen Pankreatitis und des Pankreaskarzinoms aufzuarbeiten. Es ging nicht allein um chirurgische Taktik oder technische Neuentwicklungen, sondern vorrangig um den Stellenwert der Chirurgie im Zusammenspiel zwischen internistischer Therapie und endoskopischen sowie radiologischen Interventionsmöglichkeiten. Dabei wurde deutlich, daß die chronische Pankreatitis zunächst einmal kein „chirurgisches" Problem ist, sondern daß der Chirurg hier nur eingreifen sollte, wenn alle anderen Modalitäten erfolglos bleiben.

Beim Pankreaskarzinom ist es umgekehrt: Die einzige Chance auf Heilung – und sei sie noch so gering – bietet derzeit die Chirurgie. Aber wo diese an ihre Grenzen stößt – und das ist in 80% aller betroffenen Patienten der Fall –, kommen alternative Verfahren zum Zuge. Es bleibt die Hoffnung, daß Überlebenschance und Qualität der so gewonnenen Lebensspanne durch multimodale Therapiekonzepte verbessert werden können.

Wir danken dem Springer-Verlag für die gute Zusammenarbeit und die ansprechende Ausstattung des Buches.

Michael Trede
Hans Detlev Saeger

Inhaltsverzeichnis

Teil I. Pankreaskarzinom

Mitarbeiterverzeichnis

Die Anschriften sind jeweils bei Beitragsbeginn angegeben

Teil I. Pankreaskarzinom

Chirurgische Pathologie des Pankreaskarzinoms

P. HERMANEK [1]

Zu den Hauptarbeitsgebieten der chirurgischen Pathologie bei Tumoren gehören

1. die prä- und intraoperative Diagnostik,
2. die Beschäftigung mit der Tumorausbreitung, ihren Regelmäßigkeiten und ihren Besonderheiten,
3. die Tumorklassifikation im Hinblick auf Therapiewahl, Prognose und spätere Beurteilung der Behandlungsergebnisse.

Auf dem Gebiet der prä- und intraoperativen morphologischen Diagnostik ergaben sich seit den letzten zusammenfassenden Darstellungen [3, 13] keine wesentlichen neuen Gesichtspunkte. Daher soll nachfolgend lediglich auf Probleme der Tumorausbreitung und die Tumorklassifikation eingegangen werden.

Bei jeder Diskussion über Pankreaskarzinom muß immer wieder auf die Abgrenzung gegenüber periampullären Karzinomen (Karzinome der Ampulla Vateri, des Endabschnittes des Ductus choledochus und des ampullennahen Duodenums) [12] hingewiesen werden. Weiter ist zu betonen, daß das, was wir als Pankreaskarzinom bezeichnen, in biologischer und onkologischer Sicht in 3 unterschiedliche klinische Entitäten unterteilt werden muß [12], nämlich in das duktale Adenokarzinom, die seltenen sonstigen Malignome des exokrinen Pankreas (wie Zystadenokarzinom, Azinuszellkarzinom, solidzystischer Tumor oder Pankreatoblastom) und schließlich das endokrine Karzinom. Die Gruppe der duktalen Adenokarzinome schließt auch einzelne, besonders bezeichnete Varianten ein, wie z. B. muzinöse Adenokarzinome, adenosquamöse Karzinome oder Riesenzellkarzinome (pleomorphe großzellige Karzinome). Da mit über 90% aller Fälle bzw. über 80% der resezierten Fälle das duktale Adenokarzinom weitaus im Vordergrund steht und es v.a. wegen seiner sehr schlechten Prognose die Herausforderung schlechthin darstellt, soll im Folgenden ausschließlich auf das duktale Adenokarzinom eingegangen werden.

Kontinuierliche Tumorausbreitung

Die kontinuierliche Ausbreitung des duktalen Adenokarzinoms erfolgt überwiegend parenchymatös. So fanden wir bei 119 operativ entfernten duktalen Adeno-

[1] Abteilung für Klinische Pathologie, Chirurgische Universitätsklinik, Maximiliansplatz 1, D-8520 Erlangen.

M. Trede, H. D. Saeger (Hrsg.)
Aktuelle Pankreaschirurgie

karzinomen (1969–1986) in 64% eine Ausbreitung nach dorsal in das Retroperitoneum, in 56% war der Choledochus, in 46% das Duodenum befallen. Eine Invasion der großen Gefäße verzeichneten wir in 25%, von anderen Nachbarorganen wie Magen, Milz oder Kolon in 15%. Eine intrakanalikuläre Ausbreitung sahen wir nur in 2 der 119 Fälle, sie reichte in keinem Fall weiter als 1 cm.

Lymphgefäßinvasion oder Invasion von Perineuralräumen beobachteten wir in 73%, Invasion kleiner intrapankreatischer Venen dagegen nur in 30% der Fälle.

Bei 41 lokal unradikalen Tumorentfernungen war Tumorgewebe bei 34 Fällen (83%) an den Resektionslinien nach dorsal (gegen das Retroperitoneum), 4mal (10%) an der Resektionslinie des Pankreas und 2mal (5%) an der Resektionslinie des Ductus hepaticus communis nachzuweisen.

Multizentrizität

Bei 3 der 119 operativ entfernten duktalen Adenokarzinome (2,5%) fanden sich je 2 voneinander räumlich getrennte invasive Karzinome.

Im Schrifttum wird z. T. von Multizentrizität in 20–30% berichtet. Analysiert man solche Berichte, so läßt sich in einem Teil der Publikationen nicht feststellen, ob hierbei multifokale Areale invasiver Karzinome oder zusätzlich zu einem invasiven Karzinom noch sog. In-situ-Karzinome gemeint sind [11, 17, 38–41, 45].

In anderen Berichten ist nur von multifokalen Arealen eines sog. Carcinoma in situ die Rede [5, 10]. Echte multizentrische invasive Karzinome wurden entweder nicht [5, 10, 24, 29] oder nur selten (1/42 = 2% [15]) beobachtet.

Lymphogene Metastasierung

Das duktale Adenokarzinom des Pankreas gehört zu den Tumoren, bei denen bei der histologischen Untersuchung des Resektionspräparates in einem sehr hohen Prozentsatz Lymphknotenmetastasen nachgewiesen werden können. Dies war in unserem Untersuchungsgut von 119 Resektaten 90mal der Fall (75,6%), während beispielsweise diese Rate beim kolorektalen Karzinom nur etwa 50%, beim malignen Melanom kaum 30% beträgt.

Bei der Beurteilung von Berichten über die lymphogene Metastasierung kommt natürlich der pathohistologischen Methode entscheidende Bedeutung zu (wenn bisweilen von einer Häufigkeit lymphogener Metastasierung von 30–40% berichtet wird, ist dies nur durch eine extrem zurückhaltende Indikation zur Resektion oder durch unzureichende histologische Untersuchung erklärbar). Fitzgerald [9] betont 1981, daß „most surgical pathologists slough off pancreatic specimens and pick out only a few nodes". Die Medianwerte untersuchter Lymphknoten beträgt in unserem Untersuchungsgut bei Operationen mit systematischer Lymphknotendissektion bei Whipple-Operation (n = 10) 33, bei subtotaler Duodenopankreatektomie (n = 45) 43, bei totaler Pankreatektomie (n = 19) 61 und bei subtotaler Pankreaslinksresektion (n = 5) 23 Lymphknoten.

Die regionären Lymphknoten beim exokrinen Pankreaskarzinom wurden zuletzt durch die UICC 1987 [47] definiert. Diese Lymphknoten können in solche der 1. und 2. Station unterteilt werden:

1. Station:
   - oberhalb Pankreaskopf und -körper,
   - unterhalb Pankreaskopf und -körper,
   - vordere pankreaticoduodenale,
   - hintere pankreaticoduodenale,
   - am Milzhilus und Pankreasschwanz,
2. Station:
   - pylorisch,
   - proximal mesenterial,
   - am Ductus choledochus.

Die lymphogene Metastasierung des duktalen Adenokarzinoms des Pankreas erfolgt ganz überwiegend regelhaft, d.h. es werden zunächst die tumornahen Lymphknoten der 1. Station befallen und erst danach folgt die Metastasierung in die 2. Station. Einen Lymphknotensprung („skipping of nodes") fanden wir bei nur 4 der 119 resezierten Fälle, d.h. in 3,4%.

Die Häufigkeit und das Ausmaß der lymphogenen Metastasierung zeigt eine signifikante Abhängigkeit von der Tumorgröße (Abb. 1a) und vom Vorhandensein oder Fehlen einer Lymphgefäßinvasion (Abb. 1b). Ob der Primärtumor das

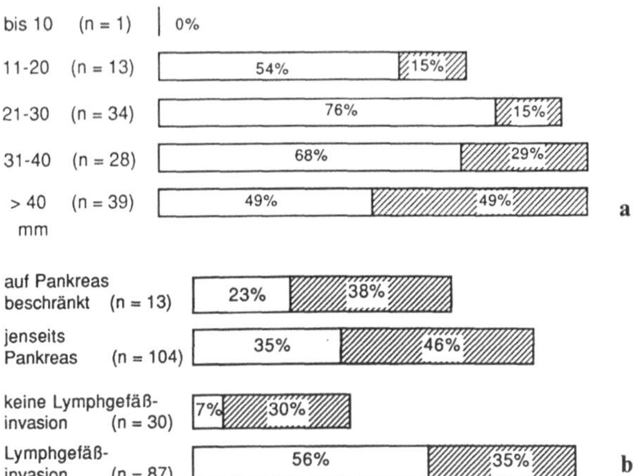

Abb. 1a, b. Häufigkeit der lymphogenen Metastasierung des duktalen Adenokarzinoms der Pankreas-Patienten mit operativer Tumorentfernung (Abteilung für Klinische Pathologie Erlangen 1969–1986). *Leere Säulenanteile:* Befall von Lymphknoten nur der ersten Station, *schraffierte Säulenanteile:* Befall der Lymphknoten der zweiten Station. Definition der Lymphknotenstationen s. Text. **a** In Abhängigkeit von der Tumorgröße (größter Tumordurchmesser) ($p<0{,}01$). **b** In Abhängigkeit von Ausbreitung jenseits des Pankreas (nicht signifikant) und Lymphgefäßinvasion ($p<0{,}001$)

Pankreas überschritten hat, scheint ebenfalls von Bedeutung, läßt sich aber in unserem Material statistisch nicht sichern.

Klassifikation der Tumorausbreitung

Entsprechend den Empfehlungen der UICC [47] und des AJCC [2] sollen die duktalen Adenokarzinome des Pankreas wie auch die übrigen exokrinen Karzinome heute nach einer einheitlichen TNM/pTNM-Klassifikation (Tabelle 1) klassifiziert und in darauf beruhende Stadien gruppiert werden (Abb. 2).

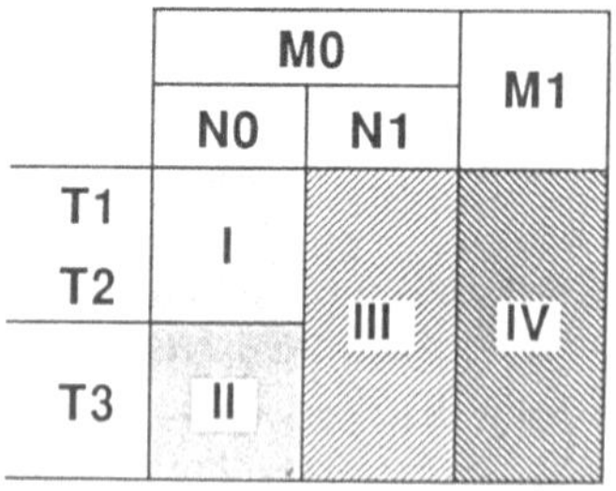

	M0		M1
	N0	N1	
T1 T2	I	III	IV
T3	II	III	IV

Abb. 2. Stadiengruppierung beim exokrinen Pankreaskarzinom. (Definitionen von T, N und M s. Tabelle 1.) UICC 1987 [47]

Tabelle 1. T$M/pTNM-Klassifikation des exokrinen Pankreaskarzinoms 1987 [49]

Histologische Diagnosesicherung ist erforderlich.

TNM: Klinische Klassifikation

T – *Primärtumor*

TX Primärtumor kann nicht beurteilt werden.
T0 Kein Anhalt für Primärtumor.
T1 Tumor begrenzt auf Pankreas.
 T1a Tumor 2 cm oder weniger in größter Ausdehnung.
 T1b Tumor mehr als 2 cm in größter Ausdehnung.
T2 Tumor breitet sich direkt in Duodenum, Gallengang und/oder peripankreatisches Gewebe aus.
T3 Tumor breitet sich direkt in Magen, Milz, Kolon und/oder benachbarte große Gefäße aus.

N – *Regionäre Lymphknoten*

NX Regionäre Lymphknoten können nicht beurteilt werden.
N0 Keine regionären Lymphknotenmetastasen.
N1 Regionäre Lymphknotenmetastasen.

M – *Fernmetastasen*

MX Das Vorliegen von Fernmetastasen kann nicht beurteilt werden.
M0 Keine Fernmetastasen.
M1 Fernmetastasen.

pTNM: Pathologische Klassifikation

Die pT-, pN- und pM-Kategorien entsprechen den T-, N- und M-Kategorien.

Nach Behandlung erfolgt die R-Klassifikation (Residualtumor nach Behandlung) [47]. Bei ihr wird unterschieden zwischen

- R 0: kein Residualtumor,
- R 1: mikroskopischer Residualtumor,
- R 2: makroskopischer Residualtumor.

Dabei entspricht R 0 der kurativen (potentiell kurativen), R 1 und 2 der nichtkurativen Behandlung. Unter 78 kurativ resezierten Adenokarzinomen (R 0) fanden wir in 21% Stadium I, in 5% Stadium II, in 73% Stadium III und in 1% Stadium IV. Die entsprechenden Werte bei 41 nicht-kurativ resezierten Tumoren (R 1, 2) betrugen 22% für Stadium I, 68% für Stadium III und 10% für Stadium IV.

„Kleines Karzinom" und Frühkarzinom

Für frühe Stadien des duktalen Pankreaskarzinoms findet man im Schrifttum verschiedene Begriffe, die in Tabelle 2 zusammengestellt sind.

Von besonderer Bedeutung ist, daß auch das kleine duktale Pankreaskarzinom (also der Tumor mit einer Größe bis zu 2 cm) in etwa 40% Wachstum jenseits des Pankreas und in etwa gleicher Häufigkeit auch Lymphknotenmetastasen zeigt (Tabelle 3). Dementsprechend trifft auf nur etwa 40% aller kleinen duktalen

Tabelle 2. Unterschiedliche Begriffe zur Charakterisierung früher Stadien exokriner Pankreaskarzinome

	Tumorgröße	auf Pankreas begrenzt	Lymphknoten-metastasen	Fernmetastasen
„kleines Karzinom"	≤2 cm	Nicht berücksichtigt		
T 1a/pT 1a (UICC 1987)	≤2 cm	Ja	Nicht berücksichtigt	
„Frühkarzinom"	≤2 cm	Ja	Nein	Nein

Tabelle 3. Ausbreitung des „kleinen" (≤2 cm) duktalen Adenokarzinoms des Pankreas

Autor	n	Jenseits Pankreas	Lymphknoten-metastasen	„Früh-karzinom"
Suzuki et al. 1980 [43]	6	2 (33%)	3 (50%)	?
Matsuno u. Sato 1986 [32]	9	1 (11%)	5 (56%)	3 (33%)
Tsuchiya et al. 1986 [46] (Sammelstatistik)	103	41 (40%)	31 (30%)	45 (44%)
Klöppel 1987 [22]	19	?	?	6 (32%)
Manabe et al. 1988 [29]	16	9 (56%)	7 (44%)	4 (25%)
Erlangen 1969–1986	14	9 (64%)	10 (71%)	3 (21%)
Gesamt		62/148 (42%)	56/148 (38%)	61/161 (38%)

Tabelle 4. Häufigkeit von kleinen Karzinomen und Frühkarzinomen unter resezierten duktalen Adenokarzinomen des Pankreas

Autor	Kleines Karzinom	Frühkarzinom
Moossa u. Levin 1981 [36]		17/ 64 (27%)
Takagi et al. 1982 [44]		2/ 26 (8%)
Manabe et al. 1985 [30]	4/ 36 (11%)	
Matsuno u. Sato 1986 [32]	9/ 45 (20%)	
Tsuchiya et al. 1986 (Sammelstatistik) [46]	71/ 753 (9,4%)	
Klöppel 1987 [22]	19/ 137 (13,9%)	6/137 (4,4%)
Manabe et al. 1988 [29]		4/125 (3,2%)
Erlangen 1969–1986	14/ 119 (11,8%)	3/119 (2,5%)
Gesamt	117/1090 (10,7%)	32/471 (6,8%)
Gesamt ohne Moossa u. Levin 1981 [36]		15/407 (3,7%)

Pankreaskarzinome die Definition des Frühkarzinoms im Sinne von Moossa u. Levin [36] (pT1aN0M0) zu.

Kleine duktale Pankreaskarzinome finden sich nur in etwa 10% aller resezierten Tumoren, Frühkarzinome – wenn man von der offenbar stark selektierten Serie von Moossa u. Levin [36] absieht – in weniger als 5% (Tabelle 4).

Prognose nach Resektion

Gesicherte Prognosefaktoren

Gesicherten Einfluß auf die Prognose des duktalen Adenokarzinoms des Pankreas nach Resektion haben

1. die R-Klassifikation und
2. die pTNM-definierte Stadiengruppierung.

Tabelle 5 zeigt die entsprechenden Zahlen am Krankengut der Chirurgischen Universitätsklinik Erlangen.

Bei der Analyse des Verlaufes der Patienten mit kurativer Resektion (R0) fiel auf, daß bei Befall nur eines solitären Lymphknotens und bei Fehlen der lymphogenen Metastasierung kein nennenswerter Unterschied in der Prognose feststellbar war (Tabelle 6), während Befall von 2 und mehr Lymphknoten mit einer drastischen Verschlechterung der Prognose einherging. Es ist daher in Zukunft zu empfehlen, bei der histologischen Begutachtung von Tumorresektaten auch die Zahl befallener Lymphknoten anzugeben und bei Statistiken über die Therapieergebnisse nach kurativer Tumorresektion die Patienten des Stadium III in 2 Gruppen zu unterteilen:

- solche mit Befall nur eines solitären regionären Lymphknotens und
- solche mit Befall von 2 und mehr Lymphknoten.

Tabelle 5. Prognose des duktalen Adenokarzinoms des Pankreas nach Resektion. Alterskorrigierte Überlebensraten, berechnet nach „actuarial method", postoperative Letalität nicht ausgeschlossen. Prüfung der Unterschiede in Überlebensraten auf Signifikanz mittels z-Test. Den Überlebensraten sind Angaben über den 95%-Vertrauensbereich beigefügt.
(Krankengut der Chir. Univ. Klinik Erlangen, operiert 1969–1986, Studienschlußtag 31. 12. 1987)

Patientengruppen	n	Zweijahresüberlebensrate	Fünfjahresüberlebensrate	Mediane Überlebenszeit (Monate)	Statistisch signifikanter Unterschied
A. R1, 2, X (nicht oder nicht sicher kurativ)	41	9± 9%	0%	7,8	p<0,01
R0 (kurativ)	78	36±12%	18±11%	11,0	
B. R0 (kurativ)/ Stadium I und II	20	66±24%	43±27%	36,2	p<0,05
R0 (kurativ)/ Stadium III	57	26±12%	8±11%	8,4	

Tabelle 6. Prognose des duktalen Adenokarzinoms des Pankreas nach kurativer Resektion. (Methode und Patientengut s. Tabelle 5)

Patientengruppen: Zahl befallener Lymphknoten	n	Zweijahresüberlebensrate	Fünfjahresüberlebensrate	Mediane Überlebenszeit (Monate)	Statistisch signifikanter Unterschied
Keine	20	66±24%	43±27%	36,2	nein
Solitär (1)	10	62±33%	41±47%	44,3	
2 und mehr	47	19±12%	0%	6,3	p<0,05

Bei einer zukünftigen Revision der derzeitigen TNM/pTNM-Klassifikation und Stadieneinteilung empfiehlt sich folgende Änderung:

1. das bisherige N1 (regionäre Lymphknoten befallen) sollte unterteilt werden in N1 = solitärer Lymphknoten befallen, und N2 = 2 oder mehr regionäre Lymphknoten befallen.
2. Stadium II sollte definiert sein als T3N0M0 und jedes TN1M0, das Stadium III als jedes TN2M0.

Mögliche weitere selbständige Prognosefaktoren

Eine Reihe möglicher zusätzlicher selbständiger Prognosefaktoren beim duktalen Adenokarzinom des Pankreas wird diskutiert, so Geschlecht [42], Gewichtsverlust [7], Performance-Status [7, 42], Lokalisation [6, 7, 22, 42], histologische Subklassifikation und Grading [4, 22, 24, 42], Lymphgefäßinvasion, Invasion von Perineuralräumen und natürlich auch unterschiedliche Therapieverfahren [6, 7].

Zwischen etlichen dieser Faktoren bestehen Wechselwirkungen, und etliche stehen in Korrelation zu den TNM/pTNM-definierten Stadien. Der Nachweis,

Tabelle 7. Moderne morphologisch-biologische Charakterisierung des duktalen Adenokarzinoms des Pankreas

Immunhistologie
Tumorassoziierte Antigene (CEA, CA 19-9, POA u. a.) [8, 16, 20, 23, 25, 27, 28, 33]
Blutgruppenantigene [18, 21]
Lektine [23]
Intermediärfilamente (Zytokeratine, Villin) [1, 27, 34, 37]
EGF-Rezeptoren [8, 22]
Hormonrezeptoren [8, 19]
Basalmembran und Stromakomponenten (Laminin, Kollagene) [22, 35]
Onkogene [8]
DNS-Zytophotometrie [48]
Heterotransplantabilität [24, 26, 49]

daß diese Faktoren tatsächlich einen zusätzlichen selbständigen Einfluß auf die Prognose ausüben, kann nur durch multivariate Analysen geführt werden [14] und steht bislang noch aus. Gleiches gilt für die Befunde bei verschiedenen modernen morphologisch-biologischen Charakterisierungen des duktalen Adenokarzinoms des Pankreas (Tabelle 7).

Entsprechend dem Programm der UICC für die weitere Entwicklung der Tumorklassifikation [14] wird in den nächsten Jahren zu klären sein, welche Parameter einen zusätzlichen selbständigen prognostischen Einfluß besitzen. Ziel dieser Studien ist es, die bisherigen Stadien, die allein auf der anatomischen Ausbreitung des Tumors beruhen, zu sog. prognostischen Gruppen zu erweitern, die auch andere selbständige Prognosefaktoren und das therapeutische Vorgehen berücksichtigen, um die prognostische Aussagekraft der Tumorklassifikation zu verbessern.

Literatur

1. Altmannsberger M, Fölsch U, Klöppel G, Fischer H-P, Osborn M (1987) Immunhistologische Untersuchungen des Keratinpolypeptidmusters in humanen Pankreaskarzinomen. Verh Dtsch Ges Pathol 71:299–302
2. American Joint Committee on Cancer (AJCC) (1988) Manual for staging of cancer, 3th ed. Lippincott, Philadelphia
3. Bodner E (1986) Intraoperative Pankreasdiagnostik. In: Beger HG, Bittner R (Hrsg) Das Pankreaskarzinom. Springer, Berlin Heidelberg New York Tokyo
4. Chen J, Baithun SI (1985) Morphological study of 391 cases of exocrine pancreatic tumors with special reference to the classification of exocrine pancreatic carcinoma. J Pathol 146:17–29
5. Cubilla AL, Fitzgerald PJ (1976) Morphological lesions associated with human primary invasive nonendocrine pancreas cancer. Cancer Res 36:2690–2698
6. Cubilla AL, Fitzgerald PH, Fortner JG (1978) Pancreas cancer: Duct cell adenocarcinoma: survival in relation to site, size, stage and type of therapy. J Surg Oncol 10:465–482
7. Deixonne B (1986) Treated patients. In: Baumel H, Deixonne B (eds) Exocrine pancreatic cancer. Springer, Berlin Heidelberg New York London Paris Tokyo
8. Delmont JP (ed) (1986) Cancer of the exocrine pancreas. Karger, Basel
9. Fitzgerald PH (1981) Discussion. Cancer 47:1638

10. Fortner JG, Dong KK, Cubilla A, Turnbull A, Pahnke LD, Shils ME (1977) Regional pancreatectomy. Ann Surg 186:42–50
11. van Heerden JA, ReMine WH, Weiland LH, McIlrath DC, Ilstrup DM (1981) Total pancreatectomy for ductal adenocarcinoma. Am J Surg 142:308–311
12. Hermanek P (1984) Pathologie der Pankreastumoren. In: Gebhardt C (Hrsg) Chirurgie des exokrinen Pankreas. Thieme, Stuttgart New York
13. Hermanek P (1986) Intraoperative histologische Diagnostik. In: Beger HG, Bittner R (Hrsg) Das Pankreaskarzinom. Springer, Berlin Heidelberg New York Tokyo
14. Hermanek P (1987) Prognostic value of the TNM system. In: Lapis K, Eckhardt S (Hrsg) Lectures and symposia of the 14th International Cancer Congress, Budapest, vol 3. Akadémiai Kiadó, Budapest
15. Herter FP, Cooperman AM, Ahlborn TN, Antinori C (1982) Surgical experience with pancreatic and periampullary cancer. Ann Surg 195:274–281
16. Ichikara T, Nagura H, Nakao A, Sakamoto J, Watanabe T, Takagi I (1988) Immunhistochemical localization of Ca 19-9 and CEA in pancreatic carcinoma and associated diseases. Cancer 61:324–333
17. Ihse I, Lilja P, Arnesjö B, Bengmark S (1977) Total pancreatectomy for cancer. Ann Surg 186:675–680
18. Itzkowitz SH, Yuan M, Ferrell LD, Ratcliffe RM, Chung YS, Satake K, Umeyama K, Jones RT, Kim YS (1987) Cancer-associated alterations of blood group antigen expression in the human pancreas. JNCI 79:425–434
19. Johnson PJ, Corbishley TP (1987) Sex-steroid receptors and antisteroidal agents in the treatment of pancreatic adenocarcinoma. Monogr Ser Eur Organ Res Treat Cancer 18:99–104
20. Kajiji SM, Davceva B, Quaranta V (1987) Six monoclonal antibodies to human pancreatic cancer antigens. Cancer Res 47:1367–1376
21. Kim YS, Itzkowitz SH, Yuan M, Chung Y-S, Satake K, Umeyama K, Hakomori S-I (1988) Le^x and Le^y antigen expression in human pancreatic cancer. Cancer Res 48:475–482
22. Klöppel G (1987) Pankreaskarzinom. Verh Dtsch Ges Pathol 71:187–201
23. Klöppel G, Dreyer T, Lampe V, Kalthoff H, Schmiegel KH, Bülow M von, Kern HF, Morohoshi T, Heitz PU (1984) Immunzytochemische Typisierung von exokrinen Pankreastumoren und ihren Metastasen. Verh Dtsch Ges Pathol 68:104–107
24. Klöppel G, Lingenthal G, Bülow M von, Kern HF (1985) Histological and fine structural features of pancreatic ductal adenocarcinomas in relation to growth and prognosis: studies in xenografted tumours and clinico-histological correlation in a series of 75 cases. Histopathology 9:841–856
25. Klöppel G, Lohse T, Bosslet K, Rückert K (1987) Ductal adenocarcinoma of the head of the pancreas: Incidence of tumor involvement beyond the Whipple resection line. Pancreas 2:170–175
26. Kyriazis AA, Kyriazis AP, Sternberg CN, Sloane NH, Loveless JD (1986) Morphological, biological, biochemical and karyotypic characteristics of human pancreatic ductal adenocarcinoma Capan-2 in tissue culture and the nude mouse. Cancer Res 46:5810–5815
27. Lobeck H, Beiswenger M, Reichelt A, Zuschneid W, Mischke D, Wild G (1987) Intermediärfilamente und karzinoembryonales Antigen (CEA) in Pankreaskopf- und Papillenkarzinomen sowie deren Vorstufen. Verh Dtsch Ges Pathol 71:294–298
28. Lyubsky S, Madariaga J, Lozowski M, Mishriki Y, Schuss A, Chao S, Lundy J (1988) A tumor-associated antigen in carcinoma of the pancreas defined by monoclonal antibody B 72.3. Am J Clin Pathol 89:160–167
29. Manabe T, Suzuki T, Tobe T (1985) Evaluation of en bloc radical pancreatectomy for carcinoma of the head of the pancreas involving adjacent vessels. Dig Surg 2:27–30
30. Manabe T, Miyashita T, Ohshio G, Nonaka A, Suzuki T, Endo K, Takahashi M, Tobe T (1988) Small carcinoma of the pancreas. Cancer 62:135–141
31. Matsui Y, Aoki Y, Ishikawa O, Iwanaga T, Wade A, Tateishi R, Kosaki G (1979) Ductal adenocarcinoma of the pancreas. Rationales for total pancreatectomy. Arch Surg 114:722–726
32. Matsuno S, Sato T (1986) Surgical treatment for carcinoma of the pancreas. Am J Surg 152:499–503

33. Metzgar RS, Asch HL (1986) Conference report "Antigens of human pancreatic adenocarcinomas: their role in diagnosis and therapy". Pancreas 3:352–370
34. Moll R, Robine S, Dudouet B, Louvard D (1987) Villin: a cytoskeletal protein and a differentiation marker expressed in some human adenocarcinomas. Virchows Arch [B] 54:155–169
35. Mollenhauer J, Roether I, Kern HF (1987) Distribution of extracellular matrix proteins in pancreatic ductal adenocarcinoma and its influence on tumor cell proliferation in vitro. Pancreas 2:14–24
36. Moossa AR, Levin B (1981) The diagnosis of "early" pancreatic cancer. Cancer 47:1688–1697
37. Osborn M, van Lessen G, Weber K, Klöppel G, Altmannsberger M (1986) Differential diagnosis of gastrointestinal carcinomas by using monoclonal antibodies specific for individual keratin polypeptides. Lab Invest 55:497–504
38. Piorkowski RJ, Bilevernicht StW, Lawrence jr W, Madarlaga J, Hossley III JSH, Neifeld JP, Terz JJ (1982) Pancreatic and periampullary carcinoma. Am J Surg 143:189–193
39. Pliam MB, ReMine WH (1975) Further evaluation of total pancreatectomy. Arch Surg 110:506–512
40. Porter MR (1958) Carcinoma of pancreatico-duodenal area: operability and choice of procedure. Ann Surg 148:711–724
41. ReMine WH (1978) Experience with total pancreatectomy for cure. Am J Surg 135:186–187
42. Scheithauer W, Temsch EM, Karner K, Chott A, Grabner G (1986) Prognose maligner Tumoren des exokrinen Pankreas: Der Einfluß klinischer und pathologisch-anatomischer Variabler auf die Überlebenszeit der Patienten. Acta Med Austriaca 13:46–54
43. Suzuki T, Uchida K, Tobe T (1980) Patients with small pancreatic carcinomas (less than 2 cm): pathologic picture of 6 cases of cancer of the pancreatic head (japan). I To Cho 15:641–645
44. Takagi K, Oohashi I, Takekoshi T, Oohashi K, Maruyama M (1982) Early detection of pancreatic cancer. Poster Weltkongreß für Gastroenterologie, Stockholm 1982
45. Tryka AF, Brooks JR (1979) Histopathology in the evaluation of total pancreatectomy for ductal carcinoma. Ann Surg 190:373–381
46. Tschuchiya R, Tomioka T, Izawa K et al. (1986) Collective review of small carcinomas of the pancreas. Ann Surg 203:77–81
47. UICC (1987) TNM classification of malignant tumours, 4th edn. Springer, Berlin Heidelberg New York London Paris Tokyo
48. Weger A-R, Graf A-H, Askensten U, Schwab G, Bodner E, Auer G, Mikuz G (1987) Quantitative DNA-Messungen an duktalen Pankreaskarzinomen. Verh Dtsch Ges Pathol. 71:126–128
49. Wittekind C, Fiebig HH, Furtwängler I, Kleist S von (1987) Markerverhalten in auf die Nacktmaus transplantierten Pankreascarcinomen. Verh Dtsch Ges Pathol 71:303–305

Leistungen der präoperativen Diagnostik für die Indikationsstellung beim Pankreaskarzinom

CH. HERFARTH [1], G. SCHÜRMANN [1], P. HOHENBERGER [1] und ST. SCHNEIDER [2]

Einleitung

Der Einfluß der präoperativen Diagnostik auf die Indikationsstellung beim Pankreaskarzinom ist unbestritten. Unklar bleibt aber die Wertigkeit der einzelnen Verfahren.

Ob die Resektabilität in den letzten Jahren zugenommen hat, wird kontrovers diskutiert [17, 25]. In Kollektiven, bei denen eine Zunahme der Resektabilität beobachtet werden konnte, wird dies v.a. auf eine verbesserte Diagnostik zurückgeführt [25]. In der Tat hat sich das Spektrum der präoperativen Diagnostik in den letzten Jahren erheblich erweitert. Wenngleich auch verschiedene Zentren den Einsatz präoperativer Diagnostik beim Pankreaskarzinom unterschiedlich akzentuieren, können heute die Bestimmung von Serumtumormarkern, Sonographie, Computertomographie und Angiographie der Oberbauchgefäße als obligat angesehen werden (Tabelle 1). Als fakultative Methoden gelten ERCP, Feinnadelbiopsie und die Endosonographie. Im folgenden soll die Wertigkeit der einzelnen diagnostischen Methoden für die Indikationsstellung evaluiert werden.

Tabelle 1. Obligate und fakultative Methoden der präoperativen Diagnostik beim Pankreaskarzinom.

obligat:
1. Klinische Symptome (Schmerzen, Gewichtsabnahme, Ikterus, Malabsorption, Diabetes)
2. Serumtumormarker (CEA, CA 19-9)
3. Ultraschall
4. Computertomographie
5. Angiographie

fakultativ:
6. ERCP
7. Feinnadelbiopsie
8. Endosonographie und andere

[1] Chirurgische Universitätsklinik, Im Neuenheimer Feld 110, D-6900 Heidelberg 1.
[2] Abteilung für Radiodiagnostik (Direktor Dr. W. Kauffmann), Universität Heidelberg, Im Neuenheimer Feld 110, D-6900 Heidelberg 1.

M. Trede, H. D. Saeger (Hrsg.)
Aktuelle Pankreaschirurgie

Klinische Symptome

Die klinischen Symptome sind uncharakteristisch und treten i.allg. erst spät auf. Symptome wie Gewichtsverlust, Schmerz, Übelkeit oder Schwäche sind auch häufige Symptome anderer benigner und maligner gastrointestinaler Erkrankungen. Diese Symptome werden deshalb sowohl vom Patienten als auch dem erstbehandelnden Arzt nur sehr verzögert als Zeichen eines Pankreaskarzinoms erkannt. In einer Multizenteruntersuchung (zit. nach [22]) bestanden Gewichtsverlust und Abdominalschmerzen bei über 50% der Patienten länger als 2 Monate vor Diagnosestellung. Die Inzidenz der Symptome richtet sich nach der Tumorlokalisation (Tabelle 2). Dabei ist Gewichtsverlust das führende Symptom sowohl bei Pankreaskopf-, als auch bei Pankreaskorpus- und -schwanztumoren. Einen Ikterus haben über 80% der Patienten mit Pankreaskopfkarzinom zum Zeitpunkt der Diagnosestellung, während dieses Symptom nur bei 7% der Patienten mit Pankreaskorpus und -schwanzkarzinom auftritt. Der Schmerz ist das zweithäufigste Symptom des Pankreaskorpus- und -schwanztumors. Heller Stuhl, dunkler Urin und Juckreiz folgen beim Pankreaskopfkarzinom in abnehmender Reihenfolge bei 63–24% der Patienten. Die Mehrzahl der Symptome ist Ausdruck eines fortgeschrittenen Tumorstadiums. Dies gilt insbesondere für das Pankreaskorpus- und -schwanzkarzinom.

Tabelle 2. Klinische Symptome beim Pankreaskarzinom. (Nach [13])

Pankreaskopf	% von 5233 Patienten	Pankreaskorpus	% von 1912 Patienten
Gewichtsverlust	92	Gewichtsverlust	100
Ikterus	82	Schmerz	87
Schmerz	72	Übelkeit	43
Appetitlosigkeit	64	Schwäche	43
Heller Stuhl	63	Erbrechen	37
Dunkler Urin	62	Appetitlosigkeit	33
Übelkeit	45	Obstipation	27
Erbrechen	37	Nahrungsmittel-	
Schwäche	35	unverträglichkeit	7
Juckreiz	24	Ikterus	7

Serumtumormarker

Die Bestimmung der Serumtumormarker CEA und CA 19-9 bei pathologischen Veränderungen am Pankreas ist heute verbreitet. Die Sensitivität des CA 19-9 liegt bei etwa 70%, die Spezifität bei über 80% [11]. Eine Abhängigkeit des Markeranstiegs von der Tumormasse ist dokumentiert und die Relevanz von CA 19-9 für den postoperativen Verlauf (Tumormarkeranstieg als frühes Zeichen des Rezidivs) ist nachgewiesen [3].

Tabelle 3. Serumtumormarker CEA und CA 19-9 beim Pankreaskarzinom. (Chir. Univ. Klinik Heidelberg, n=70)

	Inoperabel n=43	Kurativ operiert n=13	Palliativ operiert n=14	N+ n=37	N− n=12	Fern-metastasen n=28
CA 19-9						
<37	4	3	4	5	3	3
>37	4	5	1	4	3	2
>100	9	4	5	9	4	4
>500	26	1	4	16	2	16
CEA						
<5	25	9	13	23	9	14
>5	5	3	2	3	3	4
>10	17	3	1	11	1	10

Wir haben an einem eigenen Kollektiv von 70 Patienten mit duktalem Pankreaskarzinom die Serumwerte beider Marker im Hinblick auf ihren prädiktiven Wert zu Operabilität, Vorliegen von Lymphknoten und Fernmetastasen analysiert (Tabelle 3). Es zeigte sich, daß bei inoperablem Pankreaskarzinom (n=43) der Tumormarker CA 19-9 in 91% der Fälle positiv war, wobei 26 dieser Patienten Werte über 500 I.E. zeigten. Enttäuschend die Ergebnisse für CEA: Selbst bei inoperablen Tumoren war in mehr als der Hälfte der Fälle (25/43) der CEA-Wert im Normbereich; bei operablen Tumoren (palliative und kurative Resektion zusammengefaßt) lag der CEA-Wert in 65% der Fälle unter 5 µg/ml (Abb. 1).

37 Patienten unseres Kollektives hatten bioptisch verifizierte Lymphknotenmetastasen (pN 1–4; Tabelle 3). In die Gruppe N0 (n=12) wurden nur solche Patienten einbezogen, bei denen am Resektat Lymphknotenmetastasen ausgeschlossen werden konnten. Bei N+ Tumoren war der Tumormarker CA 19-9 in 5 von 37 Fällen (14%) negativ. 16 Patienten hatten exzessiv erhöhte Werte auf über 500 I.E. Der Tumormarker CEA hingegen war bei 62% der Patienten mit positivem Lymphknotenstatus im Normbereich. Nur 11 von 37 Patienten mit N+ zeigten deutlich erhöhte CEA-Werte (über 10 µg/ml). 2/3 der Patienten mit nachgewiesenem Pankreaskarzinom ohne Lymphknotenmetastasen zeigten normale Werte für CEA (Abb. 1 b).

Auch bei Vorliegen von Fernmetastasen bestanden erhebliche Unterschiede zwischen beiden Markern. 16 von 28 Patienten hatten CA 19-9-Werte über 500 I.E. Insgesamt hatten 88% der Patienten mit Fernmetastasen pathologische CA 19-9-Werte (>35 IE), wohingegen selbst bei Vorliegen von Fernmetastasen noch 14 von 28 Patienten mit Pankreaskarzinom Normalwerte für CEA zeigten (Abb. 1 c). Die Synopsis zeigt den prädiktiven Wert beider Tumormarker in unserem Kollektiv (Tabelle 4). Wenn bei Patienten mit Pankreaskarzinomen CA 19-9 im Normbereich liegt, sind 1/3 der Fälle inoperabel. Wenn CEA im Normbereich liegt, sind schon 60% der Patienten inoperabel. Deutlich erhöhte Tumormarker (CA 19-9 über 100 I.E., CEA über 10 µg/ml) zeigen bei 71% (CA 19-9) bzw. 81% (CEA) der Fälle bereits Inoperabilität an. In Einzelfällen kann trotz eines CA 19-9-Wertes über 100 I.E. ein Pankreaskarzinom noch kurativ operabel sein. Falsch-

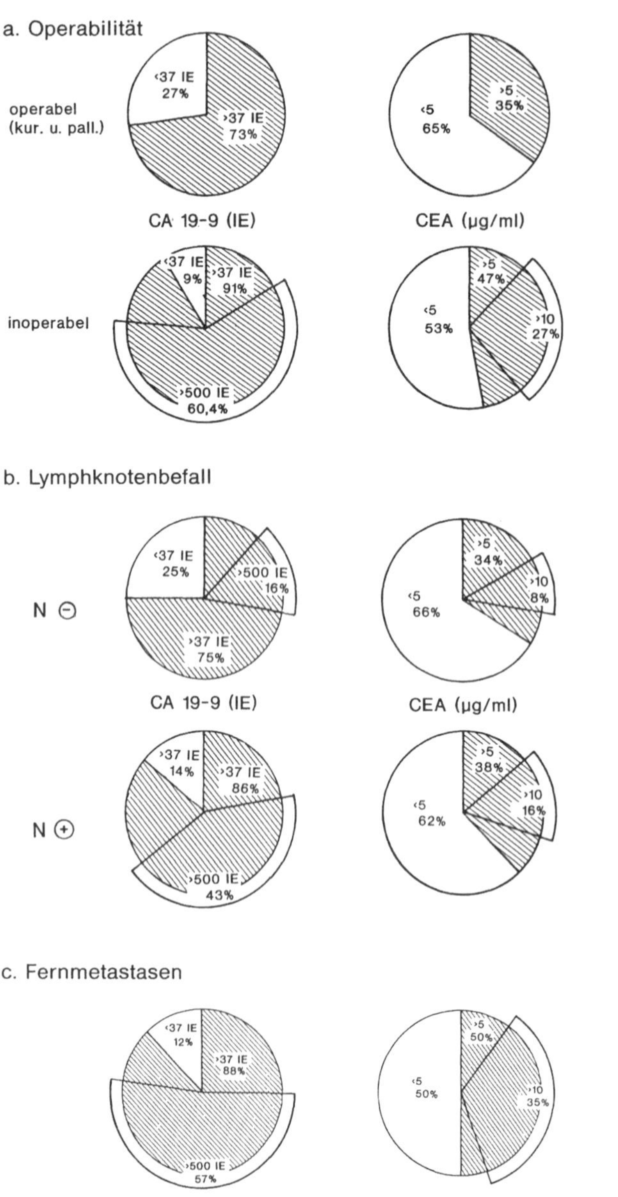

Abb. 1 a–c. Serumtumormarker CEA und CA 19-9 bei 70 Patienten mit Pankreaskarzinom (Chirurgische Universitätsklinik Heidelberg). Normbereiche: CEA <5 µg/ml; CA 19-9 <37 IE (*weiße Segmente*). Hochpathologisch: CEA >10 µg/ml; CA 19-9 >500 IE (*markierte Segmente* innerhalb des *schraffierten* pathologischen Bereichs). **a** Serumtumormarker in operablen (kurativ und palliativ) und inoperablen Fällen; **b** bei Lymphknotenmetastasen; **c** bei Fernmetastasen

Tabelle 4. Prädiktiver Wert der Serumtumormarker CEA und CA 19-9 beim Pankreaskarzinom. (Chir. Univ. Klinik Heidelberg, n = 70)

Wenn		*Dann*	
		(CA 19-9)	(CEA)
CA 19-9	im Normbereich	1/3 d. Pat. inop.	60%
CEA	im Normbereich	1/3 d. Pat. pall.op.	19%
		1/3 d. Pat. kur.op.	21%
CA 19-9	>37 IE	66% inop.	71%
CEA	> 5 µg/ml	17% pall.	10%
		17% kur.	19%
CA 19-9	>100 IE	71% inop.	81%
CEA	> 10 µg/ml	18% pall.op.	
		10% kur.	14%
CA 19-9	>500 IE	83% inop.	
		14% pall.	
		3% kur.	

negative CA 19-9-Werte sind zum Teil durch die biochemische Natur des Tumorantigens bedingt. CA 19-9 wurde als eine neuraminsäurehaltige Lacto-N-Fucopentaose II identifiziert, die einem Derivat der menschlichen Lewis^a-Blutgruppensubstanz entspricht. Da bei 5–7% der Population das Lewis-Blutgruppenantigen aufgrund eines Fucoryltransferasemangels nicht synthetisiert wird [9], kann bei diesen – Lewis^a -negativen Personen – auch das CA 19-9-Antigen nicht exprimiert werden.

Insgesamt ist aber der prädiktive Werte von CA 19-9 gegenüber CEA im Hinblick auf die Operabilität überlegen.

Ultraschall

Der Ultraschalluntersuchung kommt wegen ihrer großen Verbreitung bei der Oberbauchdiagnostik auch für die Erstdiagnostik des Pankreaskarzinoms Bedeutung zu, jedoch ist der Wert als Screeningverfahren bis jetzt zweifelhaft. Die qualifizierte Sonographie des Pankreas setzt große Erfahrung voraus. Neben der Untersucherabhängigkeit ist die Methode auch sehr patientenabhängig – Darmgasüberlagerung, Narben, Adipositas u. a. limitieren die Aussagefähigkeit. Die Sensitivität der Untersuchung liegt nach einer Sammelstatistik von Lutz [14] bei 70–90%, die Spezifität bei 80–90%.

Tumorzeichen im Bereich des Pankreas sind

1. Kopfvergrößerung,
2. Gangerweiterung,
3. Echoinhomogenität des Pankreas.

Tumoren sind ab einem Durchmesser von 2–3 cm erfaßbar. Auch in der Sonographie stellt die Pankreatitis ein differentialdiagnostisches Problem dar. Im Hinblick auf die Operabilität kann die Ultraschalluntersuchung sowohl durch Nachweis von Lebermetastasen als auch durch Nachweis parapankreatischer Lymphome beitragen. So haben allgemeine Vorteile, nachweisbare Tumorzeichen und wesentliche Aspekte zur Operabilität den festen Platz der Ultraschalluntersuchung in der präoperativen Diagnostik des Pankreaskarzinoms gesichert. Eine zukünftige Bedeutung der Endosonographie ist zu erwarten.

Computertomographie

Metzger [16] hat die Vorteile des CT beim Pankreaskarzinom als eine Untersuchungstechnik der ersten Wahl zusammengefaßt:

1. Überlagerungsfreie, direkte Darstellung einer topographisch-anatomischen Übersicht des Pankreasparenchyms und der umgebenden Organe.
2. Möglichkeit der Dichtemessung von Organstrukturen und damit die Unterscheidung von zystischen, lipomatösen und soliden Prozessen.
3. Die Beurteilbarkeit des Vaskularisationsgrades eines Tumors durch eine i.v.-Bolusinjektion von nierengängigem Kontrastmittel.
4. Wenig belastende, nicht-invasive Untersuchungstechnik.

Im einzelnen kann zwischen direkten und indirekten Tumorzeichen im CT des Pankreas differenziert werden (Tabelle 5). In einer Serie von Haertel et al. [10] lagen direkte Tumorzeichen bei 95% der Patienten mit Pankreaskarzinom vor. Indirekte Tumorzeichen wie Dilatation des Ductus choledochus/Ductus pancreaticus, Lymphknotenmetastasen und Lebermetastasen waren bei 50–60% der Fälle zu beobachten. Auch zur Frage der Operabilität konnte das CT entscheidend beitragen: Bei 93% der inoperablen Fälle war präoperativ eine Infiltration der großen Gefäße nachweisbar, jedoch bei keinem der operablen Fälle (Tabelle 6).

Wir haben in unserem eigenen Krankengut 24 Patienten mit Pankreaskarzinomen mit einem Computertomographen der neuesten Generation (Gerätetyp Philips Tomoscan 350) prospektiv im Hinblick auf die präoperative Determinierung der Operabilität analysiert (i.v.-Kontrastmittelbolus; vgl. Abb. 2 und 3). Als Inoperabilitätskriterien galten hierbei:

1. Infiltration in Nachbarorgane,
2. Gefäßinfiltration,
3. Organmetastasen,
4. additiv: pathologisch vergrößerte Lymphknoten (>1,5 cm).

Alle Patienten wurden laparotomiert. Bei 83,3% der Patienten (20/24) hatte das CT die korrekte Tumorlokalisation gezeigt, aber nur in 58,3% der Fälle (14/24) konnte im CT die Tumorausdehnung korrekt festgelegt werden. Bezüglich der Operabilität war nach obengenannten Kriterien die Information durch das CT bei 21 von 24 Patienten (87,5%) korrekt.

Eine erhebliche Fehleinschätzung durch das CT konnten wir in 2 Fällen beobachten. Bei einer Patientin zeigte das CT nur eine kleine Verdickung im Pankreaskorpus ohne Infiltrationszeichen, intraoperativ fand sich ein faustgroßer Tumor im Pankreaskopf-/-korpusbereich. Bei einem weiteren Patienten zeigte das CT einen Normalbefund. Intraoperativ fand sich ein faustgroßes Pankreaskopfkarzinom.

Die Abgrenzung einer chronischen Kopfpankreatitis gegen das Karzinom ist im CT nicht sicher möglich, da Infiltration durch Tumor und Pseudoinfiltration durch Pankreatitis (Duodenalwand) nicht sicher differenziert werden können.

Tabelle 5. Computertomographische Tumorzeichen beim Pankreaskarzinom. (Nach [10])

Direkte Tumorzeichen:	
– Konturdeformität/Volumenzunahme	95%
– unscharfe Randkontur/peripankr. Infiltration	84%
– Densitätsdefekt/strukturelle Inhomogenität	49%
Indirekte Tumorzeichen:	
– Dilatation des D. choledochus/D. pancreaticus	61%
– Lymphknotenmetastasen	65%
– Lebermetastasen	55%
– maligner Aszites	13%

Tabelle 6. Computertomographische Tumorzeichen bei operablen und inoperablen Pankreaskarzinomen. (Nach [10])

	Operabel	Inoperabel
Konturdeformität, Volumenzunahme	62%	87%
Unscharfe Randkonturen	24%	81%
Infiltration großer Gefäße	0%	93%
Densitätsdefekt	62%	47%
Dilatation des D. pancreaticus	54%	40%

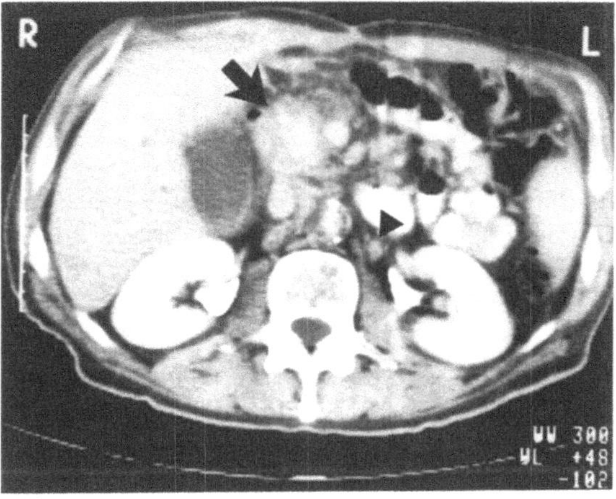

Abb. 2. Oberbauchkontrastmittel-CT eines 62jährigen Patienten mit Pankreaskopfkarzinom. Tumoröse Pankreaskopfvergrößerung, unscharf gegen die Umgebung begrenzt als Zeichen der Infiltration des umgebenden Fettgewebes und der Duodenalwand (➡). Deutliche paraaortale Lymphknotenvergrößerung (►). CT-Inoperabilitätskriterien: Infiltration benachbarter Organe; pathologisch vergrößerte Lymphknoten. Intraoperativ zusätzlich tumoröse Durchbauung des Omentum majus und Peritonealkarzinose

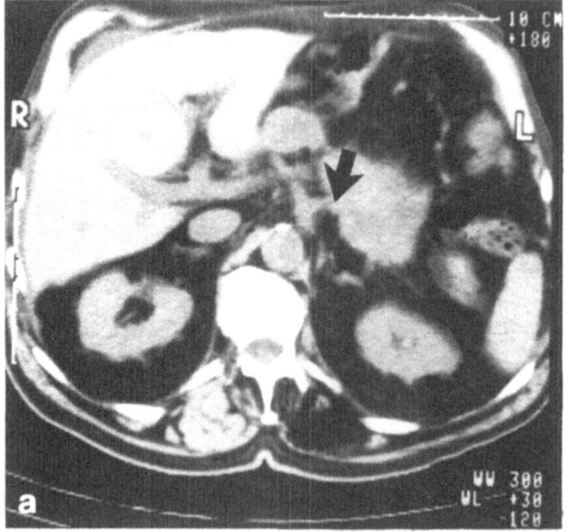

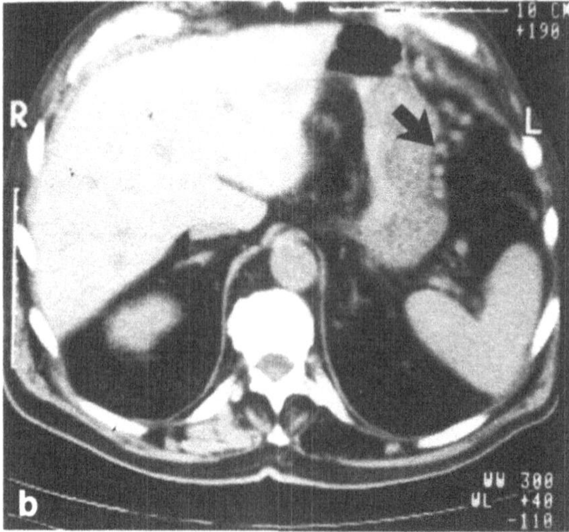

Abb. 3a, b. Oberbauchkontrastmittel-CT einer 67jährigen Patientin mit Pankreasschwanztumor. **a** 8 cm durchmessender Tumor mit Infiltration des umgebenden Fettgewebes und Ummauerung der A. lienalis (➡). **b** Zahlreiche erweiterte Magenfundusvenen (➡) als Zeichen der Tumorkompression der V. lienalis. CT-Inoperabilitätskriterien: Gefäßinfiltration. Intraoperativ Bestätigung der Inoperabilität bei zusätzlicher Peritonealkarzinose

Angiographie

Die Bedeutung der Angiographie in der Diagnostik des Pankreaskarzinoms wird heute kontrovers diskutiert. Zu Recht wurde auf ein merkwürdiges Mißverhältnis zwischen den beachtlichen Erfolgsmeldungen von Sonographie und Computertomographie in Publikationen einerseits und der Realität im klinischen Alltag hingewiesen, wo die gezielte röntgenologische Gefäßdarstellung besonders beim kleinen Karzinom von großer Bedeutung ist [26]. Die Untersuchung wird als Oberbauchangiographie mit isolierter Darstellung des Truncus coeliacus und der A. mesenterica superior durchgeführt. Eine superselektive Kontrastierung der A. lienalis und der A. gastroduodenalis ist in der Regel nicht erforderlich. Letzteres Vorgehen ist mit einer höheren Komplikationsrate, einer längeren Untersuchungsdauer und einer höheren Strahlenbelastung behaftet. Die intraarterielle Angiographie in DSA-Technik liefert beim Pankreaskarzinom in 60% der Fälle gleichwertige Information wie die konventionelle Blattfilmtechnik [12]. Bei der Darstellung der Splanchnikusvenen ist die DSA-Technik der konventionellen Angiographie in etwa 1/4 der Fälle überlegen, in etwa 15% mildern allerdings Bewegungsartefakte bei der DSA-Technik die Aussagefähigkeit der Untersuchung [12].

Angiographische Tumorzeichen sind:

1. Gefäßinfiltration (Sägezahnphänomen der großen Gefäße, abruptes Abbrechen der kleineren Gefäße, atypische Abwinkelung und Kalibersprünge),
2. Tumorgefäße (unter 60% der Karzinome),
3. Stenose und Verschluß der abführenden Venen.

Suzuki et al. [24] haben 1975 bei 87 Pankreaskopfkarzinomen den Gefäßbefund als prognostischen Parameter evaluiert. Patienten, bei denen nur die anteriore pancreatikoduodenale Gefäßarkade infiltriert war, konnten mit langer Überlebensrate reseziert werden. Bei etwa 1/3 der Patienten, bei denen entweder die hintere Arkade oder sowohl die vordere als auch die hintere Arkade infiltriert waren, war Resektabilität gegeben. Nur wenige Patienten mit einer angiographisch infiltrierten A. gastroduodenalis oder mit einer pathologisch veränderten A. mesenterica superior wurden durch eine Duodenopankreatektomie operiert. Allerdings waren die Überlebensraten kurz und entsprachen denen palliativer Eingriffe.

In Anlehnung hieran haben wir unser eigenes Patientenkollektiv prospektiv analysiert. Wir definierten als

- „angiographisch inoperabel“: Infiltration der viszeralen Hauptarterien (Truncus coeliacus, A. hepatica communis, A. mesenterica superior, A. lienalis),
- „fraglich operabel“: Infiltration oder Verschluß einer großen Vene (V. porta, V. mesenterica superior, V. lienalis), Infiltration kleinerer Arterien (A. gastrica sinistra, A. gastroduodenalis).

Bei 29 Untersuchungen in konventioneller Blattfilmtechnik war die Tumorlokalisation in 96,6% der Fälle korrekt. Die Tumorausdehnung konnte in 21 von 29 (72,4%) Fällen richtig definiert werden.

Insgesamt ergab sich prospektiv durch die Angiographie in fast 90% der Fälle (26 von 29) eine korrekte Information bezüglich der Operabilität (vgl. Abb. 4).

ERCP

Der ERCP kommt eine wesentliche Bedeutung in der Diagnostik zu, da etwa 90% aller Pankreastumoren vom Gangepithel ausgehen. Lux [15] definierte für die ERCP bei Pankreaserkrankungen 2 Indikationen:

1. Chronische Pankreatitis mit OP-Indikation,
2. Verdacht auf Pankreaskarzinom.

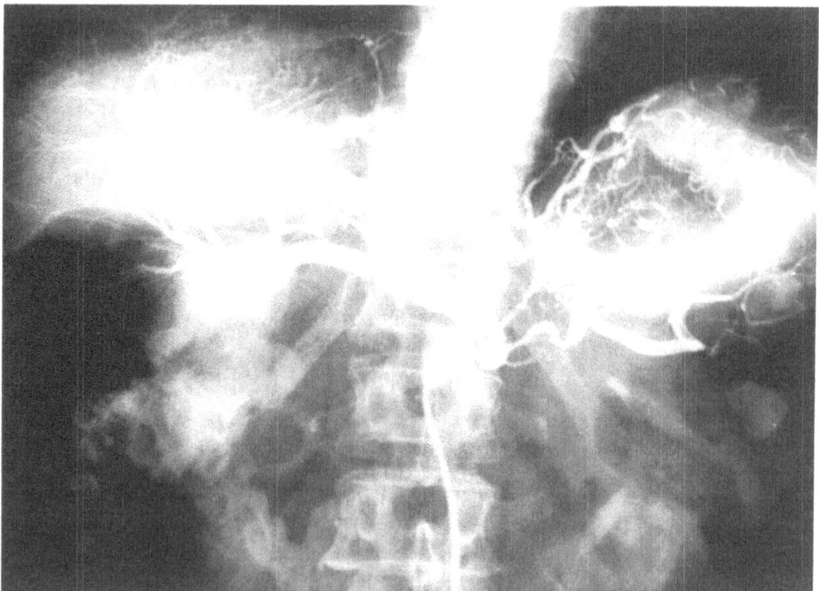

Abb. 4. Oberbauchangiographie bei 63jährigem Patienten mit Pankreaskopf-/korpuskarzinom. Tumoröse Infiltration des Truncus coeliacus als angiographisches Zeichen der Inoperabilität. Intraoperativ Befundbestätigung bei zusätzlicher Infiltration der Mesenterialwurzel, Lymphknoten- und Lebermetastasen

Die typischen Veränderungen in der ERCP beim Pankreaskarzinom sind [15]: irreguläre Stenose und prästenotische Dilatation (Typ I), Abbruch des Pankreasganges (Typ II), allmähliche Stenosierung (Typ III), Anfärbung einer Nekrosehöhle (Typ IV). Quantitativ sind der Kontrastmittelabbruch und die Stenose in jeweils 1/3 der Fälle mit Pankreaskarzinom führend. In einem Kollektiv von 129 durchgeführten ERCP bei Patienten mit Pankreaskarzinomen war lediglich bei einem Patienten der Pankreasgang ohne pathologischen Befund [15]. Etwas ungünstiger sind die Ergebnisse von Ebner et al. [5], in deren Serie Pankreastumoren mit einem Durchmesser über 3 cm in der ERCP in 94,4% korrekt gefunden werden konnten, Tumoren unter 3 cm aber nur in 3/4 der Fälle entdeckt wurden. Reuben u. Cotton [20] fanden bei 55 Patienten im Hinblick auf die Operabilität keine Vorteile gegenüber anderen Untersuchungen.

Die Untersuchungsmethode genießt eine Sonderstellung durch die Möglichkeit der Biopsie und der Gewinnung von Zytologiematerial aus dem Pankreasgang. Allerdings ist von der ERCP eine entscheidende Information über die Operabilität nicht zu erwarten, da Beziehungen zur Umgebung nicht dargestellt werden.

Feinnadelbiopsie

Ergebnis der bildgebenden Verfahren Computertomographie, Sonographie und Angiographie mag der dringende Verdacht auf ein Pankreaskarzinom sein, beweisend bleibt aber die histologische Sicherung des Tumors. Dies präoperativ zu erreichen, ist Ziel der Feinnadelbiopsie (FNB) der Pankreasloge. Diese Untersuchung wird heute meist ultraschallgesteuert und auf transperitonealem Zugangswege vorgenommen. Während sich die intraoperative FNB als treffsicheres und risikoarmes Verfahren zur Differenzierung tumoröser Pankreasprozesse erwiesen hat, mit Angaben zur Richtigkeit der Zytologie zwischen 85 und 100% (Schwerk 1986), zählt die FNB noch nicht zum Standardprogramm der präoperativen Diagnostik des Pankreaskarzinoms. Die Angaben zur Sensitivität der Methode liegen zwischen 57 und 93% (Tabelle 7). Erfahrung und Geschick des punktierenden Arztes, die Art der Aufarbeitung des Biopsiematerials und die Erfahrung des Zytopathologen nehmen erheblichen Einfluß auf die Sensitivitätsrate der Untersuchung [21]. Im positiven Falle ist die FNB fast immer beweisend für das Karzinom; die Spezifität liegt in der Regel bei 100% (Tabelle 7).

Die Feinnadelbiopsie gewinnt „mikrohistologische" Präparate und Ausstrichpräparate, weshalb in zweifelhaften Fällen polytope Punktionen und die zusätzliche Gewebegewinnung zur histologischen Begutachtung empfohlen werden [23]. „Makrobiopsien" mit starkkalibrigen Nadeln sind jedoch mit wesentlich höheren Komplikationsraten belastet. Sepsis, Peritonitis und nekrotisierende Pankreatitis wurde in bis zu 25% der Fälle beobachtet mit einer Mortalitätsrate von 1,7–3,8% (Übersicht bei [21]).

Neben der Nadelstärke ist der Zugangsweg entscheidend für die Komplikationsrate bei ultraschallgesteuerten Biopsien des Pankreas. Bei transperitonealem, ultraschallgesteuertem Vorgehen konnte Schwerk bei 91 Punktionen solider Raumforderungen der Pankreasloge nicht einen ernsthaften Zwischenfall registrieren. Bei transhepatischem Vorgehen können schwere Blutungen und Gallenlecks auftreten. Caturelli et al. [4] berichteten über 3 nachgewiesene Fälle von Tumorverschleppung (Impfmetastasen) durch Biopsie.

Tabelle 7. Sensitivität und Spezifität der präoperativen Feinnadelbiopsie beim Pankreaskarzinom. (Modifiziert nach [21])

Autor	Jahr	n	Sensitivität %	Spezifität %
Mitty et al. [18]	1981	53	86	100
Braun u. Dornmeyer	1981	30	92,6	100
Weiss et al.	1982	139	76,1	97,2
Hovdenak et al.	1982	55	72,1	100
Knoflach et al.	1983	68	93,5	97,3
Otto u. Wellauer [19]	1985	174	90,6	100
Schwerk u. Schmitz-Moormann [21]	1986	91	91,4	95,2
Gebel et al. [8]	1986	236	57–79	100
Fröhlich et al. [7]	1988	167	82	100

Die FNAB kann also zur Festlegung der Diagnose eines Pankreaskarzinoms erheblich beitragen. Zur Beurteilung der Operabilität ist sie nicht von Bedeutung. Es sei denn, durch FNAB gelingt der Nachweis von Lymphknoten- oder Organmetastasen.

Andere

Das Spektrum der präoperativen Diagnostik beim Pankreaskarzinom umfaßt außerdem die röntgenologische Magen-Darm-Passage, die hypotone Duodenographie und die Laparoskopie. Kombinationen mit den oben genannten Verfahren sind dabei möglich. So kann z. B. bei der ERCP nach Intubation des Pankreasgangs über eine Spül-Saug-Vorrichtung zytologisches Material aus dem Ductus pancreaticus zur Begutachtung gewonnen werden. Diese Methoden spielen zur Festlegung der Operabilität beim Pankreaskarzinom bisher noch keine gesicherte Rolle.

Schlußfolgerung

Ziele der präoperativen Diagnostik am Pankreas sind Erkennen von

1. pathologischem Befund am Pankreas,
2. Diagnosestellung – Pankreaskarzinom,
3. Tumorausdehnung.

Nach Abschluß der präoperativen Diagnostik sollte der Chirurg zwischen „sicher operabel“ mit der Option Resektion, „fraglich operabel“ mit den Optionen Resektion, Bypass oder explorative Laparotomie, und „inoperabel“ mit der Option einer explorativen Laparotomie unterscheiden können. Die Ansprüche an die präoperative Diagnostik sind natürlich stets die Fragen nach Bestätigung und Ausdehnung des Tumors selbst. Dies kann niemals mit Operabilität als solcher gleichgesetzt werden, in die neben der Tumorausdehnung auch der Gesamtzustand des Patienten, der Wille und Leidensdruck des Patienten sowie der Operateur mit klinikbezogenen Merkmalen eingehen. Eine diagnostische Methode läßt Aussagen über die Tumorausdehnung zu. Die Festlegung der Operabilität hat interpretatorischen Charakter und versteht sich als integrierendes Urteil basierend auf der angesprochenen Vielzahl zu berücksichtigender Faktoren. Als Beispiel hierfür sei die Frage der Operabilität im Stadium II (T1–T3, N0) genannt. Ist bei Infiltration retropankreatischer Gefäße ein resezierendes Verfahren noch indiziert? Sind im Stadium III (positive regionale Lymphknoten) Umgehungsverfahren einer Resektion vorzuziehen, da das Operationsverfahren offensichtlich ohne Einfluß auf die Überlebenszeit ist [2] oder sollte auch bei lokalen Lymphknotenmetastasen reseziert werden, falls diese auf die erste Station begrenzt sind [25]?

Will man die Leistungen der präoperativen Diagnostik im Hinblick auf die Klärung der Operabilität beim Pankreaskarzinom evaluieren, so handelt es sich

Tabelle 8. Sensitivität und Spezifität präoperativer Diagnostik beim Pankreaskarzinom.

	Sensitivität		Spezifität	
	Freeny et al. [6]	Ariyama et al. [1]	Ariyama et al. [1]	Ariyama et al. [1]
Computertomographie	92%	84%	89%	32%
Ultraschall	71%	91%	75%	14%
Angiographie	97%	87%	96%	94%
ERCP	93%	94%	93%	50%

stets um tumorbezogene Operabilität, und die Kriterien der Operabilität müssen methodenbezogen definiert werden, da sie z. B. in der Angiographie anders lauten als im Ultraschall.

Die präoperativen diagnostischen Methoden, mit denen zur (tumorbezogenen) Operabilität Stellung genommen werden kann, sind Ultraschall, Computertomographie und Angiographie. Eine Zusammenstellung vergleichender Analysen aus der Literatur zeigt für die Computertomographie Sensitivitätsraten zwischen 84 und 92% und für die Angiographie Sensitivitätsraten zwischen 87 und 97% (Tabelle 8). Die Spezifität wird für alle 3 Methoden (inkl. Sonographie) unterschiedlich beurteilt.

Zusammengefaßt können Pankreaskarzinome heute durch CT, Ultraschall, Angiographie und ERCP gut erfaßt werden. Die Tumormarker CEA und CA 19-9 haben zur Festlegung der Operabilität keine Bedeutung, wenngleich auch inoperable Tumoren häufiger mit deutlich erhöhten Markerwerten einhergehen. Ähnlich wie bei den klinischen Symptomen sind auch positive Befunde der bildgebenden Diagnostik meist gleichbedeutend mit fortgeschrittenem Stadium. CT und Ultraschall sind neben der Bestimmung der Tumormarker fester Bestandteil der präoperativen Tumordiagnostik. Auch auf die Angiographie möchten wir aufgrund der guten eigenen Erfahrung sicher nicht verzichten. Entscheidend aber ist, daß im Zweifel grundsätzlich nur die explorative Laparotomie mit Freilegung der Pankreasloge – ggf. im Verband mit operativer Schnellschnittdiagnostik – die endgültige Diagnosesicherung und die Frage der Operabilität klären kann.

Literatur

1. Ariyama J, Shirikabe H, Shimaguchi S, Autenrieht J (1980) Kritischer Vergleich der Untersuchungsmethoden bei der Frage nach einem Pankreaskarzinom. RÖFO 133:6
2. Beger HG, Bittner R (1985) Operative Therapie beim Pankreaskopfkarzinom – Eine chirurgische Standortbestimmung. Z Gastroenterol 23:240–246
3. Beretta E, Malesci A, Zerbi A et al. (1987) Serum CA 19-9 in the postsurgical follow-up of patients with pancreatic cancer. Cancer 60:2428–2431
4. Caturelli E, Rapaccini GL, Anti M, Fabiano A, Fedeli G (1985) Malignant seeding after fine-needle aspiration biopsy of the pancreas. Diagn Imag Clin Med 54:88–91
5. Ebner F, Justich E, Kratochvil P, Brandstaetter G, Hoefler H (1981) Tumordiagnostik in der ERCP und ihre Korrelation zur Pathologie. Roentgenblaetter 34:252–257

6. Freeny PC, Marks WM, Ball TJ (1982) Impact of high-resolution computed tomography of the pancreas on utilization of endoscopic retrograde cholangiopancreatography and angiography. Radiol 142:35–39
7. Fröhlich E, Wehrmann K, Seeliger H, Vierling P, Frühmorgen P (1988) Ultraschallgezielte Feinnadelzytologie und Feinnadelhistologie bei umschriebenen Pankreasprozessen. Leber Magen Darm 5:236–244
8. Gebel M, Horstkotte H, Köster C, Brunkhorst K, Brandt M, Atay Z (1986) Ultraschallgezielte Feinnadelpunktion abdomineller Organe: Indikation, Ergebnisse, Risiken. Ultraschall 7:198–202
9. Grollmann EF, Kobata A, Ginsburg V (1969) An enzymatic basis for lewis blood expression in man. J Clin Invest 48:1489–1494
10. Haertel M, Zaunbauer W, Fuchs WA (1980) Die computertomographische Morphologie des Pankreaskarzinoms. RÖFO 133:1–5
11. Hayakawa T, Kondo T, Shibata T, Hamano H, Kitagawa M, Sakai Y, Ono H (1988) Sensitive serum markers for detecting pancreatic cancer. Cancer 61:1827–1831
12. Hoevels J, Busch HP, Beyer-Enke S (1987) Intraarterielle Angiographie zur Resektabilitätsbeurteilung des Pankreas- und periampullären Karzinoms. RÖFO 146:291–294
13. Howard JM, Jordan GL (1977) Cancer of the pancreas. Curr Probl Cancer 2:1–52
14. Lutz H (1986) Ultraschalldiagnostik von Pankreaskarzinomen. In: Beger HG, Bittner R (Hrsg) Das Pankreaskarzinom. Springer, Berlin Heidelberg New York Tokyo
15. Lux G, Graf I, Riemann JF, Lederer P, Gebhardt C (1986) Technik und Treffsicherheit der ERCP in der Diagnostik des Pankreaskarzinoms. In: Beger HG, Bittner R (Hrsg) Das Pankreaskarzinom. Springer, Berlin Heidelberg New York Tokyo
16. Metzger H (1986) Die Wertigkeit der computertomographischen Diagnostik beim Pankreaskarzinom. In: Beger HG, Bittner R (Hrsg) Das Pankreaskarzinom. Springer, Berlin Heidelberg New York Tokyo
17. Meyer J, Sulkowski U, Kautz G, Sziuk J, Buente H (1987) Die Wertigkeit diagnostischer Verfahren beim Pankreaskarzinom. Zentralbl Chir 112:12–19
18. Mitty H, Efranidis S, Yeh H (1981) Impact of fine-needle biopsy on management of patients with carcinoma of the pancreas. Am J Roentgenol 137:1119–1121
19. Otto RC, Wellauer J (1985) Ultraschallgeführte Biopsie. Springer, Berlin Heidelberg New York Tokyo
20. Reuben A, Cotton PB (1979) Endoscopic retrograde cholangiopancreatography in carcinoma of the pancreas. Surg Gynecol Obstet 148:179–184
21. Schwerk WB, Schmitz-Moormann P (1986) Ultraschallgeleitete, transperitoneale Feinnadelbiopsie solider Raumforderungen der Pankreasloge. In: Beger HG, Bittner R (Hrsg) Das Pankreaskarzinom. Springer, Berlin Heidelberg New York Tokyo
22. Sindelar WF, Kinsella TJ, Mayer RF (1985) Cancer of the pancreas. In: DeVita VT, Hellman S, Rosenberg SA (eds) Cancer – principles and practice of oncology, 2nd edn. JB Lippincott, Philadelphia
23. Solmi L, Gandolfi L, Muratori R, Leo F, Bacchini P (1987) Echo-guided fine needle biopsy of pancreatic masses. Am J Gastroenterol 82:744–748
24. Suzuki T, Tani T, Honjo I (1975) Appraisal of angiography for assessment of operability in periampullary cancer. Ann Surg 182:66–71
25. Trede M (1985) The surgical treatment of pancreatic carcinoma. Surgery 97:28–35
26. Wenz W (1986) Angiographische Diagnostik von malignen Pankreastumoren. In: Beger HG, Bittner R (Hrsg) Das Pankreaskarzinom. Springer, Berlin Heidelberg New York Tokyo

Pankreaskarzinom – Interventionelle Endoskopie

B.C. MANEGOLD [1], J. BUSCHULTE [2] und M. JUNG [1]

Das Pankreaskarzinom geht vom Epithel der Ausführungsgänge aus, sehr selten entstammt es den Drüsenacini. Das Pankreaskarzinom müßte daher durch Inspektion des Pankreasgangsystems (Pankreatikoskopie) schon in seinen Frühstadien erkennbar sein. Leider sind hierzu auch bei gegebener Indikation die technischen Möglichkeiten noch nicht ausreichend verfügbar. Man muß sich in der Diagnostik des Pankreastumors heute noch mit indirekten Methoden begnügen. Intervention bedeutet Eingreifen in vorliegende Verhältnisse und deren Veränderung. Interventionelle Endoskopie bei Pankreaskarzinomen ist demnach jede diagnostische oder therapeutische Manipulation über eine rein ösophagogastroduodenoskopische Befunderhebung hinaus (Tabelle 1).

Tabelle 1. Interventionelle Endoskopie bei Pankreaskarzinom

1. Endoskopische retrograde Cholangiopankreatikographie	(ERCP)
2. Endoskopischer Ultraschall	(EUS)
3. Endoskopische Sphinkterotomie der Papilla Vateri und transpapilläre Choledochusdrainage	(EST + TPCD)
4. Endoskopische Sphinkterotomie der Papilla Vateri und transpapilläre Pankreasgangdrainage	(EST + TPPD)
5. Endoskopische Sphinkterotomie und Pankreatikoskopie	(EST + PCS)

ÖGD

Ösosophagogastroduodenoskopische (ÖGD) Zeichen eines Pankreaskarzinoms sind stets Ausdruck eines bereits fortgeschrittenen Tumorwachstums. Fornixvarizen ohne Ösophagusvarizen sprechen für das Vorliegen einer entzündlich oder tumorbedingten Milzvenenthrombose bei partieller portaler Hypertension. Pelottenförmige Verdrängungen der Hinterwand oder der großen Kurvatur des Magens sind vieldeutig. Der Tumoreinbruch von außen in das Schleimhautniveau von Magen oder Duodenum ist auch bei infiltrierendem Querdarm- oder Gallenblasenkarzinom denkbar. Eine Hyperplasie der Brunner'schen Drüsen im Bulbus

[1] Abteilung für Endoskopie, Klinikum der Stadt Mannheim, Theodor-Kutzer-Ufer, D-6800 Mannheim 1.
[2] Chirurgische Universitätsklinik, Klinikum der Stadt Mannheim, Theodor-Kutzer-Ufer, D-6800 Mannheim 1.

M. Trede, H. D. Saeger (Hrsg.)
Aktuelle Pankreaschirurgie

duodeni und absteigenden Duodenum wird bei der chronischen Pankreatitis, aber nicht beim Pankreaskarzinom beobachtet [12]. Die ödematöse Verquellung des typischen Querfaltenreliefs in Pars D-II kann durch eine Lymphangiosis carcinomatosa bedingt sein. Eine medialwärts akzentuierte, V-förmig starre Stenosierung des Querschnittes im duodenalen C ist stets Zeichen eines organüberschreitenden Tumorwachstums.

ERCP

Durch endoskopische retrograde Cholangiopankreatikographie (ERCP) liest man aus bestimmten Veränderungen an Gangverlauf und Gangkaliber das Vorliegen eines Pankreasneoplasmas indirekt ab (Abb. 1). Wenn man annimmt, daß das Pankreaskarzinom in Relation zur Gangoberfläche in Haupt- und Nebenästen gleichhäufig entsteht, so ist mit einer Neubildung im Hauptgang zu 70%, in den Seitenästen in nicht weniger als 30% zu rechnen (Abb. 2).

Das Seitenastkarzinom und selbst das Karzinom im Ductus Santorini ist allerdings schwer erkennbar. Das allmähliche Fortschreiten des Tumors wird über eine vorwiegend irreguläre, aber auch glatte kurz- oder langstreckige Verengung des Ductus Wirsungianus zum allmählichen Verschluß des Hauptganges und – als „double duct sign" – zur Beeinträchtigung des Ductus hepatocholedochus führen (Abb. 3).

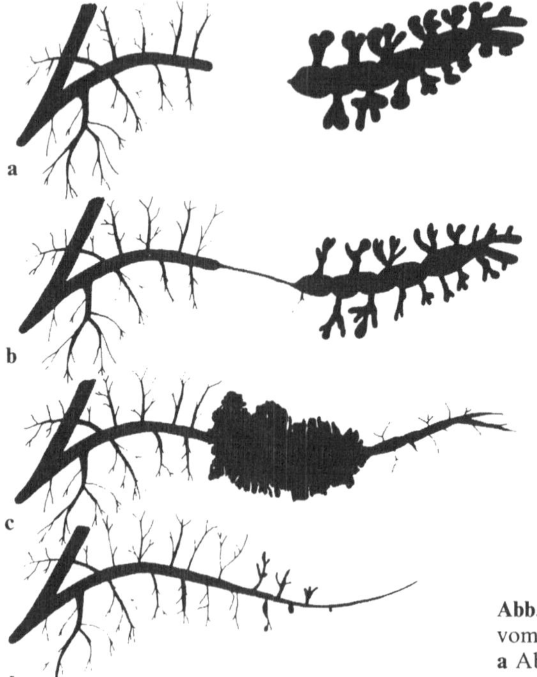

Abb. 1 a–d. Pankreaskarzinom, ausgehend vom Ductus Wirsungianus (nach [12]). **a** Abbruchtyp, **b** Stenosetyp, **c** Zerfallstyp, **d** spitz zulaufender Typ (Tapering-Typ)

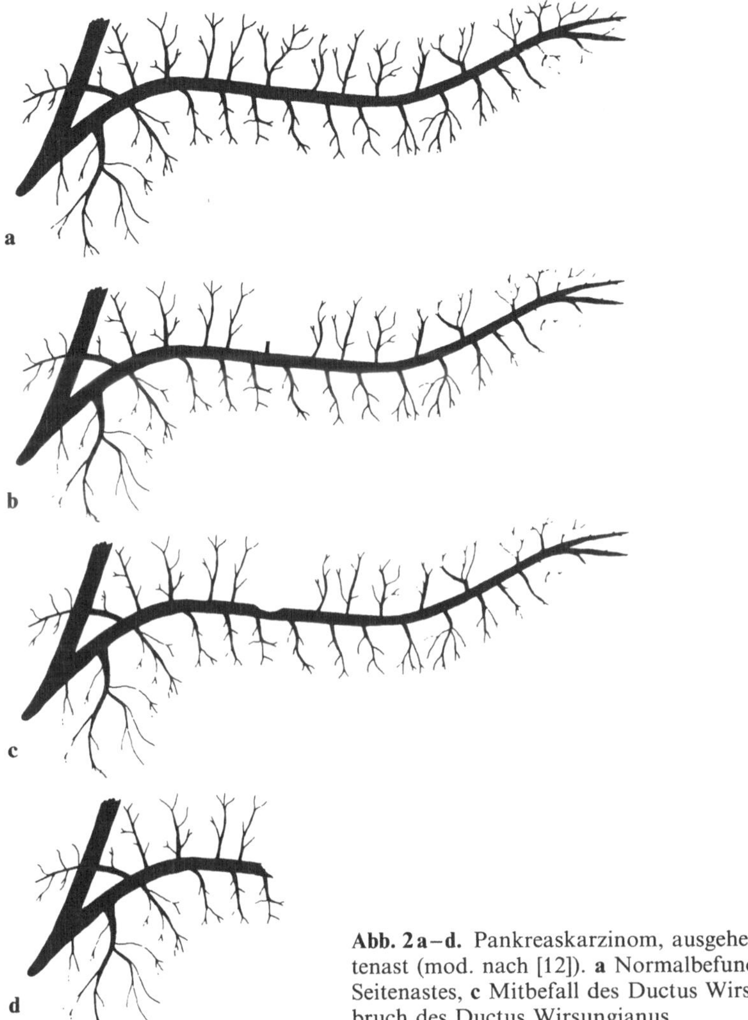

Abb. 2a–d. Pankreaskarzinom, ausgehend von einem Seitenast (mod. nach [12]). **a** Normalbefund, **b** Abbruch eines Seitenastes, **c** Mitbefall des Ductus Wirsungianus, **d** Abbruch des Ductus Wirsungianus

Unter sorgfältiger Berücksichtigung dieser Zeichen ist die Aussagekraft der ERCP in der Diagnostik des Pankreaskarzinoms eminent groß. Sie überragt die Aussagefähigkeit von Ultraschall, Computertomographie und Angiographie (Tabelle 2). Aufgrund dieser Fakten ist es bei klinischem Verdacht auf Pankreaskarzinom und bei Aussicht auf eine sinnvolle und spezifische therapeutische Konsequenz stets angezeigt, an geeeigneter Stelle eine ERCP durchführen zu lassen. Unterläßt man die ERCP, so vergibt man die seltene Gelegenheit zur frühzeitigen Erkennung eines Pankreaskarzinoms und zur Entdeckung eines Pankreasfrühkarzinoms.

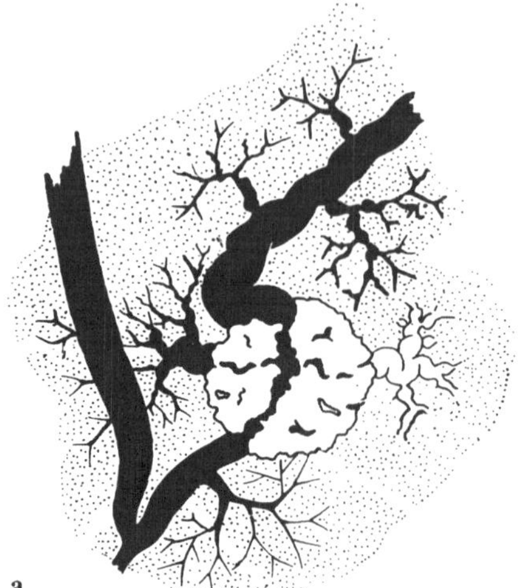

a

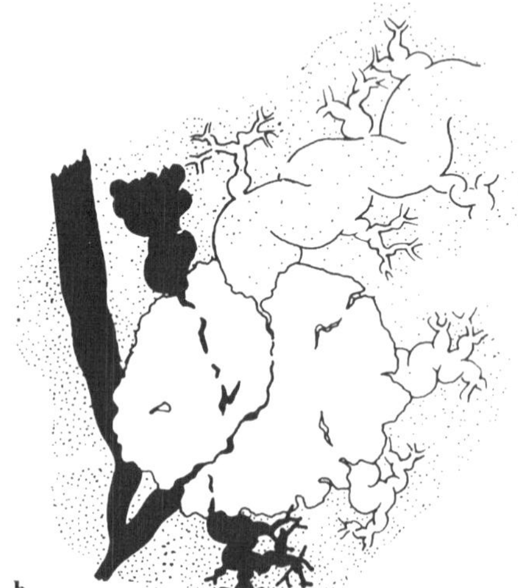

b

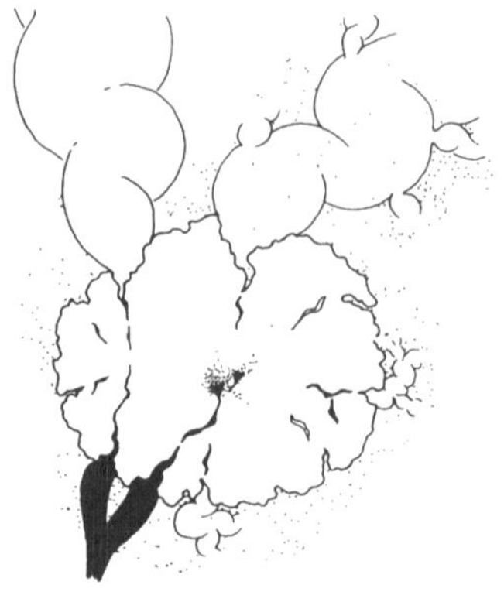

c

Abb. 3a–c. Pankreaskopfkarzinom (nach [1]). **a** Irreguläre Stenosierung des Ductus Wirsungianus, Aufstau von Seitenästen; **b** Stenosierung und Abbruch des Ductus Wirsungianus, Aufstau von Seitenästen, beginnende Stenosierung des Ductus choledochus von medial; **c** „double duct sign", d. h. Stenose und/oder Abbruch des Ductus Wirsungianus und gleichzeitig des Ductus choledochus

Tabelle 2. Pankreaskopfkarzinom. Wertigkeit der einzelnen diagnostischen Verfahren im eigenen Krankengut bei histologisch oder autoptisch gesichertem Pankreaskarzinom (1980–1983) [3]

Untersuchungs-verfahren	Spezifität		Sensitivität (Pankreaskopfkarzinom insgesamt)		Sensitivität (Pankreaskopfkarzinom resezierbar)	
	n	%	n	%	n	%
US	79	78,5	57	66,7	12	75
CT	46	54,3	46	78,3	11	63,6
EUS	–	–	–	–	–	–
ERCP	116	74,1	62	94,4[a]	14	92,9[a]
Angio	30	83,3	26	80,8	11	72,7

[a] Es sind nur ERP mit aussagefähiger Gangdarstellung berücksichtigt

Die retrograde Darstellung des Pankreasgangsystems (ERP) gelingt (1983) in 84%, die retrograde Darstellung des Gallenwegsystems (ERC) in 77% und die simultane Darstellung der Pankreas- und Gallenwege (ERCP) in 71% [7]. Als Komplikation der ERCP sind Pankreatitiden und Cholangitiden zu erwarten. Die Pankreatitis ist in der Regel nur eine gering symptomatische Hyperamylasämie/Hyperlipasämie ohne Krankheitswert, die bei Verwendung nicht-ionisierender Kontrastmittel (Iopamidol) in geringerer Frequenz auftreten soll [2]. Eine Cholangitis ist immer dann zu befürchten, wenn bei bestehender Ablaufstörung im Gallenwegsystem Kontrastmittelvolumen in den ablaufgestörten Gallepool injiziert wurde. Daraus ergibt sich für den Endoskopiker konsequenterweise die weite Indikationsstellung zur Durchführung der transpapillären Choledochusdrainage (TPCD).

Endoskopischer Ultraschall (EUS)

Der endoskopische Ultraschall (EUS) ermöglicht vom Lumen des Magens bzw. Duodenums eine detaillierte Darstellung des Pankreas, seines Ganges und seiner Umgebung, ohne durch Luft oder Fettüberlagerung behindert zu sein. Intrapankreatische Raumforderungen mit rund oder polyzyklisch scharf gezeichneter Begrenzung und mit irregulärer hypoechoischer Binnenstruktur sind hochsuspekt auf das Vorliegen eines Malignoms. Zusätzliche Befunde wie Kompression des Pankreasganges und prästenotische Gangdilatation unterstützen den Malignitätsverdacht. Durch EUS ist ein exaktes präoperatives Tumorstaging möglich, da die Tiefeninfiltration des Tumors über die Organgrenze hinaus detailgetreu dargestellt werden kann. Durch EUS ist eine bisher nicht erreichte akkurate präoperative Aussage über die lokale Resektabilität zu erwarten [13].

Nachteil der Methode ist die 45 mm lange starre Instrumentenspitze, die nicht immer durch den Pylorus duodenalwärts dirigiert werden kann. Nachteilig war bislang das Fehlen eines Instrumentierkanals zur Durchführung ultraschallgezielter Biopsien und die hohe Anforderung an den Untersucher in der Handhabung und Steuerung des Gerätes sowie in der sicheren Interpretation der Befunde.

EST und TPCD

Die transpapilläre Choledochusdrainage (TPCD) geschieht in der von Soehendra angegebenen und von Huibregtse modifizierten Methode [4, 10]. Durch endoskopische Implantation einer Endoprothese in den Gallengang kann der Galleﬂuß wiederhergestellt werden, wenn der Gallengang durch Tumorkompression oder Tumorwachstum eingeengt bzw. verschlossen ist. Bei gelungener prothetischer Überbrückung klingen Pruritus, cholangitisches Fieber und Verschlußikterus sehr bald ab. Zur Durchführung der TPCD ist eine kurze, bis 5 mm lange endoskopische Sphinkterotomie (EST) der Papilla Vateri angezeigt, um die Prothesenimplantation durch die Papille zu erleichtern und um das Orificium des Ductus Wirsungianus durch Prothesendruck nicht zu verschließen.

Die Indikation zur TPCD besteht für den Endoskopiker immer dann, wenn bei bestehendem Verschlußikterus im Verlauf einer diagnostischen ERCP bei nachgewiesener Tumorobstruktion der extrahepatischen Gallenwege Kontrastmittel in das prästenotische Gangsystem gelangt ist. Das unkalkulierbare Risiko der iatrogen induzierten Cholangitis und Cholangiosepsis kann durch unmittelbar anschließende Prothesenimplantation mit Wiederherstellung des Galleflusses deutlich gemindert werden. Das Ziel der Drainage ist einerseits die Reduktion der Hyperbilirubinämie, andererseits die Abwehr der drohenden Gefahr der Cholangiosepsis, die lange unerkannt und anikterisch schwelen, aber auch perakut innerhalb von 24 h tödlich enden kann. Aus diesem Grund erübrigt sich die anhaltende Diskussion über Sinn und Zweck präoperativer oder palliativer biliärer Drainagen. Die Drainage wird endoskopisch zu einem Zeitpunkt gelegt, an dem die Entscheidung über Operabilität und Inoperabilität noch nicht erörtert ist. Der Endoskopiker kann von der grundsätzlichen Forderung der TPCD abgehen, sofern eine Entlastung der Gallenwege auf andere Art (PTCD, T-Drainage, biliodigestive Anastomose oder Resektion) innerhalb der nächsten 24 h gewährleistet ist. Dies ist jedoch in der Regel nicht allerorts der Fall. Die ERCP – und ggf. die damit verbundene TPCD – geschieht in der frühen Vorphase zur Klärung des Krankheitsbildes. Sie geht der Entscheidung über die definitive Therapie um Tage oder Wochen voraus.

EST und TPPD

Die transpapilläre Pankreasgangdrainage (TPPD) wurde zur Schmerzlinderung bei chronischer Pankreatitis mit Gangstenose entwickelt. Die Patienten wurden überwiegend beschwerdefrei, sie nahmen an Körpergewicht zu [11]. Ob die TPPD auch die Symptomatik des Pankreaskarzinoms teilweise beeinflussen kann, ist noch nicht erwiesen. Es wäre denkbar, daß eine tumorbedingte Pankreatitis d'amont durch diesen Eingriff nicht oder wesentlich später in Erscheinung tritt, sofern die Drainage funktionstüchtig und damit die exkretorische Funktion der Bauchspeicheldrüse erhalten bleibt. Weitere Beobachtungen und Abwägungen zwischen Nutzen und Risiko werden über die Weiterentwicklung dieser Methode entscheiden. Nach eigenen Erfahrungen hat die TPPD die in sie gesetzten Erwartungen nicht ausreichend erfüllt.

Pankreatikoskopie (PCS)

Schmalkalibrige Endoskope (A.D. < 3 mm) vom Mutter-Tochter- und neuerdings vom Großmutter-Mutter-Tochter-Typ ermöglichen nach erfolgter Sphinkterotomie die transpapilläre endoskopische Wirsungianoskopie. Die direkte Inspektion des Pankreasganges mit der Möglichkeit der Biopsie wird in Zukunft einen wesentlichen Beitrag zur histologischen Diagnosesicherung der bisher nur indirekt gestellten Diagnose „Pankreaskarzinom" liefern können. Das seltene „intraductal spreading carcinoma" ist in seiner tatsächlichen Ausdehnung in situ nur durch sorgfältige Inspektion des Gangsystems, evtl. unter Zuhilfenahme intravitaler Färbemethoden, diagnostizierbar.

Steuerbare schmalkalibrige Endoskope mit Instrumentierkanal werden die interventionelle Endoskopie am Pankreas- und Gallenwegsystem in naher Zukunft entscheidend beeinflussen. Es ist noch nicht abzusehen, ob auch hier Laser- und Afterloadingtechniken etc. einen Platz erhalten.

Eigene TPCD-Ergebnisse

Zwischen Oktober 1981 und Dezember 1986 wurde bei 424 Patienten wegen Verdachts auf malignen Verschlußikterus die Indikation zur TPCD gestellt. Der *Eingriffserfolg* bei insgesamt 319 Kranken lag bei 75,2%. Bei biliären Stenosen durch Pankreaskopfkarzinom waren wir zu 83,6%, d.h. in 148 von 177 Fällen, erfolgreich (Tabelle 3). Die Ursachen des Mißlingens der TPCD zeigt Tabelle 4. Das *Altersspektrum* der endoskopisch behandelten Pankreaskarzinompatienten, deren Krankheitsverlauf bis zum Tode verfolgt wurde (115/177), reicht von 36–93 Jahren (Tabelle 5). Die Diagnose Pankreaskarzinom beruht in diesem Kollektiv vorwiegend auf der Aussage bildgebender Verfahren, und hier vorwiegend auf der Aussage der ERCP. Eine *histologische Sicherung der Malignität* zum Zeitpunkt der 1. TPCD lag nur in 2% der Fälle vor, d.h. dann, wenn eine explorative Laparotomie vorausgegangen war. Im weiteren Verlauf nach TPCD erreichte die histologische Befundsicherung durch Untersuchung des Okklusionsmaterials okkludierter Endoprothesen, durch explorative Laparotomie oder CT-gesteuerte Punktion eine Gewißheit über nicht mehr als 20%. Es entsteht daher bei Betrachtung dieses speziellen Krankengutes die Frage nach Wert und Nutzen eines erzwungenen histologischen Beweises über die Aussage moderner bildgebender Verfahren hinaus.

Tabelle 3. Erfolge und Mißerfolge der TPCD bei malignen Gallenwegstenosen (10/81–12/86, n = 424)

Primärtumor	n	Mit Erfolg	Ohne Erfolg
Pankreaskarzinom	177	148 (83,6%)	29 (16,4%)
Gallenblasenkarzinom	43	35	8
Gallenblasenkarzinom-Rezidiv	20	17	3
Gallengangskarzinom	78	59	19
Papillenkarzinom	18	16	2
Primäres Leberzellkarzinom	5	3	2
Duodenalkarzinom	1	1	0
Metastasen im Ligament	44	24	20
Unbekannter Primärtumor	38	16	22
Gesamt	424	319 (75,2%)	105 (24,8%)

Tabelle 4. Mißerfolge der transpapillären Choledochusdrainage (TPCD) bei Verdacht auf malignen Verschlußikterus (10/81–12/86, n = 424)

Magenausgangstenose, Duodenalstenose	10
Karzinom der Papilla Vateri	2
Mündung der Papille in einem Divertikel	2
Kontrastmittelparavasat	2
EST mißlungen	18
Blutung, Blutgerinnungsstörung	5
Sondierung der Gallenwege mißlungen	20
Stenose am Gallengang nicht passierbar	46
	105/424 (24,8%)

Tabelle 5. Altersspektrum der Patienten mit Pankreaskarzinom, behandelt durch transpapilläre Choledochusdrainage (TPCD) (10/81–12/87, n = 115) [Von 177 Patienten mit TPCD bei Pankreaskarzinom wurde von 115 die Überlebenszeit ermittelt]

Alter (in Jahren)	Männer	Frauen	n	%
<40	1	1	2	1,7
41–50	4	2	6	5,2
51–60	12	2	14	12,2
61–70	14	9	23	20,0
71–80	14	33	47	40,9
81–90	9	13	22	19,1
>90	0	1	1	0,9
Gesamt	54	61	115	100

Tabelle 6. Komplikationen nach transpapillärer Choledochusdrainage (TPCD) bei malignem Verschlußikterus (10/81–12/87, n=424)

Komplikationsart	n	%
Cholangitis, Früh-	14	3,3
Spät-	35	8,3
Blutung	6	1,4
Perforation	6	1,4
Pankreatitis	0	0
Prothesendislokation	5	1,2
Andere Komplikationen	2	0,5
Operationsbedürftige Komplikationen	3	0,7
Methodisch bedingte Komplikationen	5	1,2
Gesamt	68	16,1

Tabelle 7. Überlebenszeiten nach transpapillärer Choledochusdrainage (TPCD) wegen Pankreaskarzinoms (10/81–12/87, n=115) [Von 177 Patienten mit TPCD bei Pankreaskarzinom wurde bei 115 die Überlebenszeit ermittelt]

Überlebenszeiten (in Tagen)	n	%
<30	10	8,7
31– 90	32	27,8
91–180	28	24,4
181–365	39	33,9
>365	6	5,2
Gesamt	115	100

Die *Komplikationen* der transpapillären Choledochusdrainage beim Pankreaskarzinom entsprechen dem Komplikationsmuster der TPCD bei malignem Verschlußikterus auf dem Boden auch anderer maligner Tumoren (Tabelle 6). Insgesamt liegt die Komplikationshäufigkeit durch TPCD bei 16%. In 3 Fällen (0,7%) sahen wir operationsbedürftige Zwischenfälle (1 perforationslose gallige Peritonitis, 2 purulente Cholangitiden, die die Einlage eines T-Drains erforderten). Es wurden 99,3% der eingetretenen Komplikationen konservativ behandelt. Die eingriffsbedingte Letalität beträgt in diesem Krankengut 1,2% (5/424). Sie setzt sich zusammen aus 3 Fällen einer septiformen Frühcholangitis, aus einer galligen Peritonitis und einmal aus einer schweren oberen gastrointestinalen Blutung unbekannt gebliebener Ätiologie.

Die *Überlebenszeiten* der Patienten nach erfolgreicher TPCD bei Pankreaskarzinom und Pankreaskarzinomverdacht wurden durch Befragen der Hausärzte

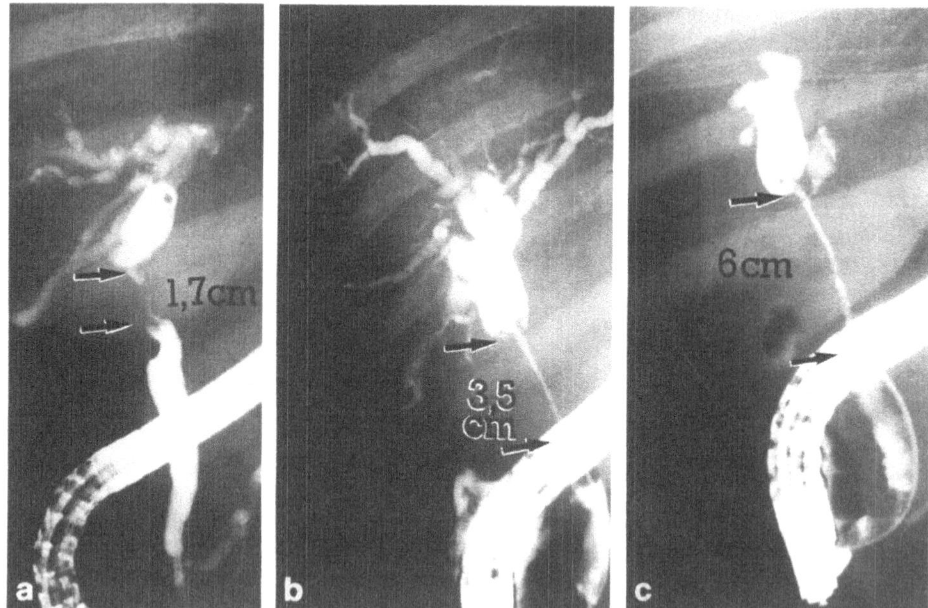

Abb. 4a–c. (E. Nr. 4642/86), M.N., 66jährige Frau. Zentrales Hepaticus-communis-Karzinom, Zustand nach Cholezystektomie 1981.

Verlauf	Bili (mg%)	Therapie	Okklusionsmaterial
04. 09. 1986	14,1	1. TPCD	–
18. 02. 1987	12,7	2. TPCD	Ingesta
10. 04. 1987		3. TPCD	nicht untersucht
16. 06. 1987		4. TPCD	Ingesta
15. 07. 1987	10,2	5. TPCD	Adenokarzinom
19. 08. 1987		6. TPCD	Ingesta
17. 09. 1987	10,24	7. TPCD	Nicht untersucht
02. 10. 1987		8. TPCD	
26. 10. 1987		9. TPCD	
13. 11. 1987		10. TPCD	
21. 12. 1987	Gestorben im Leberversagen		

Fortschreitendes Tumorwachstum im Laufe der Zeit: **a** 1,5 cm lange Tumorstenose am 04. 09. 1986; **b** 3,5 cm lange Tumorstenose am 18. 02. 1987; **c** 6,0 cm lange Tumorstenose am 10. 04. 1987

und Meldeämter errechnet. Tabelle 7 zeigt die Daten, die bei bisher 115 von 148 Patienten erhalten werden konnten. Es zeigt sich, daß 34% der Fälle 1/2 Jahr und 5% 1 Jahr dank endoskopischer Prothetik überleben [8]. Das Überleben wird erreicht durch wiederholten Drainagewechsel, da jede in den Gallengang implantierte Prothese über kurz oder lang durch Gallesediment oder retrograd eingewanderte Nahrungspartikel inkrustiert oder durch fortschreitendes Tumorwachstum überwuchert wird (Abb. 4). Die mittlere Funktionsdauer einer Huibregtse-Prothese (10 Charr) beträgt 79 (6–260) Tage. Wir empfehlen dem Patienten nicht

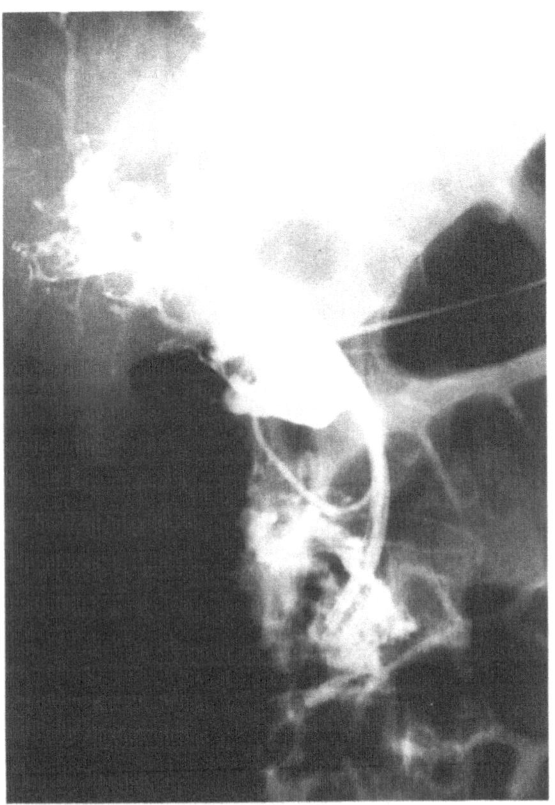

Abb. 5. (E. Nr. 3166/87), J.P., 77jähriger Mann. Pankreaskarzinom mit hochgradiger Dilatation der prästenotischen Gallenwege. Überbrückung der Tumorstenose durch 2 TPCD-Katheter, zusätzlich Einlage einer nasobiliären Sonde zum Versuch der Freispülung der gestauten Gallenwege von Gallesediment.

Verlauf	Bili (mg%)	Therapie	Okklusionsmaterial
1–6/1987		4 × TPCD + nasobiliäre Sonde	Ingesta
11. 06. 1987	9,2	5. TPCD	Ingesta
23. 07. 1987	17,4	6. TPCD	Adenokarzinom
28. 10. 1987		7. TPCD (2 Drainagen)	Adenokarzinom
14. 12. 1987	8,0	8. TPCD (2 Drainagen + nasobiliäre Sonde)	Nicht untersucht
27. 12. 1987	Gestorben im Leberversagen		

eine kalendermäßig fixierte Wiedervorstellung zum Drainagewechsel, sondern die Vorstellung bei Wiederauftreten von dunklem Urin, Fieber, Pruritus oder Ikterus. Bei mit der Zeit zunehmender Sedimentation in den ablaufgestörten prästenotischen Gallenwegen werden die Funktionsfristen der implantierten Prothesen immer kürzer, so daß leider die Drainagewechsel immer häufiger erfolgen müssen.

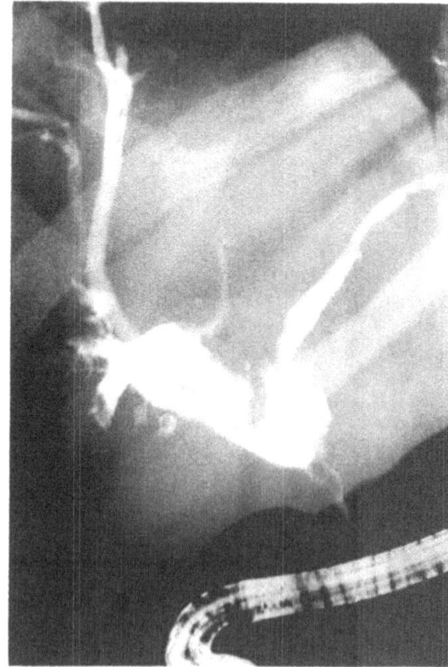

a

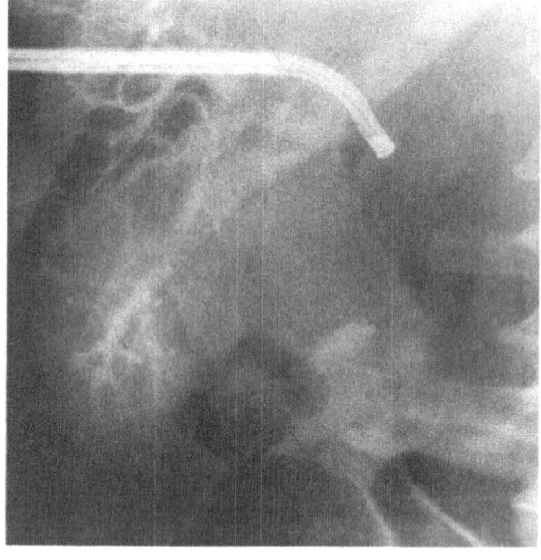

b

Abb. 6 a, b. (E. Nr. 2860/88), O.G., 79jähriger Mann. Stenosierendes und verschleimendes Choledochuskarzinom. Perkutane Cholangioskopie (Storz, Modell 11001 DD) zum Versuch der Freispülung der gestauten Gallenwege von Gallesediment unter Sicht. Anschließend PTCD.

Verlauf	Bili (mg%)	Therapie	Okklusionsmaterial
18. 05. 1988	7,8	1. TPCD	–
28. 09. 1988	4,4	2. TPCD	Ingesta
16. 01. 1989		3. TPCD	Adenokarzinom
01. 03. 1989	5,9	4. TPCD	Adenokarzinom
23. 03. 1989	2,8	5. TPCD (2 Drainagen)	Adenokarzinom
05. 05. 1989		6. TPCD (2 Drainagen)	Nicht untersucht
01. 06. 1989		7. TPCD (2 Drainagen)	Adenokarzinom
17. 06. 1989		8. TPCD	Adenokarzinom
28. 06. 1989	2,48	PTCD (innere und äußere Ableitung)	Nicht untersucht
30. 06. 1989	2,2	Extraktion der TPCD	
13. 07. 1989	1,5	Perkutane Cholangioskopie PTCD (innere Ableitung)	
14. 08. 1989		9. TPCD	Ingesta
21. 08. 1989	Gestorben im Leberversagen		

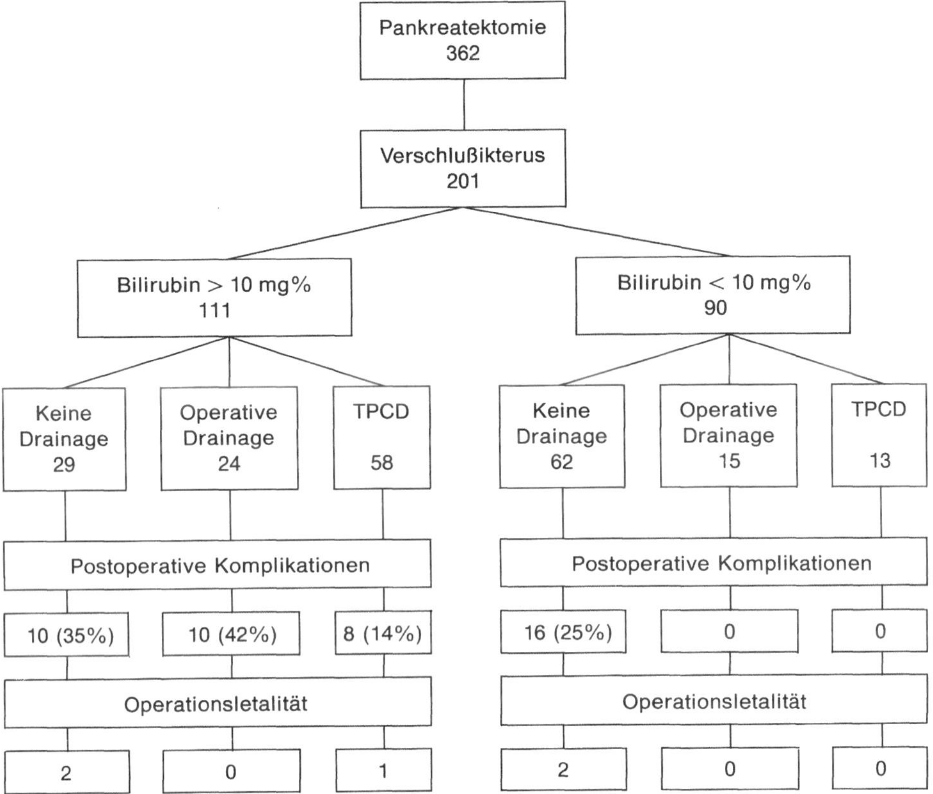

Abb. 7. Ergebnisse der präoperativen Gallenwegdrainage vor Eingriffen am Pankreas bei Pankreaskarzinom und chronischer Pankreatitis (10/72–5/89, n=362)

Zur *Spülung der zentralen Gallenwege* kann schließlich und zusätzlich zur TPCD passager eine nasobiliäre Sonde oder eine perkutane transhepatische Drainage eingelegt werden (Abb. 5). Durch perkutane Cholangioskopie läßt sich die Spülung unter Sicht intensivieren (Abb. 6). Wie weit die Palliativmaßnahmen im einzelnen Fall geführt werden sollen, entscheiden Motivation und Belastbarkeit des Patienten.

Durch TPCD sind heute wesentlich mehr Patienten behandelbar, als bislang durch *biliodigestive Anastomosen* versorgt werden konnten. Es deutet sich darüber hinaus an, daß bei Verwendung dicklumiger Endoprothesen die TPCD der biliodigestiven Anastomose gleichwertig gegenübersteht [5, 6, 9]. Für viele Patienten bedeutet die TPCD nicht eine Alternative zur Operation, sondern die einzige sinnvolle und durchführbare Therapie.

Die TPCD wurde als prinzipielle *präoperative Drainage* zur Senkung des Bilirubinspiegels bisher nicht akzeptiert. Eine Analyse des Krankengutes der hiesigen chirurgischen Klinik belegt jedoch zweifelsfrei den Wert einer präoperativen Galleableitung. Die Rate postoperativer Komplikationen beträgt bei präoperativem Bilirubin von über 10 mg% ohne Drainage 35%, mit chirurgischer Drainage (Cholezystostomie, T-Drainage, Cholezystojejunostomie oder PTCD) 42% und bei präoperativer TPCD 14% (Abb. 7). Operationsletalitäten waren in 5 Fällen zu verzeichnen, hiervon hatten 4 Patienten keine präoperative Drainage.

Von der chirurgischen präoperativen Drainage sind wir seit 1981 nahezu ausnahmslos zugunsten der TPCD abgegangen. Die TPCD ist also bei Tumorstenose der extrahepatischen Gallenwege angezeigt, um einerseits das Risiko des Endoskopikers, d. h. die Cholangitis, und andererseits die Risiken des Chirurgen in der postoperativen Periode zu senken.

Zusammenfassung

Interventionelle Endoskopie bei Pankreaskarzinom im diagnostischen Bereich sind ERCP, EUS und in Zukunft die Inspektion der kleinen Gänge mittels schmalkalibriger Endoskope. Mit diesen Methoden ist die Erkennung des Pankreaskarzinoms in frühen Stadien und ein präoperatives Tumorstaging möglich geworden. Interventionelle Endoskopie in der Therapie des Pankreaskarzinoms ist die TPCD, die das Spektrum der Behandlungsmöglichkeiten beträchtlich erweitert hat und der biliodigestiven Anastomose den Rang streitig macht.

Literatur

1. Bilbao MK, Katon RM (1977) Neoplasms of the pancreas. In: Stewart ET, Vennes JA, Geenen JE (eds) Atlas of endoscopic retrograde cholangiopancreatography. Mosby, St. Louis, pp 181–192
2. Camellini U, Marconi G, Abelli P, Cocchi S, Cerutti R (1985) The use of iopamidol, a non-ionic contrast medium, in retrograde cholangiopancreatography: a comparative evaluation. Rays 10:53–59
3. Hahn C (1985) Diagnostik des Pankreas- und Papilla-Vateri-Karzinoms mit endoskopisch retrograder Cholangio-Pankreatikographie (ERCP), Computer-Tomographie (CT), Ultra-Sonographie (US) und Angiographie (1980–1983). Dissertation, Mannheim
4. Huibregtse K, Tytgat GN (1982) Palliative treatment of obstructive jaundice by transpapillary introduction of large bore bile duct endoprosthesis. Experience in 45 patients. Gut 23:371–375
5. Huibregtse K, Katon RM, Coene P, Tytgat GN (1986) Endoscopic palliative treatment in pancreatic cancer. Gastrointest Endosc 32:334–338
6. Kautz G (1983) Transpapillary biliary duct drainage with large-caliber endoprosthesis. Endoscopy 15:312–315
7. Kayser M, Theobald H (1982) Sensitivität, Spezifität und Richtigkeit der ERCP (1972–1976). Dissertation, Mannheim
8. Mittelsdorf B (1988) Indikation, Durchführung und Ergebnisse der endoskopischen transpapillären Choledochus-Drainage (TPCD) bei malignen Stenosen am Gallenwegssystem (1981–VI/1986). Dissertation, Mannheim
9. Shepherd HA, Royle G, Ross APR, Diba A, Arthur M, Colin-Jones D (1988) Endoscopic biliary endoprosthesis in the palliation of malignant obstruction of the distal common bile duct: a randomized trial. Br J Surg 75:1166–1168
10. Soehendra N, Reynders-Frederix V (1979) Palliative Gallengangs-Drainage. Dtsch Med Wochenschr 104:206–207
11. Soehendra N, Grimm H, Schreiber HW (1986) Endoskopisch-transpapilläre Drainage des Ductus Wirsungianus bei der chronischen Pankreatitis. Dtsch Med Wochenschr 111:727–731
12. Stolte M (1984) Chronische Pankreatitis. Morphologie – Pankreatographie – Differentialdiagnose. Perimed, Erlangen
13. Tio TL (1988) Endosonography in gastroenterology. Springer, Berlin Heidelberg New York Tokyo

Interventionelle Radiologie beim Pankreaskarzinom

M. GEORGI [1], E. WETZEL [1] und W. JASCHKE [1]

In den vergangenen 15 Jahren hat die interventionelle Radiologie beim Pankreaskarzinom zunehmend an Bedeutung gewonnen. Grundlage dieser Entwicklung war die Übertragung angiographischer Techniken zur Entlastung des gestauten Gallengangsystems und die Einführung moderner Schnittbildverfahren. So konnte mit der Computertomographie das normale und pathologisch veränderte Pankreas direkt dargestellt werden, was zuvor – meist inkomplett – nur mit Angiographie möglich war. Obwohl die Computertomographie ihre Grenzen hat, ist sie in der Lage, bei nachweisbaren Raumforderungen des Pankreas eine gezielte Nadelbiopsie zu gewährleisten. Ebenso kann mit ihrer Hilfe auch die gezielte perkutane Neurolyse des Plexus coeliacus vorgenommen werden. Die heute bewährten interventionell-radiologischen Verfahren beim Pankreaskarzinom sind in Tabelle 1 aufgeführt.

Die perkutane Gallengangdrainage (PTCD)

Dieses zuerst 1974 von Molnar u. Stockum [11] beschriebene Verfahren bedient sich nach Punktion des gestauten Gallengangsystems zur Gallenableitung der Kathetertechnik. Wie Tabelle 2 zeigt, ist heute die äußere, die kombinierte äußere und innere Gallenwegdrainage sowie die perkutane transhepatische Einlage von Gallenwegendoprothesen möglich [1, 2, 6, 14].

In der Anfangsphase wurde die PTCD hauptsächlich zur präoperativen Entlastung des Gallenwegsystems bei malignem Verschlußikterus vorgenommen. Die

Tabelle 1. Interventionelle Radiologie beim Pankreaskarzinom

1. Perkutane Gallenwegsdrainage
2. Perkutane diagnostische Punktion mit CT-Steuerung
3. Perkutane Neurolyse des Plexus coeliacus

Tabelle 2. Perkutane Gallenwegsdrainage beim Pankreaskarzinom

1. Perkutane externe Gallenwegsdrainage
2. Perkutane innere und äußere Gallenwegsdrainage
3. Innere Gallenwegsdrainage mit perkutan eingeführter Gallenwegsprothese

[1] Institut für klinische Radiologie, Klinikum der Stadt Mannheim (Direktor Prof. Dr. M. Georgi), Theodor-Kutzer-Ufer, D-6800 Mannheim 1.

M. Trede, H. D. Saeger (Hrsg.)
Aktuelle Pankreaschirurgie

dabei vorwiegend angewendete äußere Drainage zeigte trotz guter Wirksamkeit in der Ikterusbehandlung auch Nebenwirkungen, die auf chirurgischer Seite Zweifel an der Zweckmäßigkeit ihrer generellen Anwendung weckte. So wurde von Trede u. Schwall [18] schon 1985 die Frage aufgeworfen, ob die PTCD mit einer über 10% liegenden Komplikationsrate und der durch ihre Anwendung auftretenden Verzögerung der Operation von 8 Tagen und darüber nicht zur Zurückhaltung zwingt. Vor allem verdient ihr Hinweis Beachtung, daß der Abfall des Serumbilirubinspiegels nach Entlastung des gestauten Gallengangsystems nicht mit der 4–6 Wochen in Anspruch nehmenden Erholung des Leberparenchyms korreliert. Die in Tabelle 3 aufgeführten Komplikationsmöglichkeiten treten in ca. 20% der Fälle mit unterschiedlichem Schweregrad in Erscheinung und zwingen zu einer strengen Indikationsstellung zur PTCD [2, 3, 5–7, 12, 13, 16]. Von Hoevels [8] wird unter Auswertung der Erfahrungen mit der PTCD in Lund/Schweden und Mannheim berichtet, daß 8 von 250 Patienten (3,2%) an den Komplikationsfolgen der PTCD verstarben.

Aus den genannten Gründen ist heute die präoperative Gallenwegdrainage in den Hintergrund getreten. Die PTCD wird überwiegend aus palliativer Indikation bei Patienten mit malignem Verschlußikterus vorgenommen, deren Tumorerkrankung lokal inoperabel ist, die sich aber sonst noch in gutem Allgemeinzustand befinden (Abb. 1). Wie in Mannheim wird dabei fast immer die permanente, den Patienten wenig belastende innere Drainage angestrebt, wobei zunächst der mit einer geringeren Komplikationsrate belasteten endoskopischen Protheseneinlage der Vorzug gegeben wird. Ist diese aus anatomischen oder technischen Gründen nicht möglich, findet die PTCD mit dem Versuch der Einlage einer Gallenwegprothese Anwendung (Abb. 2). Bei diesem Vorgehen zeigen die Behandlungszahlen im Klinikum Mannheim eine steigende Frequenz. Nach Günther [6] beträgt die mittlere Überlebenszeit von Malignompatienten mit PTCD etwa 6 Monate.

Tabelle 3. Häufigkeit von Komplikationen der PTCD (n = 2471 Patienten). (Riemann et al. 1984)

		%	
Schwer	Insgesamt	7,4	
Gallenaustritt/gallige Peritonitis		2,0	
Sepsis		1,7	
Hämobilie		1,6	
Blutung		1,6	
Retroperitonealer/subphrenischer Abszeß		0,4	
Nierenversagen		0,1	
Leicht	Insgesamt	15,2	
Katheterdislokation		6,6	
Cholangitis		5,9	
Blutdruckabfall		1,3	
Hyponatriämie		1,0	
Pneumothorax		0,3	22,6%

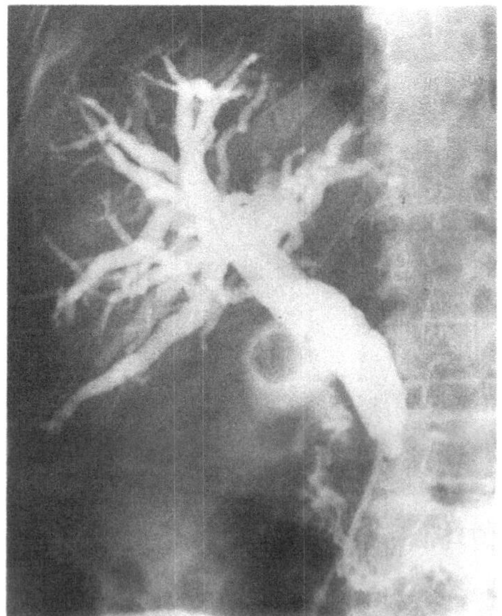

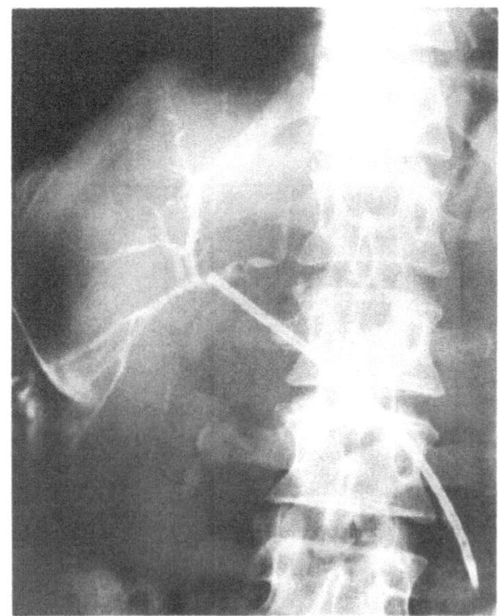

Abb. 1 **Abb. 2**

Abb. 1. Perkutane transhepatische Gallengangsdrainage (PTCD) mit innerer und äußerer Ableitung bei Pankreaskopfkarzinom. Bei subtotalem Choledochusverschluß wurde der Drainagekatheter nach Überwindung der Tumorstenose über die Papilla Vateri in das Duodenum eingelegt. Die Kontrastierung des Duodenums spricht für eine beginnende Entlastung des noch gestauten Gallengangssystems

Abb. 2. Liegende Gallengangsprothese, die von der Hepatikusgabel bis in die nach kaudal links verlagerte Papilla Vateri reicht. Bereits erkennbare Dekompression des vorher gestauten Gallengangssystems

Perkutane diagnostische Punktion des Pankreas mit CT-Steuerung

Liegt nach dem präoperativen Staging ein inoperables Pankreaskarzinom vor oder ergeben sich Schwierigkeiten in der Abgrenzung gegen eine chronische Pankreatitis, ist mit der CT-gesteuerten Nadelbiopsie eine weitergehende Aussage möglich. Es können verschiedene Formen der Biopsie angewendet werden. In der Regel wird die Feinnadelbiopsie mit einer 22–23 G-Nadel bevorzugt [4, 9, 10]. Als Zugangsweg wird überwiegend die transperitoneale Route gewählt, wobei der Patient wegen der transgastrischen und transintestinalen Passage eine vorherige und nachfolgende Nahrungskarenz von 6 h einhalten muß. Die Abb. 3a, b zeigt das praktische Vorgehen unter CT-Kontrolle, wobei zunächst die exakte Tumorlokalisation erfolgt, die Punktionsrichtung und Distanz festgelegt und nach erfolgter Punktion die Nadellage durch erneutes CT kontrolliert wird.

In der Regel werden 3–4 Biopsien entnommen. Die Spezifität des Verfahrens wird mit 84–100%, die Sensitivität mit 71–100% angegeben. Komplikationen sind selten. Nach Klose u. Günther [9] liegen sie unter 1%.

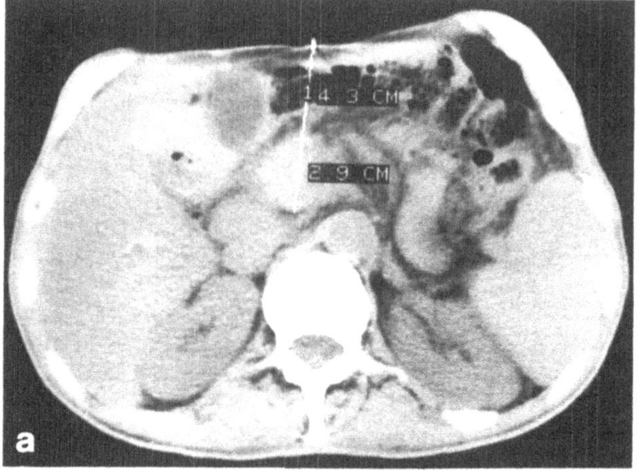

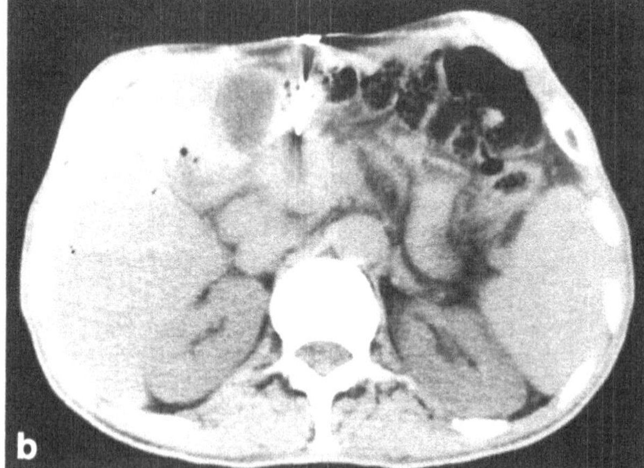

Abb. 3a, b. Perkutane diagnostische Punktion des Pankreas mit CT-Steuerung bei Pankreaskopfkarzinom. **a** CT mit Ermittlung des Punktionswinkels und der Punktionsdistanz für den transperitonealen Punktionsweg. **b** CT-Kontrolle der Kanülenlage nach stattgehabter Punktion

Perkutane Neurolyse des Plexus coeliacus

In der Schmerzbehandlung des inoperablen, den Plexus coeliacus infiltrierenden Pankreaskarzinoms stellt die perkutane Plexusneurolyse eine Alternative dar, die zunehmend genutzt wird. Im Klinikum Mannheim fand sie zunächst gemeinsam mit den Schmerzklinikern des Anästhesiologischen Instituts auf translumbalem Weg Anwendung [17]. Inzwischen wird auch von uns die transperitoneale Route bevorzugt [15]. Neben der besseren Erreichbarkeit des Plexus coeliacus sind hierbei die Komplikationsmöglichkeiten durch unbeabsichtigte Punktion der Aorta und ihrer Äste, des Spinalkanals oder der Niere geringer. Da die eigentliche Lyse mit 96%igem Äthanol ausgeführt wird, ist die unbedingt erforderliche exakte Lokalisation des Plexus coeliacus nur transperitoneal möglich (Abb. 4a, b). Das Verfahren erfährt Einschränkungen, wenn bei großer Tumorausdehnung auch andere Nervenzentren wie der Plexus lumbalis oder Interkostalnerven einbezogen

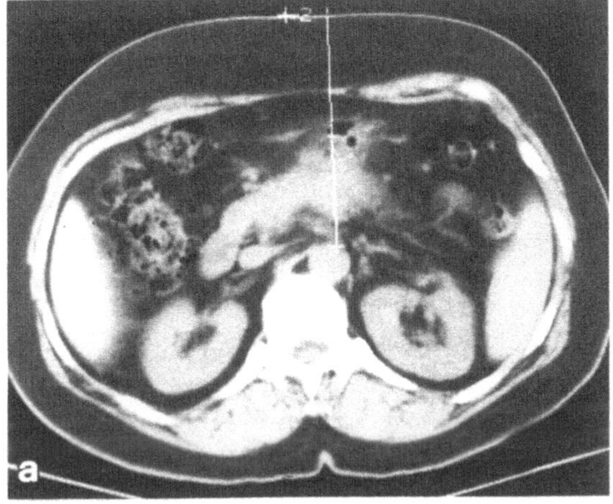

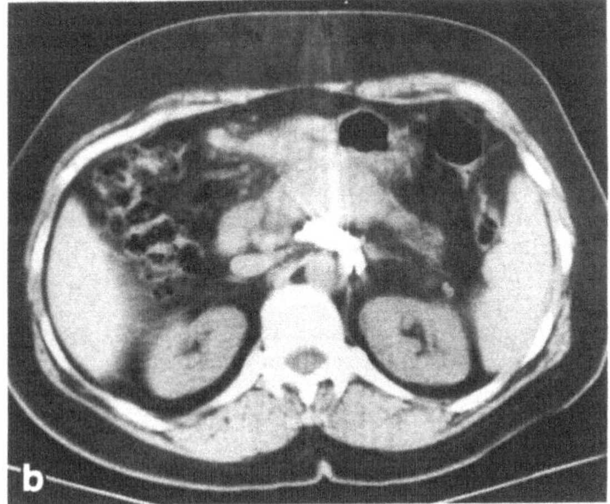

Abb. 4a, b. Perkutane Neurolyse des Plexus coeliacus bei inoperablem Pankreaskorpuskarzinom wegen erheblicher Schmerzsymptomatik. **a** CT-gesteuerte Ermittlung des Punktionswinkels und der Punktionsdistanz bis zum Plexus coeliacus. **b** CT-Kontrolle nach Injektion von Kontrastmittel vor Injektion von absolutem Alkohol

sind. Die Wirkung ist in der Regel auf mehrere Wochen und einige Monate beschränkt. Die perkutane Neurolyse kann und sollte dann wiederholt werden.

Zusammenfassung

Zusammenfassend kann festgestellt werden, daß die interventionelle Radiologie beim Pankreaskarzinom mit Ausnahme der diagnostischen Punktion überwiegend palliative Zielsetzungen hat. Bei der perkutanen Gallenwegsdrainage sollte der risikoärmeren endoskopischen Einbringung einer Gallengangsendoprothese der Vorzug gegeben werden. Die perkutane Neurolyse des Plexus coeliacus hat sich in analgetischer Hinsicht als sehr wirksam erwiesen. Durch die CT-gesteuerte diagnostische Punktion kann sich bei inoperablem Pankreaskarzinom eine Laparotomie erübrigen.

Literatur

1. Billmann P, Hoppe-Seyler P, Brambs HJ (1985) Gallengangendoprothesen. Fortschr Röntgenstr 142:524–526
2. Buchardt F (1984) Results of percutaneous implantation of endoprothesis. In: Classen M, Geenen J, Kawai U (eds) Nonsurgical biliary drainage. Springer, Berlin Heidelberg New York Tokyo, pp 47–55
3. Cohan RH, Illecas FF, Saeed M, Perlmutt LM, Bruan SD, Newman GE, Dunnick NR (1986) Infectious complications of percutaneous biliary drainage. Invest Radiol 21:705–709
4. Ferucci JT jr, Witenberg J, Mueller R, Simeone JF, Harbin WP, Kirkpatrick RH, Taft PD (1984) Diagnosis of abdominal malignancy by radiology fine-needle aspiration biopsy. Am J Roentgenol 134:323–330
5. Gould J, Train JS, Dan SJ, Mitty HA (1988) Duodenal perforation as a delayed complication of placement of a biliary endoprothesis. Radiology 167:467–469
6. Günther RW (1988) Perkutane Gallenwegsdrainage. In: Günther RW, Thelen M (Hrsg) Interventionelle Radiologie. Thieme, Stuttgart, S 363–376
7. Günther RW, Schild H, Thelen M (1988) Review article: Percutaneous transhepatic biliary drainage: Experience with 311 procedures. Cardiovasc Intervent Radiol 11:65–71
8. Hoevels J (1986) Complications of percutaneous transhepatic biliary drainage. Ann Radiol 29:148–150
9. Klose KC, Günther RW (1988) CT-gesteuerte Punktionen. In: Günther RW, Thelen M (Hrsg) Interventionelle Radiologie. Thieme, Stuttgart, S 472–474
10. Lüning M, Kursave R, Schopke W et al. (1985) CT guided percutaneous fine-needle biopsy of the pancreas. Eur J Radiol 5:104–108
11. Molnar WA, Stockum AE (1974) Relief of obstructive jaundice through percutaneous transhepatic catheter – a new therapeutic method. Am J Roentgenol 122:356–367
12. Müller PR, Ferrucci JT, Teplick SK et al. (1985) Biliary stent endoprothesis: Analysis of complications in 113 patients. Radiology 156:637–639
13. Riemann JF (1984) Complications of percutaneous bile drainage. In: Classen MM, Geenen J, Kawai U (eds) Nonsurgical biliary drainage. Springer, Berlin Heidelberg New York Tokyo, pp 29–35
14. Rupp N, Weiss HD (1980) Perkutan eingebrachte Gallengangsendoprothesen als Primärmaßnahme bei Verschlußikterus. Fortschr Röntgenstr 133:279–284
15. Schild H (1988) Perkutane Neurolyse des Plexus coeliacus. In: Günther RW, Thelen MC (Hrsg) Interventionelle Radiologie. Thieme, Stuttgart, pp 405–409
16. Szabo S, Mendelson MH, Mitty HA, Bruckner HW, Hirschmann SZ (1987) Infections associated with transhepatic biliary drainage devices. Am J Med 82:921–926
17. Tolksdorf W, Schmitt M, Wetzel E, Singer P (1985) Simulationsstudie zur Plexus-coeliacus-Blockade anhand computertomographischer Bilder. Anästh Intesivther Notfallmed 20:193
18. Trede M, Schwall G (1985) Nutzen und Risiko präoperativer Gallendrainage aus chirurgischer Sicht. Dtsch Med Wochenschr 110:556–559

Surgery for Pancreatic Cancer: Progress and Problems

W. P. LONGMIRE [1]

The Past

A century ago, as the discipline of surgery, with the development of anesthesia and some understanding of sepsis, was emerging as a skilled, humane treatment for an increasing number of human illnesses, surgeons took up an interest in that hidden and somewhat mysterious organ, the pancreas. Surgeons such as Nicholas Senn [1], Robert Coffey [2], and Sauve [3] were conducting extensive experimental studies on methods of resection and anastomosis, the effects of pancreatic secretion in the peritoneal cavity, and the healing process of the traumatized or incised gland. During the same period, an occasional surgeon was making hesitant efforts toward the treatment of clinical pancreatic disease. Despite Halsted's report in 1899 of the first successful resection of an ampullary carcinoma [4], a favorable outcome following operation on the pancreas was rare, prompting Von Mikulicz-Radecki to comment in 1902 in his invitational presentation before the Congress of American Physicians and Surgeons [5] that "operative interference for disease of the pancreas is still, at the present time, the most incomplete chapter in the realm of abdominal surgery." In the thirty operations on the pancreas reported by Von Mikulicz-Radecki, there was a single excision of a tumor in the head of the pancreas with a fatal outcome.

One of the earliest successful operations involving the excision of the pancreas was that reported by Kausch [6] in 1912. In a two-stage operation he excised the head of the pancreas and duodenum in one of three patients whom he operated upon for carcinoma of the papilla of Vater. In an apparent effort clearly to distinguish his operation from the transduodenal resections performed by Halsted, and later by Mayo, Kausch stated, "In my operation, the duodenum is totally excised as well as the head of the pancreas." A subsequent successful resection is said to have been reported by Tenani [7] 10 years later (1922), and other sporadic reports appeared, but the excessive mortality and morbidity of the procedure limited its use.

In 1935, Whipple and associates stimulated renewed interest in pancreatic resection by their report of the treatment of carcinoma of the ampulla [8]. Two patients were treated by resection of the head of the pancreas and duodenum. One survived 8 months, and the other was alive and well at the time of their report, 2 months following resection. Whipple's technique, although performed in two

[1] Department of Surgery, University of California, Los Angeles CA, USA.

M. Trede, H. D. Saeger (Hrsg.)
Aktuelle Pankreaschirurgie

stages, differed from that reported by Kausch as he closed the end of the pancreas rather than attempting a pancreatoenterostomy. He recognized that the flow of pancreatic juice was not essential to life; he also recognized the danger of the activation of the pancreatic juice by duodenal contents. Trimble et al. [9] in 1941, in an article beautifully illustrated by Max Brödel, described a one-stage operation and in a footnote reported that Whipple had used a similar one-stage procedure a few months before. Again, in Trimble's case, the pancreatic stump closure was apparently well tolerated.

Porter [10], in a 1958 report, divided the development of pancreatoduodenal resections on Whipple's service at the Presbyterian Hospital in New York into three periods. The pioneer period of 1935–1947 was seen as "learning period" in which the principal problems were operative techniques and risk. The radical period of 1948–1952 was one in which the poor survival rate, up to that time, prompted the development of a special surgical team to apply the radical resectional philosophy of the time to the pancreatoduodenal area. In 1949 total pancreatectomy, along with resection of adjacent invaded organs and removal of involved upper abdominal lymph nodes was the routine procedure. The third period, that of 1953–1957, Porter termed the rational period. It had become apparent that the more radical operative approach helped very little, and that too many people were being subjected to enormous, risky, and ineffective resections. Attention was turned to screening out the hopeless cases in the operating room for simple palliative procedures, while persisting with radical efforts in more promising cases. Fewer than 4% of cancers of the pancreas seen were considered resectable. Eighteen total pancreatectomies were performed, with 27.7% mortality, and 27 resections of the head of the pancreas, with 11.1% mortality. There were no 5-year survivors among the 13 resected patients with pancreatic cancer or among the five patients with cancer of the bile duct. Of the patients with ampullary cancers 42.8% survived 5 years.

Unfortunately, this attitude of careful screening followed by radical excisions of those lesions considered resectable was not followed by any significant improvement in survival for patients with cancer of the pancreas, and a prevailing sense of frustration and pessimism ultimately led some to question whether pancreatic resection is ever justified. This view was emphatically expressed by Crile [11] in 1970, who recommended proceeding directly to cholecystojejunostomy for tumors of the pancreas large enough to be palpated without even attempting to establish a diagnosis by biopsy. Such an approach, although endorsed by many surgeons and even more nonsurgeons, was rejected by some who, from personal experience, were convinced that although the operative mortality was high, the quality of life in the postoperative period was significantly improved by resection, and that the "no touch, no exploration, no biopsy" technique would fail to provide a chance for cure of other less malignant periampullary neoplasms.

The Present

As a result of these persistent efforts, some advance has been made. Scans, transhepatic and retrograde endoscopic cholangiograms, at times with biliary drainage, have made for earlier diagnosis and have resulted in improvement of the general condition of some operative candidates. Operative techniques have been standardized and complications anticipated. Operative mortality in a number of series has been reduced to less than 5%, making the argument for palliative operations more compelling [12–14]. Five-year survival rates for non-pancreatic cancer range from 60% for ampulla lesions to 45% for bile duct carcinoma [13], making some of the most skeptical, reluctant not to give the jaundiced patient an opportunity to share in such a result. But despite these encouraging results in non-pancreatic cancers, a 5-year survival rate, variously reported from 4% [15] to 27% [12] in small series of pancreatic cancer patients, provides little ground for satisfaction.

While basic scientists seek to unravel the mystery as to why the pancreatic cancer cell is so aggressive and so poorly contained by the body defenses, clinicians continue to respond to the 1903 challenge of Von Mikulicz-Radecki, so that pancreatic surgery may not continue as the most incomplete chapter in the realm of abdominal surgery. The organ is now approached in its concealed anatomical location by experienced surgical teams without great fear of injury to adjacent organs. The improved operative mortality attests to the fact that operations on the pancreas need not be "more dangerous than operations on any other abdominal organ." Leakage of pancreatic juice remains a frequent and formidable complication but is being managed with increasing facility and a reduced mortality.

In the past decade or so, surgeons have explored once again the concept of the "radical period of Whipple," again testing the value of total pancreatectomy, which offers the advantages of avoiding the treacherous pancreatoenteric anastomosis, removing all sites of multicentric cancer within the gland, and avoiding shed malignant cells within the divided pancreatic duct [16–18]. Fortner [19] had advocated, with few supporters, an even more radical surgical approach, a regional resection, in which the entire pancreas and spleen, portal vein, and transverse mesocolon are resected. But these approaches have, thus far, failed to produce consistently convincing evidence of a survival rate that is better than the traditional Whipple resection. Brooks et al. [20] recently reported 28 consecutive total pancreatectomies without a death and a 5-year survival of 6 of 44 patients (14%). However, they suggest that since operative mortality and long-term survival following total pancreatectomy and Whipple's procedure are similar, the occurrence of a rather brittle form of diabetes following the total resection speaks in favor of the Whipple subtotal operation.

The Future

Certainly these improvements in the incidence of complications and in morbidity, as well as the modest improvement in survival rate, warrant some satisfaction, but it appears that no significant improvement in the ultimate fate of the patient with cancer of the pancreas is to be expected with our present state of basic biological knowledge and our current treatment modalities.

Intraoperative irradiation, neutron beam, and other types of radiotherapy, when used alone, have not improved the survival rate. Survival of patients with locally unresectable pancreatic cancer, however, has been improved by combined treatments of radiation therapy and 5-fluorouracil. A more extensive regime of radiation therapy, plus 5-fluorouracil, followed by a combination therapy of streptozocin, mitomycin, and 5-fluorouracil resulted in a 1-year survival rate of 41% [21]. The possibility of combining resection with such multimodal adjunctive therapy would seem to be a possible approach to improving patient survival with currently available treatment modalities. The benefit of such combined treatment has been suggested by the limited study of Kalser and Ellenberg [22]. Following a curative resection for pancreatic cancer, 21 patients received adjunctive treatment consisting of postoperative radiation therapy and fluorouracil, with 22 patients serving as controls. Median survival for the 21 treated patients was 20 months and three survived 5 years or longer. Of the 22 patients who received no adjuvant therapy, mean survival was 11 months, and only one patient survived for 5 years.

The possible role of the biological response modifiers, such as monoclonal antibodies, tumor necrosis factor, interleukin II, interferon, and colony-stimulating factors, in conjunction with other therapies, has as yet not been fully tested.

Summary

Thus, the development of the surgical treatment of pancreatic cancer has been slow, hesitant, and torturous. We have reached the stage at which we now have the operative skills and the basic physiological knowledge to successfully manage the technically demanding procedure of pancreatic excision and the frequently complex postoperative care. It does seem, however, that significant improvement in long-term survival will require adjunctive therapy of some type to control the basic biological aggressiveness of the all too frequently disseminated pancreatic cancer cell.

References

1. Senn N (1886) The surgery of the pancreas. Trans Am Surg Assoc 4:99
2. Coffey R (1909) Pancreato-enterostomy and pancreatectomy. Ann Surg 50:1238
3. Sauve L (1908) Des pancreatectomies et specialement de la pancreatectomie cephalique. Rev Chir 37:113, 335
4. Halsted WS (1899) Contributions to the surgery of the bile passages, especially at the common bile duct. Boston Med Surg J 141:645–654
5. Von Mikulicz-Radecki J (1903) Surgery of the pancreas. Ann Surg 38:1–29
6. Kausch W (1912) Das Carcinoma der Papilla duodeni und seine radikale Entfernung. Beitr Klin Chir 78:439–486
7. Tenani O (1922) Contributo alla chirurgia della papilla del Vater. Policlin 29 (Chir) 291:333
8. Whipple AO, Parsons WW, Mullins CR (1935) Treatment of carcinoma of the ampulla of Vater. Ann Surg 102:763

9. Trimble IR, Parsons JW, Sherman CP (1941) A one stage operation for the cure of carcinoma of the ampulla of Vater and of the head of the pancreas. Surg Gynecol Obstet 73:711–722
10. Porter MR (1958) Carcinoma of the pancreatico-duodenal area: operability and choice of procedure. Ann Surg 148:414–427
11. Crile G Jr (1970) Advantages of by-pass operations over radical pancreatic-duodenectomy in treatment of pancreatic carcinoma. Surg Gynecol Obstet 130:1049–1053
12. Trede M (1985) The surgical treatment of pancreatic carcinoma. Surgery 97:28–35
13. Grace PA, Pitt HA, Tompkins RK, DenBesten L, Longmire WP Jr (1986) Decreased morbidity and mortality after pancreatoduodenectomy. Am J Surg 151:141–149
14. Crist DW, Sitzmann JV, Cameron JL (1987) Improved hospital morbidity, mortality, and survival after the Whipple procedure. Ann Surg 206:358–365
15. van Heerden J (1987) Discussion of paper by Crist DW et al. Ann Surg 206:366
16. Brooks TR, Culebras JM (1976) Cancer of the pancreas, palliative operation, Whipple procedure, or total pancreatectomy. Am J Surg 131:516–520
17. Wise I, Lilja P, Arnesjo B, Benmark S (1977) Total pancreatectomy for cancer. An appraisal of 65 cases. Ann Surg 186:675–680
18. Van Heerden JA, ReMine WH, Weiland LH, McIlrath DC, Ilstrup DM (1981) Total pancreatectomy for ductal adenocarcinoma of the pancreas. Am J Surg 142:308–311
19. Fortner JG (1981) Surgical principle for pancreatic cancer, regional, total and subtotal pancreatectomy. Cancer 47:1712–1718
20. Brooks JR, Brooks DC, Levine JD (1989) Total pancreatectomy for ductal cell carcinoma of the pancreas: an update. Ann Surg 209:405–410
21. Moertel CG, Frytak S, Hahn RG et al. (1981) Therapy of locally unresectable pancreatic cancer. Cancer 48:1705–1710
22. Kalser MH, Ellenberg SS (1985) Pancreatic cancer: adjuvant combined radiation and chemotherapy following curative resection. Arch Surg 120:899–903

Resection with Intent to Cure Pancreatic Cancer

J. A. VAN HEERDEN [1]

Introduction

Although controversy abounds regarding the diagnostic and management aspects of pancreatic malignancies, there is uniform agreement throughout the surgical community that resection offers the patient the only chance for cure, albeit rare. When evaluating the efficacy of any surgical procedure, it is worthwhile to remind ourselves of the three criteria for an acceptable cancer operation, regardless of the site of origin of the malignancy:

1. The operation should have a low operative mortality.
2. The operation should have an acceptable short- and long-term morbidity, i.e., it should not substantially reduce the quality of life.
3. The operation should afford the patient an improved long-term survival over other treatment modalities which are nonsurgical in nature (radio- and/or chemotherapy).

It is in the setting of these three crucial criteria that resection with intent to cure pancreatic cancer should be evaluated. From a practical standpoint, resection in this context refers either to subtotal radical pancreatoduodenectomy (Whipple's procedure) or to total pancreatectomy. The so-called extended pancreatoduodenectomy which has been popularized by Fortner has not achieved wide acceptance, in principle, due to the high operative mortality, increased technical difficulty, increased postoperative morbidity, and dismal long-term results.

To date, the results of radiotherapy (given intraoperatively and/or postoperatively) and chemotherapy have been most disappointing. The only bright spark on this dark horizon has been adjuvant radiotherapy with 5-fluorouracil given to the patient following "curative" resection.

I believe that there are seven controversial aspects that we should address when dealing with patients who have pancreatobiliary malignancies. These are:

1. Are pancreatobiliary malignancies uniform in behavior?
2. Is routine percutaneous transhepatic drainage required in the jaundiced patient?
3. Is the resection of choice a total or a subtotal pancreatectomy?
4. Should a pylorus-preserving Whipple's procedure routinely be performed?

---

[1] Mayo Medical School, Mayo Clinic, Rochester, MN 55905, USA

M. Trede, H. D. Saeger (Hrsg.)
Aktuelle Pankreaschirurgie

5. When should a truncal vagotomy be added to a pancreatic resection?
6. Should biliary bypass in the palliative situation always be complemented by a duodenal bypass?
7. Is adjuvant therapy indicated, and, if so, of what type and when?

Only the aspects pertaining to surgical resection are dealt with in this brief discussion.

Radical Pancreatoduodenectomy

Since at least 90%–95% of patients being explored for ductal adenocarcinoma of the pancreas are found to have nonresectable disease, the assessment of resectability becomes most important. This assessment should follow a logical sequence:

1. A search for *distant* metastases, particularly in the liver, pelvis, and the area lateral to Treitz' ligament, which is a frequent early site of metastasis.
2. The search of *local* invasion. This involves principally assessment of the retrocholedochal and peripancreatic lymph nodes, the nodes around the celiac axis, and, once again, the area adjacent to the uncinate process and Treitz' ligament.
3. If neither distant and local spread is evident, assessment of superior mesenteric and/or portal vein invasion is the next step. This is accomplished by gently dissecting in the avascular plane immediately anterior to the superior mesenteric vein as it courses behind the neck of the pancreas. In my experience, this is best achieved with the use of a small right-angle clamp. Once this plane is deemed to be free of tumor, the patient should be considered a candidate for resection, all else being suitable.

We feel strongly that no resection should be performed without histological verification of malignancy. Pancreatic biopsy is best obtained via the duodenum with either fine-needle aspiration biopsy, a Tru-Cut needle, or a Vim-Silverman needle depending upon surgical preference. We tend increasingly toward the performance of fine-needle aspiration biopsy, which is easy to perform but does require the on-site presence of an experienced cytopathologist.

The crux of a subtotal pancreatoduodenal resection is the creation of the pancreatojejunal anastomosis. A leaking pancreatojejunal anastomosis with subsequent hemorrhage and/or sepsis continues to be the most important cause of postoperative mortality following subtotal resection. There are basically two techniques available for the performance of this crucial anastomosis: (a) A mucosa-to-mucosa anastomosis and (b) an invaginating or intussuscepting anastomosis. We have favored the latter for many years, principally because of the small size of most pancreatic ducts in patients with malignancy. Our technique consists of the placement of a small polyethylene catheter into the pancreatic duct (PE-190). This catheter is fixed in place with a small absorbable suture, is threaded into the distal pancreatic duct, and is then threaded down the receptive jejunum for a distance of at least 20–25 cm. The divided end of the pancreas, which needs to be mobilized for a good 6.5–7.5 cm, is then invaginated into the jejunum by the use of superiorly and inferiorly placed nonabsorbable sutures. The pancreatojejunal anastomosis is completed by a continuous row of nonabsorbable silk or prolene sutures, usually of a 3-0 or 2-0 size.

Pylorus preservation following pancreatic resection is gaining in popularity [6]. This modification certainly makes physiological sense and can be performed quite safely. We have been somewhat disappointed with a relatively high (12%) occurrence of anastomotic ulcer following this procedure and feel that more experience is required before it should be routinely accepted.

Results. In our experience [5], the operative mortality for this procedure has been 3.6% (10 of 279 patients). Significant morbidity, however, continues to plague us and occurs in at least one-fifth of patients. The principal cause of death in these ten patients was, in almost all instances, related to a leaking pancreatojejunal anastomosis. Reoperation was required in 17 of the 279 patients (6.1%), again reflecting the high morbidity of this operation, despite the low operative mortality. Long-term survival for ductal adenocarcinoma, in our experience, has been quite disappointing, with a 3-year survival of 9.3%, a 5-year survival of 4.4%, and a mean survival of only 15 months. The results obtained on several series of patients ($n = 2521$) culled from the literature [1–4] in the period 1960–1980 shows an operative mortality of 22%, 5-year survival of 6%, and a mean survival period of 13.4 months.

Two quotations are worthy of our consideration in this context. The first is, "Pancreatoduodenectomy is a beautiful anatomic dissection and a challenging surgical technique indicated for curative result only when the diagnosis is in error." The other is, "Pancreatoduodenectomy is a good operation indicated for certain diseases. Ductal adenocarcinoma is not one of them!"

Total Pancreatectomy

In the late 1960s and early 1970s a wave of enthusiasm for total pancreatectomy swept the surgical community. It was suggested by a number of authors that total pancreatectomy for ductal adenocarcinoma of the pancreas should replace subtotal pancreatectomy, for the following reasons:

1. The operative mortality following total pancreatectomy is lower.
2. The morbidity following total pancreatectomy is acceptable.
3. Total pancreatectomy is a better cancer operation in that a wider lymphadenectomy can be performed, and multicentric disease, which is well known to occur in at least one-third of patients with ductal adenocarcinoma, can be removed.
4. Total pancreatectomy results in an improved long-term survival.

We, too, were initially enthusiastic and embraced the concept. We have, however, been most disappointed with the long-term results in our patients following total pancreatectomy. In a review of 89 patients undergoing total pancreatectomy for ductal adenocarcinoma of the pancreas in the period 1951–1985, we encountered an overall operative mortality of 10%. This operative mortality, however, continues to decrease, and has in fact, dropped to 2% in 32 total pancreatectomies performed between 1980 and 1985. It is interesting to speculate why the operative mortality in most reported series following total pancreatectomy continues to be somewhat higher than that for Whipple's procedure. Postulated reasons for this have been that a wider dissection is performed with more fluid and blood loss, and that the sudden onset of the diabetic state renders the patient more susceptible to postoperative infection. Most total pancreatectomy postoperative deaths have, in fact, been due to uncontrolled sepsis. We evaluated multicentricity in these 89 patients, and confirmed the findings of others that definite multicentric disease occurred in one-third of patients. Once again, the long-term results were not spectacular. Our 3-year survival was 12% and 5-year survival 8%, which is slightly better than that for Whipple's procedure but is not statistically significant. By far the majority of patients (93%) who died, did so of recurrent pancreatic carcinoma. We carefully sought prognostic factors that might suggest to us which patients were favorable candidates for resection. We found that the sex of the patient, the presence or absence of metastatic lymph nodes, the size of the tumor, and multicentricity had no influence on survival whatsoever. There was a suggestion ($p = 0.04$) that differentiated tumors fared slightly better than dedifferentiated tumors. The mean survival following total pancreatectomy in our experience has been 12 months, which is 3 months less than that following Whipple's procedure. The data from the literature comparing total pancreatectomy to subtotal pancreatectomy are shown in Table 1.

Table 1. Mortality and survival for Whipple's procedure versus total pancreatectomy: data from ten published reports in the period 1967–1980

	Total pancreatectomy	Whipple's procedure
Number of patients	158	164
Operative mortality (%)	18	20
5-Year survival (%)	10	6
Mean survival (months)	18	13

Conclusion

It is obvious from these data and from many other reports that resection of pancreatic ductal adenocarcinoma is accompanied by a failure rate of at least 95% 5 years following operation. It is also clear that both of these formidable surgical procedures may be performed in large centers with a very low operative mortality, but with a significant morbidity. Resection does offer the individual patient the only, albeit slim, chance for cure. Today, however, ductal adenocarcinomas are unfortunately diagnosed at a stage that precludes any form of resection. We feel that there is no advantage of total pancreatectomy over subtotal pancreatectomy. We consider the indications today for total pancreatectomy to be: (a) an "unsafe" pancreatojejunal anastomosis, (b) tumor in the line of resection on frozen section, and (c) a relative indication, endocrine insufficiency preoperatively. We thus continue to embrace Whipple's procedure as the resective modality of choice but feel that careful surgical judgement is warranted to differentiate which patients should and which should not undergo resection. In those patients who do undergo resection, we feel that strong consideration should be given to the addition of postoperative adjuvant therapy in the form of combination 5-fluorouracil and external beam radiotherapy.

The surgical community in reporting low operative mortality and morbidity following pancreatic resection for malignancy, can be justifiably proud. We cannot, however, be complacent and rest on our laurels – our attention and energies need to be focused on the etiology of this highly lethal disease and on the management of the more than 90% of patients who do not undergo resection at the time of surgical exploration.

References

1. Beazley RM, Cohn I Jr (1988) Update on pancreatic cancer. CA 38(5):308–319
2. Trede M (1985) The surgical treatment of pancreatic carcinoma. Surgery 97:28–35
3. Kummerle F, Ruckert K (1984) Surgical treatment of pancreatic cancer. World J Surg 8:889–894
4. Crist DW, Sitzmann JV, Camceron JL (1987) Improved hospital morbidity, mortality and survival after the Whipple procedure. Ann Surg 206:358–365
5. van Heerden JA (1984) Pancreatic resection for carcinoma of the pancreas: Whipple versus total pancreatectomy – an institutional perspective. World J Surg 8:880–888
6. Braasch JW, Gongliang J, Rossi RL (1984) Pancreatoduodenectomy with preservation of the pylorus. World J Surg 8:900–905

Die erweiterte Resektion beim Pankreaskarzinom: Indikation, Technik und Ergebnisse

M. TREDE [1]

Wenn es um die Therapie des Pankreaskarzinoms geht, teilen sich die Chirurgen in 3 Lager: Die „Nihilisten“ befürworten einen Palliativeingriff selbst für operable Fälle. Sie rechnen uns vor, daß bei hoher Letalität und magerer Ausbeute an Fünfjahresheilungen jeder größere Eingriff eine Fehlinvestition bleiben muß [3, 8]. Die „Realisten“ – und welcher Chirurg möchte sich nicht zu ihnen zählen? – befürworten eine kurative Entfernung des Tumors wenigstens für jene 20% unserer Patienten, die operabel erscheinen [9]. Im dritten Lager befinden sich die „Aktivisten“, die bekanntlich eine erweiterte, eine regionale Pankreatektomie fordern [4]. Im Prinzip jagen sie der alten Chirurgenschimäre nach, dem Krebsproblem durch Ausdehnung der Operationsradikalität beizukommen.

Worum geht es bei der „regionalen Pankreatektomie“ genau? Als Joseph Fortner diesen Eingriff 1973 vorstellte, kam er einer Ausweidung des Oberbauchs gleich: mit 8 Anastomosen und Operationszeiten bis zu 31,5 h. Die Operationsletalität war hoch, und die postoperative Überlebenszeit wurde von da an nach Wochen und Monaten gemessen – nicht nach Jahren.

Inzwischen wird genauer differenziert: Die regionale Pankreatektomie Typ 0 beinhaltet eine totale Pankreatektomie mit Ausräumung der regionalen Lymphknoten. Beim Typ I wird ein Segment der Pfortader en-bloc mit dem Pankreas entfernt. Typ II bedeutet zusätzlich die Segmentresektion und Rekonstruktion der oberen Eingeweideschlagader oder des Truncus coeliacus oder von beiden.

Die ersten „heroischen“ Pankreaseingriffe liegen über 40 Jahre zurück. 1942 führte Rockey die erste totale Pankreatektomie durch [11]. 2 Jahre später kam die erste erweiterte totale Pankreatektomie durch Brunschwig. In diesem radikalen Eingriff wurde auch noch der ganze Magen, die Milz und die Nebenniere entfernt [1]. In den frühen 50er Jahren berichteten Parsons, Child and Moore über Pankreatektomien mit Pfortaderresektion [2, 10]. Aber wieder konnten die Überlebenszeiten nur in Monaten gemessen werden.

In einer späteren Bestandsaufnahme berichtet Fortner über 61 regionale Pankreatektomien [5]. Die Operationsletalität beträgt 23%. Die eigentlichen Pankreaskarzinomfälle machen aber nur etwas mehr als die Hälfte des Gesamtkollektivs aus. Ein Fünftel dieser 35 Karzinompatienten lebte noch zum Zeitpunkt des Berichts, und zwar zwischen 3 und 18 Monate lang postoperativ.

Vor diesem Hintergrund wurde das Mannheimer Krankengut von 330 Duodenopankreatektomien der letzten 16 Jahre analysiert: 55 totale Pankreatekto-

[1] Chirurgische Universitätsklinik, Klinikum der Stadt Mannheim, Theodor-Kutzer-Ufer, D-6800 Mannheim 1.

M. Trede, H. D. Saeger (Hrsg.)
Aktuelle Pankreaschirurgie

mien stehen 275 Whipple-Operationen gegenüber – 217 Eingriffe wegen Karzinom.

Bis auf 9 konnten alle Patienten die Klinik wieder verlassen, so daß die Gesamtoperations- und Hospitalletalität unter 3% liegt (Tabelle 1). Aus Tabelle 1 ist erkennbar, daß beim Pankreaskarzinom die Whipple-Operation als Standardverfahren bevorzugt wird. Allerdings wird das Organ bis weit links der Pfortader mit exakter Lymphknotendissektion reseziert, so daß man von einer „subtotalen Pankreatektomie“ im Sinne von Gall sprechen kann [6].

Trotzdem war es notwendig, aus technischen oder onkologischen Gründen, den Eingriff bei 57 Patienten (das sind 25% der Karzinomfälle) zu erweitern – zu einer totalen bzw. regionalen Pankreatektomie par necessité sozusagen. Die organüberschreitenden Pankreatektomien sind in Tabelle 2 aufgezeichnet: Auf die 34 „Typ-0-Eingriffe“ soll hier nicht näher eingegangen werden, auch nicht auf 3 Patienten, bei denen die Pankreatektomie um eine Hemikolektomie erweitert werden mußte. Wir konzentrieren uns auf jene 19 Patienten mit regionaler Pankreatektomie Typ I, d. h. mit Pfortaderresektion, und tun dies für unsere Gäste auf englisch (Table 3).

There were 12 men and 7 women. The average age was 62 years. There were two carcinomas of the distal common duct and 17 ductal adenocarcinomas of the pancreas, all with stage T_3 disease. The portal vein resection (segmental or tangential) was combined with Whipple's operation 15 times and with total pancreatectomy four times.

Tabelle 1. Frühergebnisse der Duodenopankreatektomie

Operationsverfahren	Anzahl der Patienten	Diagnose		Operations- und Hospitalletalität
		Neoplasie	Pankreatitis	
Whipple-Operation	275	179	96	6
Totale Pankreatektomie	55	38	17	3
Total	330	217 (7 Patienten verstorben)	113 (2 Patienten verstorben)	9 (2,7%)

Inklusive einer Serie von 75 Whipple-Operationen ohne Letalität

Tabelle 2. Organüberschreitende Pankreatektomien (n = 57)

„Typ 0“	– Totale Pankreatektomie	34 Patienten
„Typ I“	– Pankreatektomie mit Pfortader-/V. mesenterica-inferior-Resektion	19 Patienten
„Typ IIa“	– Totale Pankreatektomie mit A.-mesenterica-superior-Resektion[a]	1 Patient
	– Pankreatektomie mit Hemikolektomie	3 Patienten

[a] Bei chronischer Pankreatitis

Table 3. Regional pancreatectomy (Type I) clinical data (n = 19)

Sex	12♂ : 7♀	
Age	43–73 years (av. 62)	
Diagnosis	Adeno-Ca :	17
	Common Duct-Ca:	2
Staging (UICC, 1987)	$T_3 N_0$	3
	$T_3 N_1$	14
	$T_3 N_x$	2

Concerning operative technique, in most of these cases tumour infiltration of the portal vein was discovered late in the course of the dissection – too late in fact for retreat. Had angiography given prior warning of vessel involvement (as in Fig. 1), we would probably have desisted from any attempt at radical resection. I say "probably", because like all rules this one too has its exceptions. For instance, there was the case of a 72-year-old lady, who had come from Vienna to Mannheim to bury her son-in-law; here she became jaundiced and decided to undergo investigation and treatment at once. Everything pointed to a pancreatic carcinoma as the cause of her jaundice, and the venogram (Fig. 2) really presaged inoperability due to portal vein involvement. However, the condition of this very

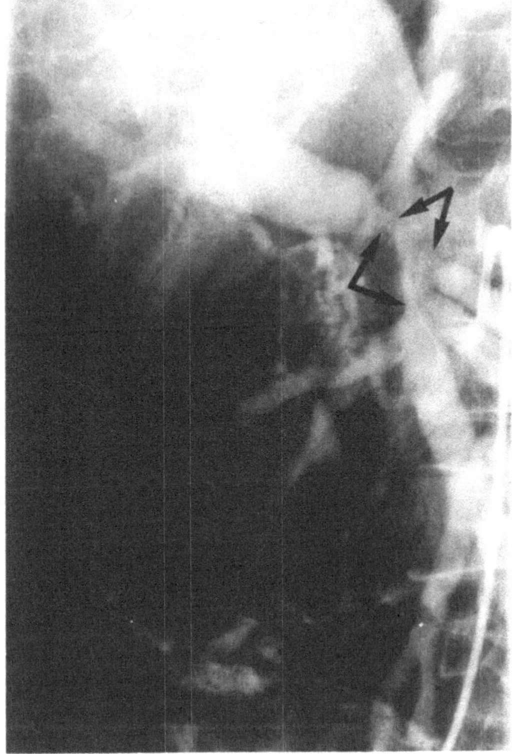

Fig. 1. Irresectable pancreatic carcinoma with infiltration of the portal vein

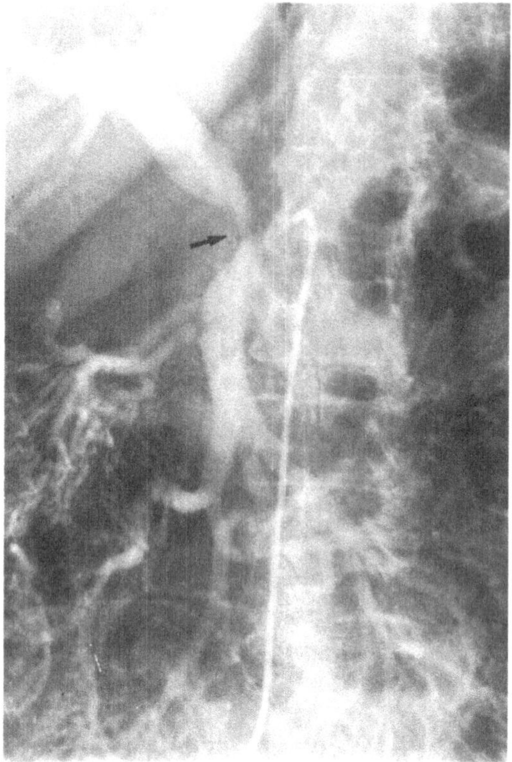

Fig. 2. Portal vein involvement – resectable or irresectable?

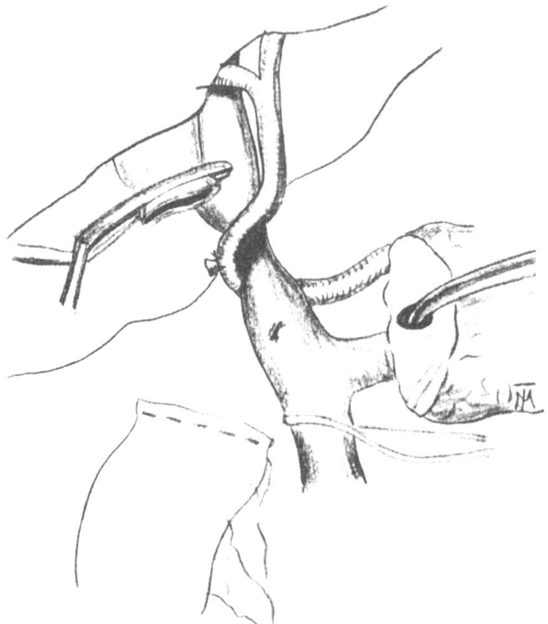

Fig. 3. A curious anomaly of the hepatic artery causing a harmless stenosis of portal vein

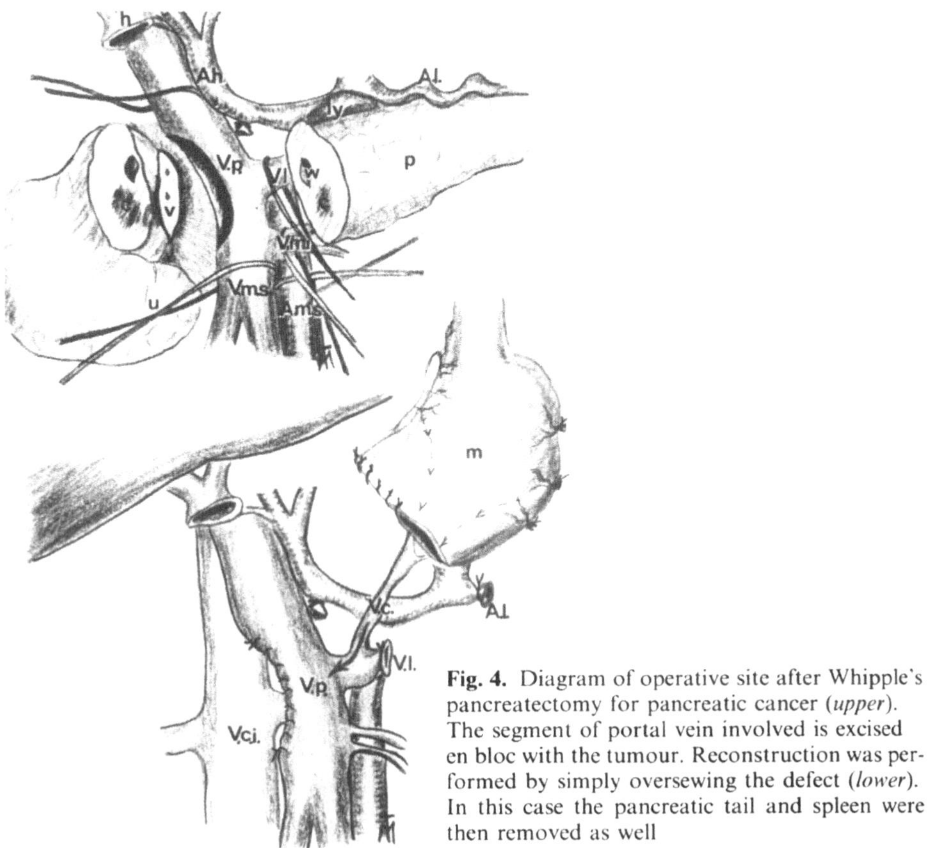

Fig. 4. Diagram of operative site after Whipple's pancreatectomy for pancreatic cancer (*upper*). The segment of portal vein involved is excised en bloc with the tumour. Reconstruction was performed by simply oversewing the defect (*lower*). In this case the pancreatic tail and spleen were then removed as well

vivacious old lady was so good that one felt encouraged to perform at least a laparotomy. We found a curious anomaly, in that the hepatic artery had wound itself around the portal vein in such a manner as to cause the stenosis (Fig. 3). In fact, pancreatectomy was not technically difficult, and this patient is alive and well 1 year later.

In the 19 cases with true portal vein involvement, the first aim was to secure and clamp the portal, splenic and mesenteric veins. To avoid mesenterial congestion it may be wise in such cases to clamp the superior mesenteric artery as well. The segment involved is then excised either tangentially or transversely with the tumour, leaving a defect that is either easily oversewn or reconstructed by tension-free end-to-end anastomosis (Figs. 4, 5). In one man, however, the venous defect was so extensive and the mesenteric root so fixed by previous operations that recourse was taken to a mesenterico-caval shunt (Fig. 6).

All patients recovered from the operation and were discharged from hospital; 15 patients have subsequently died (after a mean survival of only 11 months). Of the four survivors, one patient is alive and well more than 10 years after total pancreatectomy with portal vein resection for T_3N_1 tumour (Fig. 7). Over the years, however, doubts arose as to the original diagnosis; her histology was

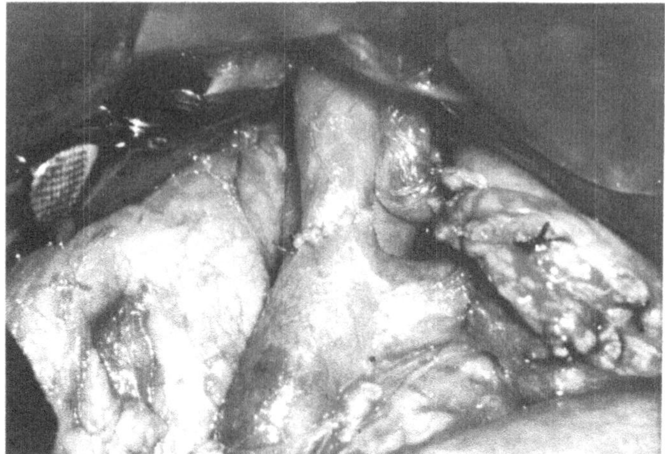

Fig. 5. Operative site after portal vein resection. Reconstructed by tension-free end-to-end anastomosis

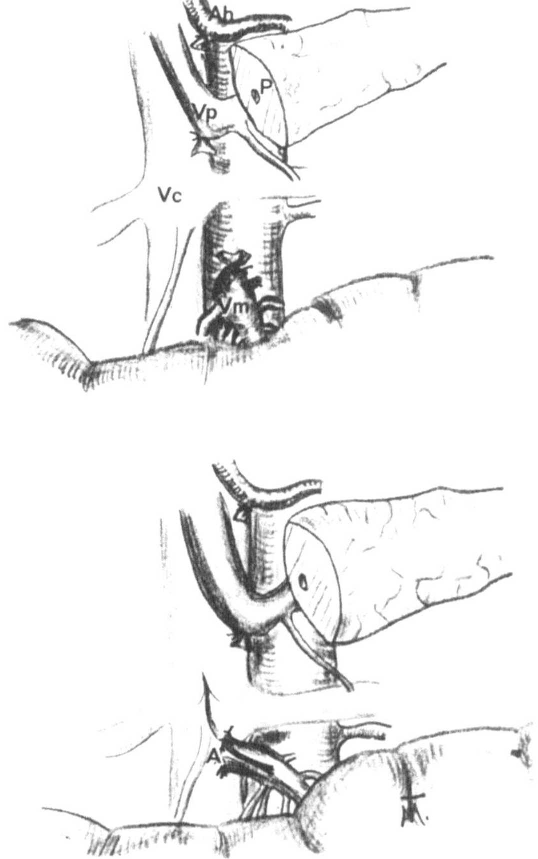

Fig. 6. Diagram showing site of operation after Whipple's procedure with resection of the involved superior mesenteric vein (*upper*). Recourse was taken to a mesenterico-caval shunt (*lower*)

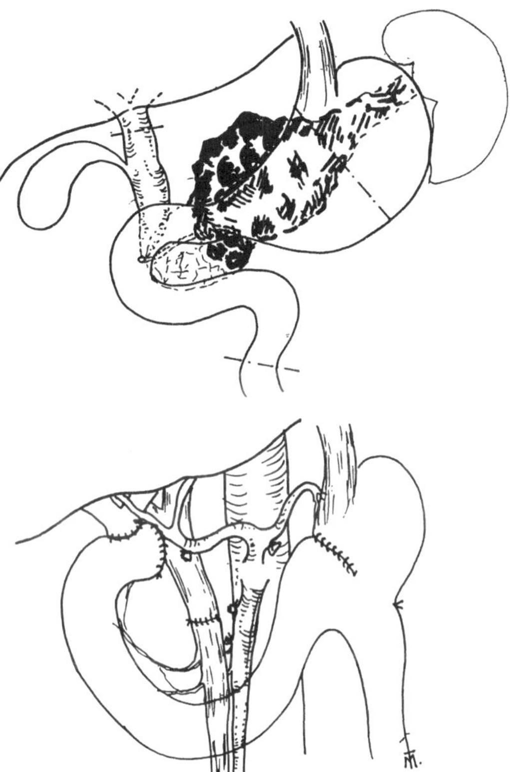

Fig. 7. Preoperative site of a large pancreatic carcinoma involving portal vein ($T_3 N_1 M_0$; *upper*). Diagram of operative site after total pancreatectomy with portal vein resection (*lower*)

reviewed – and confirmed – by two independent pathologists, as indeed is done for all long-term survivors following resections for pancreatic carcinoma. Nevertheless, this remarkable case does not offer sufficient evidence in favour of regional pancreatectomy. It does, however, lend support to the following conclusions:

1. Regional pancreatectomy cannot be recommended in principle for all patients with pancreatic carcinoma, although it may be necessary for some individuals.
2. For the remaining majority, the realistic approach of pancreatic resections seems to bear fruit in specialised clinics all over the world. The operative mortality is now acceptable, and the late results are far better than was thought possible only a few years ago.

Literatur/References

1. Brunschwig A, Ricketts HT, Bigelow RR (1945) Total pancreatectomy, total gastrectomy, total duodenectomy, splenectomy, left adrenalectomy and omentectomy in a diabetic patient, recovery. Surg Gynecol Obstet 80:252–256
2. Child CG III, Holswade GR, McClure RD Jr, Gore AL, O'Neill EA (1952) Pancreaticoduodenectomy with resection of the portal vein in the *Macaca mulatta* monkey and in man. Surg Gynecol Obstet 94:31–45

3. Crile G Jr (1970) The advantages of bypass operations over radical pancreato-duodenectomy in the treatment of pancreatic carcinoma. Surg Gynecol Obstet 130:1049–1053
4. Fortner JG (1973) Regional resection of cancer of the pancreas: a new surgical approach. Surgery 73:307–320
5. Fortner JG (1984) Regional pancreatectomy for cancer of the pancreas, ampulla, and other related sites. Ann Surg 199:418–425
6. Gall FP, Zirngibl H (1987) Chirurgie des duktalen Karzinoms. In: Gall FP, Gebhardt C, Groitl H (eds) Fortschritte in der Pankreaschirurgie. Zuckschwerdt, München, p 240
7. Kümmerle F (1977) Die kurative Behandlung des Pankreaskarzinoms. Therapiewoche 27:5010–5016
8. Lea MS, Stahlgren LH (1987) Is resection appropriate for adenocarcinoma of the pancreas? A cost-benefit analysis. Am J Surg 154:651–654
9. Longmire WP Jr (1984) The vicissitudes of pancreatic surgery. Am J Surg 147:17–24
10. Moore GE, Sako Y, Thomas LB (1951) Radical pancreatoduodenectomy with resection and reanastomosis of the superior mesenteric vein. Surgery 30:550–553
11. Rockey EW (1943) Total pancreatectomy for carcinoma. Case report. Ann Surg 118:603–611

Palliative chirurgische Verfahren beim Pankreaskarzinom

E. KERN [1]

M. Trede hat einen Leitartikel im Br J Surg 1987 [12] überschrieben: "Treatment of pancreatic carcinoma: The surgeons dilemma." Dieses Dilemma betrifft nicht nur die radikale Therapie, die gar zu oft eine nur scheinbar radikale ist, wobei nach wie vor weniger als 25% aller Patienten, bei denen die Diagnose gestellt wird, noch resezierbar sind, sondern ebenso die palliative operative Behandlung. Tabelle 1 zeigt das Krankengut der Würzburger Klinik 1982–1988.

Tabelle 1. Pankreaskarzinome (1982–1988, Chir. Univ.-Klinik Würzburg, n = 174)

Resektionen	72 (41,4%)
Palliative Eingriffe	63 (36,2%)
Explorative Laparotomie	23 (13,2%)
Konservative, symptomatische Therapie	16 (9,2%)

Zu meinem Thema stellen sich verschiedene Fragen; *die erste* ist die nach der Inoperabilität als solcher. Dabei sei davon abgesehen, daß es natürlich einerseits von der persönlichen Erfahrung des Operateurs und andererseits von seinem Temperament abhängt, ob er einen Tumor bei nicht ganz eindeutiger Operabilität reseziert. Jeder auf diesem Gebiet Erfahrene kennt Fälle, wo eine solche Resektion begonnen, aber nicht zu Ende geführt werden konnte, aber auch solche, wo *nicht* reseziert wurde, ein anderer Operateur dann hinterher aber doch noch – scheinbar – radikal reseziert hat. Diese Problematik will ich bewußt außer acht lassen und versuchen, nur die Frage nach der Inoperabilität zu beantworten.

Inoperabel ist ein Tumor m. E. dann, wenn einerseits Nah- und/oder Fernmetastasen makroskopisch oder auch histologisch vorhanden sind *und* lokale Inoperabilität durch Einbruch in die großen Gefäße etc. besteht. Jedes dieser Kriterien allein bedeutet noch nicht unbedingt Inoperabilität: Bei Einbruch in große Gefäße, aber Metastasenfreiheit kann in geeigneten Fällen durchaus der Versuch der Anwendung gefäßchirurgischer Maßnahmen gemacht werden, wie wir dies in Würzburg mehrfach mit Erfolg getan haben (s. Tabellen 2 und 3). Daß bei Metastasierung, aber lokaler Resektabilität die Resektion die beste Palliation darstellen kann, hat Trede selbst betont. Immerhin aber ist eine Duodenopankreatektomie ein so großer und schwerwiegender Eingriff, daß er nur ausnahmsweise einem

[1] Chirurgische Universitätsklinik, Josef-Schneider-Straße 2, D-8700 Würzburg.

M. Trede, H. D. Saeger (Hrsg.)
Aktuelle Pankreaschirurgie

Kranken, bei dem offensichtlich Radikalität nicht zu erzielen ist, zugemutet werden sollte. Denn eine signifikante Erhöhung der Überlebenszeit wird sich aus einem solchen Eingriff nicht ergeben, sondern bestenfalls eine Verbesserung der Lebensqualität.

Die zweite, im Einzelfall oft kontrovers beantwortete Frage ist die, ob allein durch radiologische bzw. bildgebende Verfahren die lokale Inoperabilität eines solchen Tumors bewiesen werden kann. Es gibt Fälle mit ausgedehnter Verdrängung der großen Gefäße und von Nachbarorganen, die trotzdem lokal operabel sind; Trede hat darauf hingewiesen, daß v.a. Zystadenokarzinome hier Ausnahmen darstellen können. Bei einem CT-Befund mit breiter Infiltration der Umgebung, wobei klinisch v.a. auch die persistierenden Rückenschmerzen ins Gewicht fallen oder bei einer Angiographie mit Stenosen der Leberarterie und der V. mesenterica superior, gibt es praktisch keine Chance für eine kurative Resektion. Infolgedessen sollte im Zweifelsfalle immer zur Probelaparotomie geraten werden, durch die dann in situ der Zustand endgültig geklärt werden kann.

Ist der Tumor nicht resezierbar und ist eine Pankreatektomie auch als palliative Maßnahme auszuschließen, so ist *die dritte* Frage die nach der besten Art des palliativen operativen Vorgehens. Unter Berücksichtigung des mir gestellten Themas gehe ich bewußt nicht auf die endoskopischen palliativen Maßnahmen ein, die heute mehr und mehr an Bedeutung gewinnen.

Aus der Weltliteratur geht hervor, daß nach wie vor v.a. im angelsächsischen Sprachraum für einen Bypass am häufigsten die *Gallenblase* verwendet wird.

Übliche Bypassmethoden, in der Reihenfolge der Häufigkeit

1. Cholezystojejunostomie
2. Choledochojejunostomie
3. Hepatikojejunostomie
4. Choledochoduodenostomie
5. Cholezystoduodenostomie

Mir selbst erscheint, wie auch anderen deutschen Kollegen [6], dieses Vorgehen unlogisch: Besteht bei einem solchen Patienten bereits ein Ikterus, so beweist dies, daß der distale Choledochus eingeengt sein muß. Andererseits liegt die Einmündungsstelle des Ductus cysticus in den Hauptgallengang oft recht tief papillenwärts – wer sich bei jeder Cholezystektomie die Mühe einer exakten Präparation der Zystikuseinmündung macht und diese auch durch intraoperative Cholangiographie kontrolliert, weiß, wie oft man über sehr tiefe Einmündungen erstaunt ist. Bei einer solchen kann es aber nur eine Frage kurzer Zeit sein, bis die Tumorwucherung die Zystikuseinmündung erreicht hat. Wenn Ubhi u. Doran [13] berichten, daß bei 66 biliodigestiven Anastomosen unter Benutzung der Gallenblase 42mal wegen Wiederauftreten des Ikterus reinterveniert werden mußte, so ist dies nicht verwunderlich – wobei natürlich viele Patienten sterben, ehe sie dieses Stadium erreichen. Die gleiche Feststellung gilt auch und erst recht für alle Anastomosen mit dem Duodenum – auch dieses wird ja sehr häufig durch das weitere Tumorwachstum stenosiert und ist damit für einen Bypass untauglich.

Tabelle 2. Resezierende Verfahren am Pankreas (Chir. Univ.-Klinik Würzburg, von 1982–Aug. 1988, n=91)

	Totale Pankreatektomie		Subtotale Pankreatektomie		Partielle Pankreatektomie		Gesamt
	Malignom	Benigne Erkrankungen	Malignom	Benigne Erkrankungen	Malignom	Benigne Erkrankungen	
1982					5	2	7
1983			2		2	2	6
1984			2		2		4
1985			3		1	3	7
1986	2		5		15	5	27
1987	4		4	1	13	2	24
1988	2		4		6	4	16
Gesamt	8		20	1	44	18	91

Tabelle 3. Umgehungsoperationen bei malignen Tumoren im oberen Gastrointestinaltrakt (Chirurgische Universitätsklinik Würzburg, 1982–1988)

Operationsart	
Choledochojejunostomie	78
Hepatikojejunostomie	12
Cholezystojejunostomie	3
Choledochoduodenostomie	3
	96
Biliodigestive Anastomose + Gastroenterostomie simultan	12
Biliodigestive Anastomose + Gastroenterostomie zweizeitig	7

An der Würzburger Klinik wurde eine Gallenblasenanastomose unter insgesamt 96 Bypassoperationen nur 3mal angewendet (Tabelle 2), ausschließlich bei Kranken in desolatem Zustand, also mit sehr geringer Lebenserwartung und in hohem Alter – mithin nur, um den Eingriff bei sehr schlechter Prognose klein zu halten. Im gleichen Zeitraum wurden 91 Pankreasresektionen ausgeführt, davon 28 bei Karzinomen (Tabelle 3).

In Mitteleuropa werden sich heute wohl die meisten Operateure der Ansicht von Kümmerle [6] anschließen, wonach die am besten geeignete Anastomosenform die Hepatikojejunostomie End-zu-Seit ist. Dabei bietet eine Y-Anastomose nach Roux nur Vorteile und beansprucht kaum mehr Zeit; hierdurch sind das Eindringen von Speisebrei in die Gallenwege und folglich entzündliche Sekundärkomplikationen am leichtesten vermeidbar.

Die vierte Frage betrifft die Notwendigkeit bzw. Berechtigung einer zusätzlichen Gastroenterostomie. Etwa 15% der Kranken mit alleiniger biliodigestiver Anastomose erleben eine Magenausgangs- und Duodenalstenose durch das weitere Tumorwachstum [2, 8]. Zwar liegt die Letalität des primären Doppeleingriffs nicht höher als die der alleinigen biliodigestiven Anastomose, Komplikationen sind jedoch nicht selten, und zwar in Form von Blutungen, Insuffizienzen und v.a. Entleerungsverzögerungen des Magens. Muß dagegen die Gastroenterostomie als Sekundäreingriff später durchgeführt werden, so liegt auch die Letalität sehr hoch. Nach Beger u. Bittner [1] ist eine Kombination aus biliärem und Magenbypass sinnvoll, wenn das Pankreaskopfkarzinom nicht resezierbar ist, wenn keine Lebermetastasen vorhanden sind, das Alter des Patienten unter 60 Jahren liegt und die Lebenserwartung voraussichtlich mehr als 3 Monate beträgt, v.a. aber, wenn röntgenologisch oder im Operationssitus eine Duodenalstenose bereits nachweisbar ist.

In der Zusammenschau der Weltliteratur benötigen 10–20% der Patienten mit biliodigestiver Anastomose auch eine Gastroenterostomie. In der Glasgow-Studie waren 13% der Kranken betroffen; d.h., daß bei mindestens 80% der Patienten mit nicht resezierbarem Pankreaskopfkarzinom eine gleichzeitige Gastroenterostomie unnötig ist. Es ergibt sich aber, wie die Glasgow-Studie weiter zeigt, kein Nachteil, wenn *beide* Prinzipien angewandt werden. Die Letalitätsrate der palliativen Chirurgie lag bei 26%, wobei die Gastroenterostomie keine signifikante Erhöhung der Letalitätsrate bewirkte. Der Krankenhausaufenthalt beträgt beim biliodigestiven Bypass 20±7 Tage gegenüber 20±6,5 Tage beim biliodigestiven und gastroenterischen Bypass in der Glasgow-Studie [7]. Die postoperative Überlebensdauer wird von diesen Maßnahmen nicht beeinflußt. Im übrigen differieren die Angaben der einzelnen Statistiken ganz außerordentlich: Während bei Kümmerle u. Rückert [6] weniger als 1% (3 von 538 Fällen) eine Gastroenterostomie nach biliärem Bypass benötigten, waren es bei Wolff u. Lippert [14] 30%, wobei die letzteren argumentierten, daß neben der mechanischen Obstruktion des Duodenum oft auch eine erhebliche funktionelle Störung zu beobachten sei.

Die fünfte Frage ist die nach den Konsequenzen eines präoperativ bestehenden schweren Ikterus. Liegt die Bilirubinkonzentration über 20 mg%, so steigen Operationsletalität und postoperative Komplikationsrate signifikant an. Es ist daher zu diskutieren, ob nicht in solchen Fällen eine perkutan-transhepatische Drainage (PTCD) oder die transtumorale Intubation mit Pigtailkathetern diese Risiken senken könnte. Bei länger dauerndem Verschlußikterus verursacht die toxische Wirkung von Bilirubin und Gallensalzen häufiger eine Niereninsuffizienz, außerdem besteht wegen der Blutgerinnungsstörung ein erhöhtes Blutungsrisiko. Die Frage nach dem Nutzen der genannten Verfahren kann heute noch nicht endgültig beantwortet werden. Nakayama et al. [8b] beobachteten beim zweizeitigen Vorgehen mit vorgeschalteter Dekompression der Gallenwege durch PTCD eine Senkung der Operationsletalität von 28,3 auf 8,2%. Penning konnte die Komplikationsrate von 56 auf 28% senken. Ähnliches geht aus den Statistiken von Kümmerle u. Rückert [6] hervor, die die Mortalitätsrate nach PTCD von 23 auf 12% erniedrigen konnten. Moosa [8a], Beger u. Bittner [1] stellen die Indikation zur präoperativen Dekompression der Gallenwege bei

1. Serumbilirubin >20 mg%,
2. Patienten, die wegen einer Zweitkrankheit noch behandelt werden müssen,
3. Patienten, die der präoperativen parenteralen Hyperalimentation bedürfen.

McLeod et al. [8] berichten über 35 transtumorale Pigtailkatheterintubationen zwischen 1980 und 1985 mit einer Komplikationsrate von 37% und einer Letalität von 20% bei durchschnittlicher Überlebenszeit von 109 Tagen. Die Ergebnisse sind damit nicht besser als die des operativen palliativen Vorgehens. Ikterus und Pruritus konnten durch die Intubation verbessert werden; das Serumbilirubin und die alkalische Phosphatase erreichten jedoch niemals Normalwerte, wie dies zumindest kurzzeitig durch die biliodigestiven Anastomosenverfahren möglich ist. Die Intubation durch Pigtailkatheter wird deswegen nur dann empfohlen, wenn die Tumoren absolut nicht resezierbar sind und breit in die Umgebung eingebrochen sind, wenn die Durchführung eines chirurgischen Bypassverfahrens unmöglich ist bzw. wenn der Patient eine Operation mit Wahrscheinlichkeit nicht überleben würde.

Extrem radikale Operationsverfahren, wie sie heute in der Chirurgie des Magens unter dem Eindruck der Erfolge der neoadjuvanten und adjuvanten Chemotherapie Standard geworden sind, konnten sich in der Chirurgie des Pankreaskarzinoms bislang nicht durchsetzen, da die Überlebenszeit durch den superradikalen Eingriff statistisch nicht signifikant erhöht werden konnte, gleichzeitig aber erhebliche operative und postoperative Probleme entstanden.

Wegen der Vielzahl der möglichen Metastasierungswege des Pankreaskarzinoms ist es i. allg. nicht möglich, beim fortgeschrittenen Tumor eine R_0-Resektion zu erzielen. Maximalchirurgische Eingriffe wären nur unter gleichzeitiger adjuvanter Therapie vertretbar. In den letzten Jahren gelang es der Arbeitsgruppe um Westphal [13 a] am Freiburger Max-Planck-Institut, Lysolecithin-Analoga zu synthetisieren, die von der normalen Zelle problemlos toleriert werden. Sie zeigen bei systemischer Gabe sehr geringe Nebenwirkungen, jedoch eine ausgeprägte wachstumshemmende und zellzerstörende Wirkung auf Tumorzellen. Unter dem Eindruck einer Substanzklasse, deren potentester Vertreter das ET 18 ist, wurden in diesem Jahr bei 3 sehr fortgeschrittenen Pankreaskarzinomen ohne makroskopisch nachweisbare Lebermetastasierung superradikale Eingriffe mit Resektion des distalen Magens, des Duodenums, des gesamten Pankreas, des Querkolons und des proximalen Dünndarmmesenteriums vorgenommen. Die Patienten sind unter Dauermedikation mit ET 18 nach maximal 3 Monaten rezidiv- und metastasenfrei. Die kurze Nachbeobachtungszeit läßt noch keine Wertung der Maßnahmen zu; möglicherweise aber wird in Kombination mit verschiedenen Verfahren die palliative chirurgische Maximaltherapie eine wirkliche Lebensverlängerung herbeiführen können.

Zusammenfassend kann man feststellen, daß die Voraussetzungen für jede Palliativoperation ungünstig sind und eine Beeinflussung der Lebenszeit kaum zu beobachten ist, so daß es verständlich ist, daß, wenn immer möglich, nichtoperative endoskopische oder perkutane Verfahren vorgezogen werden. Dabei sollte aber niemals der Gesichtspunkt außer acht gelassen werden, daß die Inoperabilität mit letzter Sicherheit oft nur durch eine Probelaparotomie festgestellt werden kann und daß diese daher nach wie vor das Verfahren der Wahl in allen Fällen darstellt, wo nicht *eindeutig* durch die präoperative Diagnostik die Inoperabilität bewiesen ist.

Literatur

1. Beger HG, Bittner R (1985) Operative Therapie beim Pankreaskopfcarcinom. Eine chirurgische Standortbestimmung. Z Gastroenterol 23:240–246
2. Blievernicht SW, Neifeld JP, Terz JJ, Lawrence W (1980) The role of prophylactic gastrojejunostomy for unresectable periampullary carcinoma. Surg Gynecol Obstet 151:794–796
3. Connolly MM, Dawson PJ, Michelasse F, Moossa AR, Lowenstein F (1987) Survival in 1001 patients with carcinoma of the pancreas. Ann Surg 206:366–373
4. Elmslie RG, Slavotinek AH (1972) Surgical objectives in unresected cancer of the head of the pancreas. Br J Surg 59:508–512
5. Hoffmeister AW (1986) Technik und Spätergebnisse palliativer Bypassoperationen bei Pankreascarcinomen. In: Beger HG, Bittner R (Hrsg) Das Pankreascarcinom. Springer, Berlin Heidelberg New York Tokyo
6. Kümmerle F, Rückert K (1986) Role of surgical treatment in pancreatic carcinoma. J Dig Dis 4:33–42
7. La Ferla G, Murray WR (1987) Carcinoma of the head of the pancreas: Bypass surgery in unresectable disease. Br J Surg 74:212–213
8. McLeod GG, Armstrong DN, McL Ross AH, Buist ZA, McLeod B (1986) Management of malignant biliary obstruction by percutaneously introduced biliary endoprostheses. J R Coll Surg Edinb 31:209–213

8a. Moosa AR (1982) Pancreatic cancer approach to diagnosis, selection for surgery and choice of operation. Cancer 50:2689–2698

8b. Nakayama T, Ideda A, Okuda K (1978) Percutaneous transhepatic drainage of the biliary tract. Technique and results in 104 cases. Gastroenterology 74:554–559

9. Sarr MG, Gladen HE, Beart RW, van Heerden JA (1981) Role of gastroenterostomy in patients with unresectable carcinoma of the pancreas. Surg Gynecol Obstet 152:597–600
10. Sonnenfeld T, Nyberg B, Perbeck L (1986) The effect of palliative biliodigestive operations for unresectable pancreatic cancer. Acta Chir Scand [Suppl] 530:47–50
11. Sons HU, Streicher HJ (1987) Ergebnisse nach chirurgischer Behandlung des Pankreascarcinoms. Zentralbl Chir 112:633–641
12. Trede M (1987) Treatment of pancreatic carcinoma: The surgeon's dilemma. Br J Surg 74:79–80
13. Ubhi CS, Doran J (1986) Palliation for carcinoma of pancreas. Ann R Coll Surg 68:159–162

13a. Westphal O (1977) Antitumor effects of bacterial endotoxins (lipopolysaccarides, lipid A) and synthetic lysolecithin analogues. Second procedings of the study week on the role of non specific immunity in the prevention and treatment of cancer. Vatican City Pontificia Acad Sci Scripta Varia 323:1979

14. Wolff H, Lippert H (1987) Das Pankreaskarzinom aus der Sicht des Chirurgen. Zentralbl Chir 112:1–10

Intraoperative Bestrahlung: Palliativ oder adjuvant?

E. BODNER [1] und K. GLASER [1]

Die Idee, intraabdominelle Tumore nach operativer Freilegung einer direkten Strahlenbehandlung zu unterziehen, ist keineswegs neu; solche Überlegungen wurden schon zu Anfang des Jahrhunderts angestellt und auch vereinzelt realisiert [8].

Mit der Entwicklung moderner Bestrahlungsgeräte ist in den 60er Jahren zunächst in Japan das Interesse an der intraoperativen Radiotherapie (IORT) wieder erwacht [1]. In den USA führen inzwischen 27 Institutionen dieses Verfahren durch [4], ab 1984 wurde die Methode zunächst in Spanien und in Österreich [2] und in letzter Zeit auch in Frankreich, Deutschland und Holland aufgegriffen.

Anwendungsbereich und Indikationen

Die zahlenmäßig bisher größten Erfahrungen liegen bei Karzinomen des Magens, der Bauchspeicheldrüse und des Rektums vor; daneben wurden auch Tumore der Gallenwege, urologische Geschwülste, Zervixkarzinome, retroperitoneale Sarkome sowie vereinzelt Bronchus- und Ösophaguskarzinome, Mediastinaltumoren und Geschwülste des Gehirns intraoperativ bestrahlt.

Der Vorteil der Methode liegt in der Möglichkeit, eine maximale Tumordosis bei minimaler Schädigung des dem Tumor benachbarten gesunden Gewebes zu applizieren. Man verwendet in erster Linie schnelle Elektronen eines Linearbeschleunigers, weil durch die Wahl der passenden Elektronenenergie eine optimale Steuerbarkeit der Eindringtiefe der Strahlung mit steilem Dosisabfall nach der Seite und dorsal des Tumors gewährleistet ist.

Das Pankreaskarzinom, dessen chirurgische Behandlungsergebnisse bei den bekannt niedrigen Resektabilitätsraten und der Häufigkeit lokoregionärer Rezidive äußerst unbefriedigend sind, verlangt wie kaum eine andere Geschwulst nach einem multimodalen Therapiekonzept. Dabei ist die klassische Indikation die *palliative* Tumorbestrahlung bei lokal nicht resektablen Tumoren ohne Fernmetastasen. Erst später ist die *adjuvante* IORT als Tumorbettbestrahlung nach Pankreasresektion (Whipple-Operation) mit dem Ziel der Eliminierung eventueller mikroskopischer Geschwulstausläufer hinzugekommen [5].

[1] II. Universitätsklinik für Chirurgie (Vorstand: Prof. Dr. E. Bodner), A-Innsbruck.

M. Trede, H. D. Saeger (Hrsg.)
Aktuelle Pankreaschirurgie

Dieses strategische Konzept wurde von uns insofern modifiziert, als wir Patienten, die nach dem präoperativen Staging für eine IORT in Betracht kommen, von vornherein im Bestrahlungsraum laparotomieren. Nach Freilegung der Geschwulst wird eine Strahlendosis zwischen 15 und 25 Gy auf die Tumorregion derart appliziert, daß das Karzinom und sein regionäres Lymphabflußgebiet in das Bestrahlungsfeld einbezogen sind. Nach Übersiedlung in den Operationstrakt erfolgt entweder die Tumorresektion (adjuvante Bestrahlung) oder es werden die notwendigen palliativ-chirurgischen Maßnahmen vorgenommen (palliative Bestrahlung).

Damit wird nicht nur eine organisatorische Vereinfachung (einmaliger Patiententransport) erreicht, sondern die Strahlenbehandlung geschieht vor jeder gröberen chirurgischen Manipulation am Tumor, was im Hinblick auf eine dadurch bedingte Zellstreuung von Bedeutung ist. In Institutionen, denen bereits ein Linearbeschleuniger im Operationssaal zur Verfügung steht, könnte eine fraktionierte intraoperative Bestrahlung unmittelbar prae und post resectionem durchgeführt werden.

Eigenes Krankengut

Vom Mai 1984–August 1988 wurde bei 56 Patienten die IORT angewandt. In 48 Fällen handelte es sich um ein Pankreas- oder periampulläres Karzinom, wobei 26 dieser Patienten palliativ und 22 adjuvant (Tabelle 1) bestrahlt wurden.

Tabelle 1. IORT: Mai 1984–August 1988 (n = 56)

Pankreas- und periampulläre Karzinome	48
Lokalrezidive nach Whipple-Operation	3
Rektumkarzinome	3
Ösophaguskarzinom	1
Ewing-Sarkom	1

In 3 weiteren Fällen erfolgte die IORT wegen eines lokoregionären Rezidivs eines Pankreaskarzinoms, welches bei 2 Patienten im Anschluß an die Strahlenbehandlung exstirpiert werden konnte. Die Möglichkeit der zumindest palliativ durchführbaren IORT erleichtert dem Chirurgen die Entscheidung zur Reoperation.

Ergebnisse

2 Patienten sind perioperativ verstorben, je einmal nach palliativer bzw. adjuvanter Bestrahlung. Die Todesursache (kardiopulmonal, Leberversagen) war in bei-

den Fällen ohne direkten Zusammenhang mit der IORT. Während bei den Patienten mit Whipple-Operation auch keine Erhöhung der Rate nichtletaler Komplikationen nachweisbar ist, fanden wir bei palliativer Bestrahlung in 4 Fällen IORT-spezifische Spätstörungen (Duodenalstenose, Duodenalblutung). Von den palliativ therapierten Patienten lebten 2 über 3 Jahre, bis sie schließlich an der Tumorprogredienz verstarben. Von den adjuvant behandelten Patienten sind 12 zwischenzeitlich gestorben, 10 Patienten leben seit 18–3 Monaten nach der Operation, 8 davon ohne Rezidivhinweis. Eine statistische Aussage zur Überlebenszeit ist derzeit noch nicht möglich.

Beurteilung

Beim 2. Internationalen IORT-Symposium im September 1988 in Innsbruck wurde versucht, anhand der Erfahrungen, die bisher weltweit vorliegen, die Leistungsfähigkeit dieser Methode zu beurteilen. Es scheint festzustehen, daß durch die IORT keine unmittelbaren Schäden in der postoperativen Frühphase gesetzt werden. Wohl aber ist bei palliativer IORT mit bis zu 20% therapiespezifischen Spätkomplikationen (Blutungen, Duodenalulzera und -stenosen) zu rechnen. Daher wird in solchen Fällen die generelle Anlegung einer Gastroenterostomie und die postoperative Langzeitverabreichung von H_2-Rezeptorantagonisten empfohlen.

Die erzielbare lokale Kontrolle des Tumorwachstums liegt bei palliativer Bestrahlung um 70% [3], wobei eine Kombinationsbehandlung mit postoperativer externer Bestrahlung oder mit Chemotherapie die Ergebnisse zu verbessern vermag. Eine günstige Beeinflussung tumorbedingter Schmerzen kann in 80% der Fälle erreicht werden [6].

Die bisherigen Erfahrungen betreffen vorwiegend Phase-I- und -II-Studien, nur wenige kontrollierte prospektive Untersuchungen liegen derzeit vor. Demnach beträgt bei palliativer Bestrahlung die mediane Überlebenszeit mit 8,7 Monaten zwar nur wenig mehr als die der Kontrollgruppe (8,1 Monate) [7], sie liegt aber bei 12 Monaten, wenn die IORT mit einer externen Strahlenbehandlung kombiniert wird. In Kombination mit Chemotherapie wird eine mediane Überlebenszeit von 13 Monaten erreicht [9].

Bei adjuvanter IORT steht eine mediane Überlebenszeit von 18,4 Monaten einer von 12,3 Monaten in der Standardtherapiegruppe (Whipple-Operation ohne IORT) gegenüber [7].

Zusammenfassung

Die intraoperative Strahlentherapie kann beim Pankreaskarzinom, insbesondere in adjuvanter Anwendung, ohne Zunahme der postoperativen Komplikationsrate angewendet werden. Sie sollte unbedingt mit einer externen fraktionierten

Strahlenbehandlung bzw. Chemotherapie kombiniert werden. Ihre symptomatische Wirksamkeit hinsichtlich Schmerzbeeinflussung scheint erwiesen zu sein, eine erzielbare Lebensverlängerung ist durchaus realistisch, Erwartungen hinsichtlich kurativer Auswirkungen haben sich bisher noch nicht erfüllt. Man hofft, zum 3. Internationalen IORT-Symposium 1990 in Kyoto anhand eines größeren, in kontrollierten Studien untersuchten Materials genauere Kenntnisse zu erhalten.

Literatur

1. Abe M, Takahashi M (1981) Intraoperative radiotherapy: The Japanese experience. Int J Radiat Oncol Biol Phys 7:863–868
2. Bodner E, Glaser K et al. (1986) Intraoperative Strahlenbehandlung beim Pankreaskarzinom. Erste klinische Erfahrungen. Dtsch Med Wochenschr 23:892–896
3. Calvo F (in press) Second International Symposium on IORT, Innsbruck, Sept. 11–13, 1988, Abstracts. Strahlentherapie
4. Hanks G (in press) Second International Symposium on IORT, Innsbruck, Sept. 11–13, 1988, Abstracts. Strahlentherapie
5. Hiraoka T, Watanabe E et al. (1984) Intraoperative irradiation combined with radical resection for cancer of the head of the pancreas. World J Surg 8:766–771
6. Nakano M (in press) Second International Symposium on IORT, Innsbruck, Sept. 11–13, 1988, Abstracts. Strahlentherapie
7. Sindelar WF (in press) Second International Symposium on IORT, Innsbruck, Sept. 11–13, 1988, Abstracts. Strahlentherapie
8. Werner R, Caan A (1911) Über die Vorlagerung intraabdomineller Organe zur Röntgenbestrahlung. Münchner Med Wochenschr 58
9. Willet CG, Warshaw AL (in press) Second International Symposium on IORT, Innsbruck, Sept. 11–13, 1988, Abstracts. Strahlentherapie

Bedeutung des Gradings für die chirurgische Strategie beim Pankreaskarzinom

H.-D. RÖHER [1], H. BECKER [1], H. KERN [2], F. BORCHARD [3] und J.W. HEISE [1]

Die Diskussion über Art und Ausmaß der chirurgischen Therapie des Pankreaskarzinoms ist bis heute kontrovers, nicht zuletzt aufgrund einer Fünfjahresüberlebensrate von sicher unter 5%. Gesucht werden Entscheidungshilfen, um die Patienten auszuwählen, die von risikobelasteten Resektionseingriffen tatsächlich profitieren.

Bei anderen Organkarzinomen gibt es unstrittige Erkenntnisse, daß der Grad histologischer Differenzierung, besser Entdifferenzierung, entscheidenden Einfluß auf die Prognose hat. Hieraus resultierten histomorphologisch orientierte Behandlungsstrategien. Beispiele sind die chirurgische Therapie von papillären, follikulären und anaplastischen Schilddrüsenkarzinomen oder die Eingriffsplanung der verschiedenen Lungenkarzinome. In beiden Fällen hat die Art oder der Grad der histologischen Differenzierung entscheidenden Einfluß auf Art und Ausmaß einer Behandlung.

75–95% aller Pankreaskarzinome sind duktale Adenokarzinome, die sich jedoch durch ihren Differenzierungsgrad individuell erheblich unterscheiden. Während Cubilla u. Fitzgerald [1] eine Korrelation von Differenzierungsgrad und Prognose fanden, zeigten Kern et al. [3] verlängerte Überlebenszeiten bei Patienten mit hochdifferenzierten Pankreaskarzinomen. Anhand von 2 unabhängig voneinander behandelten Patientenkollektiven soll im folgenden der Einfluß des histologischen Differenzierungsgrades von Pankreaskarzinomen auf die Prognose untersucht werden, unter besonderer Berücksichtigung einer korrekten Stadieneinteilung.

Patientenkollektiv 1980–1985

Vom Januar 1980 bis Dezember 1985 wurden an der chirurgischen Universitätsklinik Marburg 56 Patienten mit einem Karzinom des exokrinen Pankreas operativ behandelt. Dabei handelte es sich in 45 Fällen (80,4%) um Kopf-, in 11 Fällen (19,6%) um Korpus-/Schwanztumoren. Eine Resektion erfolgte bei 20 Patienten (35,7%), davon waren 17 Whipple-Operationen und 3 Linksresektionen. 28 Tu-

[1] Chirurgische Klinik und Poliklinik, Abteilung für Allgemeine- und Unfallchirurgie (Leiter: Prof. Dr. H.-D. Röher), D-4000 Düsseldorf 1.
[2] Institut für Anatomie- und Zellbiologie, Robert-Koch-Str. 5, D-3550 Marburg.
[3] Zentrum für Pathologie und Biophysik, Pathologisches Institut, D-4000 Düsseldorf 1.

M. Trede, H. D. Saeger (Hrsg.)
Aktuelle Pankreaschirurgie

moren (50%) wurden durch Bypassverfahren palliativ behandelt, 8 Patienten (14,3%) lediglich probelaparotomiert. Die Krankenhausletalität für resezierte Patienten lag bei 3/20 (15%), für solche mit biliodigestiver Anastomose und/oder Gastroenteroanastomose bei 8/28 (28,6%).

In 28 Fällen stand Tumorgewebe zur histologischen Untersuchung inklusive Elektronenmikroskopie zur Verfügung. Dabei wurden die Differenzierungsgrade G1 bis G3 sowohl nach histomorphologischen Kriterien als auch nach ultrastrukturellen Gesichtspunkten festgelegt. Als überwiegend hochdifferenziert (G1) wurden Pankreaskarzinome mit großlumiger Drüsenstruktur, polarisiertem Zellaufbau und gut entwickeltem rauhem endoplasmatischem Retikulum angesehen. Merkmale der Entdifferenzierung (G3) waren nur noch angedeutete oder fehlende Drüsenstruktur bzw. fehlende Basalmembran oder Nichtvorhandensein von Muzingranula (Tabelle 1).

11 von 28 Patienten mit hochdifferenziertem Karzinom (G1) wiesen mit 17,7 Monaten eine deutlich längere mittlere Überlebenszeit auf im Vergleich zu 9 G2-Patienten mit 4,9 und 8 G3-Patienten mit 4,8 Monaten (Abb. 1). Bei den resezierten Patienten betrug die Überlebensrate 35% nach 1 Jahr und 23% nach 2 Jahren.

Tabelle 1. Einteilung des histologischen Gradings von Pankreaskarzinomen. (Nach [2])

Strukturelle Kriterien	
G1	– Überwiegend hochdifferenzierte, großlumige Drüsenstrukturen
G2	– Ungleichmäßig differenzierte groß- und kleinlumige Drüsenstrukturen
G3	– Nur noch angedeutete oder fehlende Drüsenstruktur
Ultrastrukturelle Kriterien	
G1	– Polarisierter Zellaufbau, gut entwickeltes rauhes endoplasmatisches Retikulum
G2	– Variierende Ausbildung von Polarität und rauhem endoplasmatischem Retikulum
G3	– Fehlende Basalmembran, Zellpolarisierung und Muzingranula

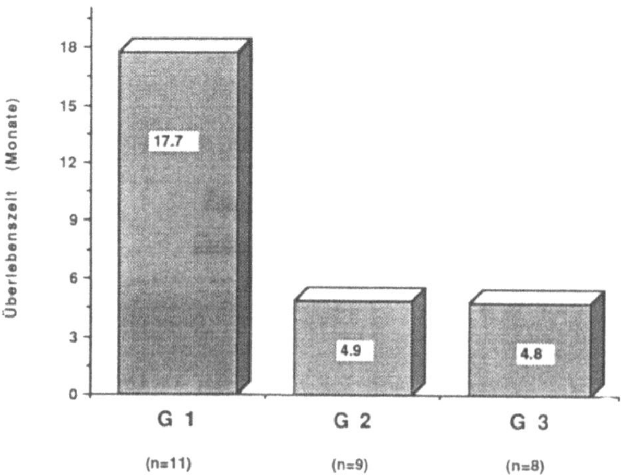

Abb. 1. Mittlere Überlebenszeit der 3 verschiedenen Gradings nach Kern [2] von 28 Patienten des Marburger Patientenkollektives

Patientenkollektiv 1985–1988

Von April 1986 bis Mai 1988 wurden an der chirurgischen Universitätsklinik Düsseldorf 58 Patienten mit einem Pankreaskarzinom laparotomiert. Ausgeschlossen wurden Papillen- bzw. distale Choledochuskarzinome, deren Prognose besonders im Resektionsfall eindeutig günstiger einzuschätzen ist. Die Gesamtresektionsquote lag mit 26/58 Fällen bei 44,8%, wobei 22 von 46 Kopfkarzinomen (47,8%) und 4 von 12 Korpus-Schwanzkarzinomen (33,3%) reseziert wurden. 16 Resektionen wurden mit grundsätzlich kurativer Intention mit Choledochojejunostomie, Gastrojejunostomie oder Kombination beider palliativ operiert. In 5 Fällen (8,6%) wurde lediglich probelaparotomiert (Tabelle 2).

Die Klinikletalität betrug 2 von 26 (7,7%) im Resektionsfall. Beides waren Patienten im fortgeschrittenen Krankheitsstadium IV. Im Falle primär kurativ angesehener Resektionen verstarb keiner von 16 Patienten. 4 von 27 Patienten mit Bypassverfahren und 2 von 5 nur Probelaparatomierten verstarben innerhalb von 30 Tagen postoperativ.

Das histologische Tumorgrading erfolgte in diesem Kollektiv basierend auf der UICC-Klassifizierung von 1987, die zwischen hochdifferenzierten (G 1), mäßiggradig differenzierten (G 2), gering differenzierten (G 3) und entdifferenzierten (G 4) Tumoren unterscheiden (Tabelle 3). Dabei sind zuerst strukturelle Kriterien wie vorhandene (G 1) und gänzlich fehlende (G 4) Drüsengänge maßgebend, jedoch auch zytologische Konstellationen wie Ausrichtung der Zellkerne oder Kern-/Plasma-Relation. Elektronenmikroskopische Unterstützung ist dabei nicht gefordert.

Als zuverlässigster Parameter des Einflusses des jeweiligen Behandlungsprinzips oder histologischen Differenzierungsgrades wurde die Überlebenszeit berechnet. Bei dem aktuellen Krankengut erfolgte dies durch Kalkulation des kumulativen Überlebens nach Cutler u. Ederer [2].

Beim Vergleich der Überlebenskurven resezierter und nicht resezierter Patienten, unabhängig vom Tumorstadium, ergab sich ein signifikant besserer Verlauf für die erstgenannte Gruppe mit 69% Überleben nach 6 Monaten und 48% nach 1 Jahr, verglichen mit 40% und 14% palliativ operierter Patienten. Keiner der probelaparotomierten Patienten (Stadium IV) überlebte 3 Monate.

Zwischen Tumorstadium und histologischem Grading fand sich keine Korrelation. So hatten beide Patienten mit hochdifferenzierten Tumoren bereits posi-

Tabelle 2. Chirurgisches Vorgehen beim Pankreaskarzinom (n = 58) (Universität Düsseldorf 4/1986–5/1988)

	Behandlungsverfahren	Letalität
Resektion	26/58 (44,8%)	2/26 (7,7%)
Kurative Intention	16/26 (61,5%)	0/16 (0%)
Palliativ	10/26 (38,5%)	2/10 (20,0%)
Bypass	27/58 (46,6%)	4/27 (14,8%)
Probelaparotomie	5/58 (8,6%)	2/ 5 (40,0%)

Tabelle 3. Einteilung des histologischen Gradings von Pankreaskarzinomen (UICC 1987)

Strukturelle Kriterien

G1 = Hochdifferenziert:
Kaum verzweigte, gleichförmige Drüsen mit regelmäßigem Epithel

G2 = Mäßig differenziert:
Stärker verzweigte Drüsenkomplexe, Epithelknospung

G3 = Gering differenziert:
Verlust der Lumenbildung mit soliden Epithelverbänden

G4 = Entdifferenziert:
Vollständiger Verlust der Zellkohärenz mit diffusem Wachstum

Zytologische Kriterien

- Polare Kernanordnung
- Aneuploidie mit Kernvergrößerung, Anisonukleose und Hyperchromasie
- Zytoplasmatische Reifung (Schleimbildung)
- Proliferationsgrad (Mitosehäufigkeit)

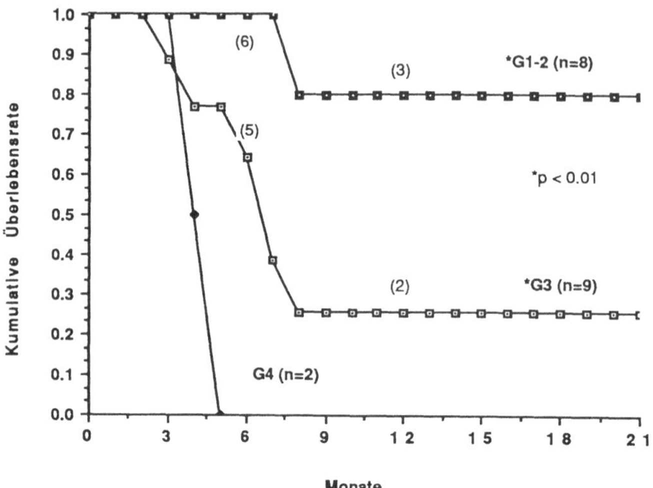

Abb. 2. Kumulative Überlebenskurven von Stadium-III-Patienten, aufgeschlüsselt in hoch bis mäßig differenzierte (G1–2), gering differenzierte (G3) und entdifferenzierte Karzinome

tive Lymphknoten (Stadium III), während in weit über der Hälfte aller Stadium-IV-Fälle ein zumindest mäßiggradig differenziertes Karzinom vorlag.

Stadienunabhängig bestand kein Unterschied im kumulativen Überleben zwischen G2, G3 oder G4. Bemerkenswert, daß einer der beiden Patienten mit hochdifferenziertem G1-Tumor (Stadium III) knapp 2 Jahre nach biliodigestiver Anastomose und Gastroenteroanastomose in vergleichsweise sehr gutem Allgemeinzustand noch lebt.

Im Falle positiver Lymphknoten, aber fehlender Fernmetastasen (Stadium III), findet sich eine signifikant bessere kumulative Überlebensrate der mäßig gegenüber den geringdifferenzierten Karzinomen (Abb. 2). Dagegen ist dies für Patienten mit Fernmetastasen (Stadium IV) nicht mehr gültig.

Diskussion

Im Gegensatz zur Meinung anderer Autoren erscheint uns heute die stadiengerechte Resektion von Pankreaskarzinomen aufgrund verlängerter Überlebenszeiten und besserer Überlebensqualität gerechtfertigt (Tabelle 4). Während Stadium-I-Patienten mit kurativem Anspruch reseziert werden sollten, ist auch die palliative Resektion im fortgeschrittenem Primärtumorstadium (Stadium II) oder bei positiven Lymphknoten (Stadium III) sinnvoll. Im Falle vorliegender Fernmetastasen sollte keine Resektion erfolgen, sie ist dann nur durch technischen Zugzwang zu begründen.

Tabelle 4. Stadienorientierte chirurgische Behandlungsstrategie für das Pankreaskarzinom (Universität Düsseldorf)

Stadium I	Resektion mit kurativer Absicht
Stadium II	Palliative Resektion, wenn technisch möglich, bei adäquatem Allgemeinzustand
Stadium III	Chirurgisches Vorgehen unabhängig von positiven Lymphknoten
Stadium IV	Keine Resektion! Vermeidung der explorativen Laparotomie

Die Rolle des histologischen Tumorgradings in der chirurgischen Verfahrenswahl ist augenblicklich begrenzt. Eine Korrelation zwischen Entdifferenzierungs- und Ausbreitungsgrad von Pankreaskarzinomen hat sich in der vorliegenden Untersuchung nicht gefunden. Das heißt, auch hochdifferenzierte Karzinome können zum Zeitpunkt der Diagnose schon metastasiert haben. Hinweise auf eine prognostische Relevanz des Tumorgradings bietet eine z. T. deutlich längere Überlebenszeit hochdifferenzierter Tumoren in beiden untersuchten Patientenkollektiven. In die gleiche Richtung, nämlich der biologisch gutartigeren, besser differenzierten Tumoren weisen die günstigeren Verläufe der G 2- gegenüber den G 3-klassifizierten Stadium-III-Patienten. Hat das Malignom bereits Fernmetastasen gesetzt, erscheint der Differenzierungsgrad prognostisch irrelevant.

Der Nutzen des Tumorgradings für die chirurgische Therapieentscheidung wird augenblicklich bzw. grundsätzlich durch 2 Faktoren eingeschränkt. Einmal ergeben sich für den Pathologen Schwierigkeiten bei der Beurteilung des Gradings in technisch nicht optimalen Gefrierschnellschnitten. Zum anderen begrenzt die zu vermutende Heterogenität des Differenzierungsgrades in verschiedenen Tumorarealen die repräsentative Aussagekraft von Probebiopsien. Für fundierte Aussagen bedarf es zukünftig einer großen Zahl prospektiv erfaßter und nach einheitlichen Richtlinien klassifizierter Fälle. Dann könnte intra- oder auch präoperatives Tumorgrading beim Pankreaskarzinom eine wertvolle Entscheidungshilfe für den Chirurgen sein.

Literatur

1. Cubilla AL, Fitzgerald PJ (1984) Tumors of the exocrine pancreas (Atlas of tumor pathology). Armed Forced Institute of Pathology, Washington D.C.
2. Cutler SJ, Ederer F (1958) Maximum utilization of the life table method in analyzing survival. J Chron Dis 8:699
3. Kern E, Röher HD, Bülow M von, Klöppel G (1987) Fine structure of the three major grades of malignancy of the human pancreatic adenocarcinoma. Pancreas 2:2

Beeinflußt der Lymphknotenstatus die Prognose beim kurativ resezierten duktalen Pankreaskopf- bzw. Papillenkarzinom?

J. D. Roder [1], L. Seebauer [1], A. Ungeheuer [1], J. Lange [1] und J. R. Siewert [1]

Die Frage nach dem prognostischen Einfluß des Lymphknotenstatus eines resezierten gastrointestinalen Tumors ist stets mit der Frage nach dem Nutzen der Lymphadenektomie verbunden.

Nach der grundlegenden Arbeit von Miles [6] im Jahre 1910 konnte gezeigt werden, daß sich durch die Lymphadenektomie beim Rektumkarzinom eine deutliche Verbesserung der Prognose ergibt. Die Lymphadenektomie bietet sich gerade beim Kolon, v.a. durch das anatomisch klar definierte Lymphabflußgebiet einheitlich entlang der Gefäße, ohne großen präparatorischen Aufwand an. Was leistet die Lymphadenektomie bei anderen gastrointestinalen Tumoren? Beim Magenkarzinom konnte aufgrund der Arbeiten der Japanese Research Society for Gastric Cancer [5] die Praktikabilität und der Nutzen einer sorgfältigen Lymphadenektomie aufgezeigt werden. Noch nicht geklärt ist diese Frage für das Ösophagus- und Pankreaskarzinom. In der vorliegenden Arbeit wurde versucht, den prognostischen Stellenwert des Lymphknotenbefalls beim duktalen Pankreaskopf- bzw. Papillenkarzinom am eigenen Krankengut zu bestimmen.

Patientengut und Methode

Zwischen 1982 und 1987 wurden an unserer Klinik 53 Resektionen vorgenommen. Bei 30 Patienten lag ein Pankreaskopfkarzinom, bei 23 Patienten ein Papillenkarzinom vor. In 63 Fällen war nur eine palliative Operation mit biliodigestiver Anastomose mit oder ohne Gastroenterostomie möglich. Betroffen waren 24 Frauen und 29 Männer. Das Durchschnittsalter betrug 63,2 Jahre (29–81 Jahre). Das Resektionsausmaß entsprach überwiegend der subtotalen Duodenopankreatektomie, bei 2 Patienten mußte eine totale Pankreatektomie „de necessité" vorgenommen werden. Die Resektate wurden entsprechend der aktuellen UICC-Klassifikation reklassifiziert (s. Tabelle 1). Beim Pankreaskarzinom lag bei mehr als 90% der Patienten ein T_2-Tumor vor, positive Lymphknoten fanden sich bei 63,3% der Patienten. Beim Papillenkarzinom wiesen nur 34,8% der Patienten befallene Lymphknoten auf. Die Anzahl der entnommenen Lymphknoten pro Patient lag während des gesamten Beobachtungszeitraumes bei 23. Während zwischen 1982 und 1986 im Mittel nur 19,4 Lymphknoten/Patient entnommen

[1] Chirurgische Klinik und Poliklinik (Direktor: Prof. Dr. J. R. Siewert), Technische Universität München, Klinikum rechts der Isar, Ismaningerstr. 22, D-8000 München 80.

M. Trede, H. D. Saeger (Hrsg.)
Aktuelle Pankreaschirurgie

Tabelle 1. TNM-Klassifikation (UICC 1987)

	Duktales Pankreas-kopfkarzinom (n = 30)	Papillen-karzinom (n = 23)
T_1N_0	1	6
T_2N_0	10	7
T_3N_0	0	2
T_1N_1	0	0
T_2N_1	18	4
T_3N_1	1	4

Tabelle 2. Literaturübersicht der längerfristig überlebenden Patienten nach Resektion eines Pankreaskarzinoms (> 24 Monate)

	n	LK positiv
van Heerden 1984 [2]	21	8 (38%)
Tsuchiya et al. 1987 [9]	35	13 (37%)
Connolly et al. 1987 [1]	6	3 (50%)
Ishikawa et al. 1988 [4]	4	0 (0%)
Ishikawa et al. 1988 [4]	7	4 (57%)[a]
TU München 1988	9	3 (33%)

[a] Erweiterte Lymphadenektomie (1981–1983)

wurden, steigerte sich die Anzahl 1987, seitdem die erweiterte Lymphadenektomie vorgenommen wird, auf 32. Die kumulative Überlebenszeit wurde für alle Patienten nach der Methode von Kaplan-Meier berechnet und mittels Log-rank-Test miteinander verglichen.

Ergebnisse

Innerhalb der ersten 30 postoperativen Tage verloren wir keinen Patienten. Die Kliniketalität betrug 3,8% (n = 2). Die mediane Überlebenszeit der palliativ behandelten Patienten lag bei 7 Monaten. Die kumulative Dreijahresüberlebenszeit war mit 53,6% beim Papillenkarzinom statistisch signifikant, gegenüber 17,7% beim Pankreaskarzinom erhöht (Abb. 1). Erstaunlicherweise hatte der Lymphknotenstatus für das Pankreaskarzinom keinen Einfluß auf die Prognose. Eine

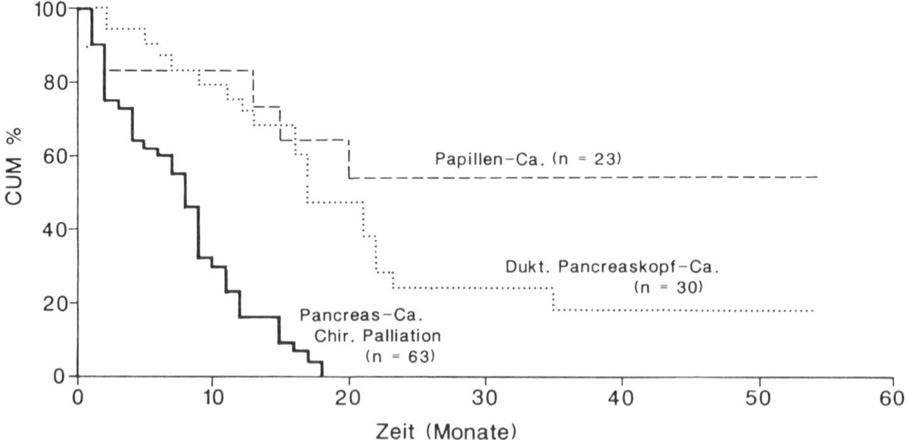

Abb. 1. Kumulative Überlebenszeit nach Resektion beim Pankreas- und Papillenkarzinom (1982–1987)

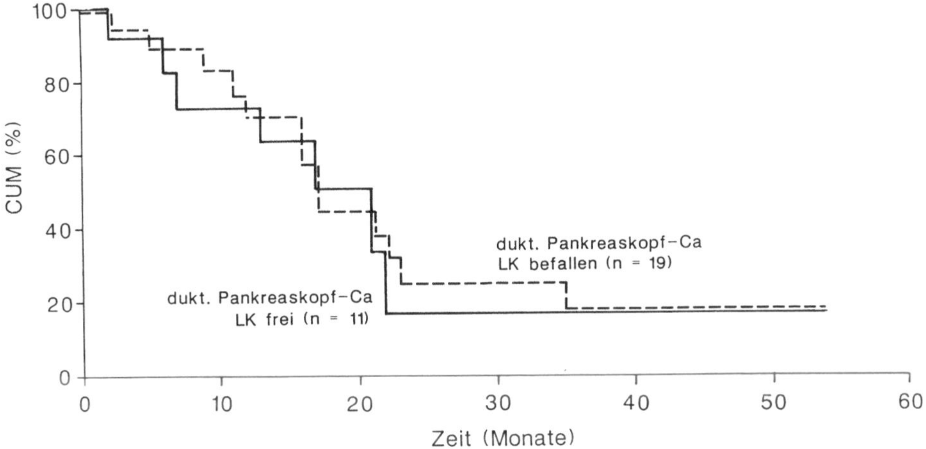

Abb. 2. Prognostischer Einfluß des Lymphknotenstatus beim resezierten duktalen Pankreaskopfkarzinom

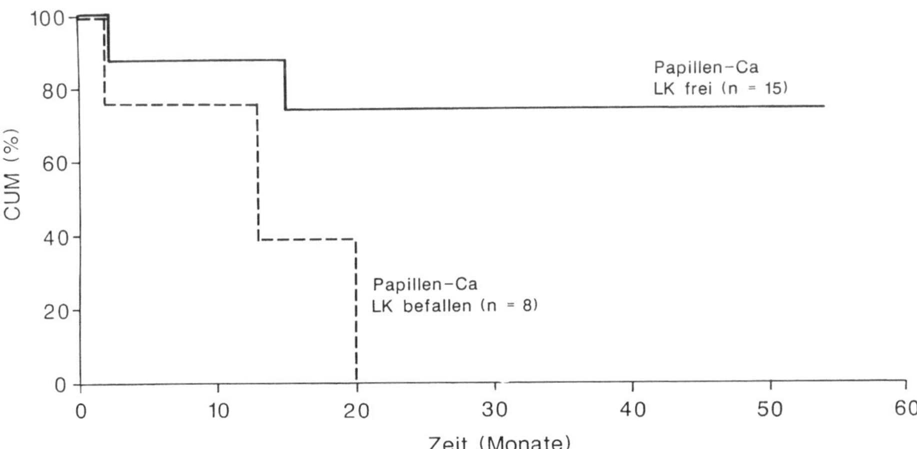

Abb. 3. Prognostischer Einfluß des Lymphknotenstatus nach Resektion beim Papillenkarzinom

statistisch signifikant schlechtere Prognose wiesen hingegen Patienten mit befallenem Lymphknoten beim Papillenkarzinom auf (Abb. 2 und 3). Die Lokalrezidivrate betrug beim Pankreaskarzinom ca. 50% (T_xN_0: 54,5%; T_xN_1: 47,3%). Von 9 Patienten, die länger als 24 Monate überlebten, wiesen 3 Patienten zum Operationszeitpunkt befallene Lymphknoten auf.

Diskussion

Die Frage nach dem prognostischen Stellenwert des Lymphknotenstatus beim Pankreaskarzinom wird in der Literatur kontrovers diskutiert. Während Tsuchiya et al. [9] zeigen konnten, daß die Überlebensrate bei befallenen Lymphknoten der ersten und v. a. der zweiten Station signifikant abfällt, fand van Heerden [2] ebenso wie wir keine Beeinflussung der Prognose durch den Lymphknotenstatus. Erstaunlicherweise finden sich in der Literatur in zahlreichen Publikationen Hinweise [1, 2, 4, 9], daß etwa ⅓ der Langzeitüberleber positive Lymphknoten im Resektat aufwiesen (Tabelle 2). Die Ursache für diese teilweise widersprüchlichen Angaben sind unserer Meinung nach in der Entwicklungsgeschichte des Pankreas zu sehen. Durch die Entwicklung aus einer dorsalen und ventralen epithelialen Knospe des Vorderdarmes bestehen breite Verbindungen des Lymphabflußweges zu benachbarten Organen und zum Retroperitoneum [7]. Vor allem die ventrale Anlage weist enge Verbindungen zum Leberhilus auf [3]. Hinzu kommt, daß die Lymphbahnen des Pankreas keine Klappen besitzen und somit ein gerichteter zentripetaler Lymphstrom nicht existent ist [3]. Außerdem finden sich Hinweise, daß die Tumorzellausbreitung gerade beim Pankreaskarzinom in erheblichem Ausmaß über befallene Perineuralscheiden erfolgt [4]. Unter diesem Aspekt ist die Beobachtung von Nagai et al. [8] zu verstehen, der bei 50% kleiner Pankreaskarzinome (<1 cm) paraaortale Lymphknoten nachweisen konnte.

Trotz dieser eher desillusionierenden Tatsachen sollte der Nutzen der systematischen Lymphadenektomie weiter evaluiert werden. In einer kürzlich erschienenen restrospektiven Analyse [4] wurden die Ergebnisse der erweiterten Lymphadenektomie mit der regionalen Lymphadenektomie verglichen. Es konnte gezeigt werden, daß sowohl die kumulative Dreijahresüberlebenszeit als auch die Rate der längerfristig überlebenden Patienten mit Lymphknotenbefall durch die erweiterte Lymphadenektomie signifikant verbessert wird. Vor allem kleine Pankreastumoren mit Befall der ersten Lymphknotenstationen können von der erweiterten Lymphadenektomie durch Senkung der Lokalrezidivrate profitieren [4].

Da die exakte Tumorausdehnung häufig erst postoperativ bei der endgültigen pathologisch-anatomischen Aufarbeitung des Präparates klar wird, sollte die subtotale Duodenopankreatektomie mit systematischer Lymphknotendissektion mit breiter Indikation ausgeführt werden, um kleine, prognostisch relativ günstige Pankreaskarzinome zu erfassen. Die systematische Lymphadenektomie ist auf jeden Fall die Voraussetzung für kontrollierte Studien zur operativen bzw. adjuvanten (intra- und postoperativen Bestrahlung, Chemotherapie) Behandlung des Pankreas- und Papillenkarzinoms.

Literatur

1. Connolly MM, Dawson PJ, Michelassi F, Moossa AR, Lowenstein F (1987) Survival in 1001 patients with carcinoma of the pancreas. Ann Surg 3/206:366–373
2. Heerden JA van (1984) Pancreatic resection for carcinoma of the pancreas: Whipple versus total pancreatectomy. An institutional perspective. World J Surg 8:880–888
3. Hofmann E (1984) Chirurgische Anatomie des Pankreas. In: Gebhardt C (Hrsg) Chirurgie des exokrinen Pankreas. Thieme, Stuttgart New York
4. Ishikawa O, Ohhigashi H, Sasaki Y, Kabuto T, Fukuda J, Furukawa H, Imaoka S, Iwanaga T (1988) Practical usefulness of lymphatic and connective tissue clearance for the carcinoma of the pancreas head. Ann Surg 2/208:215–220

5. Japanese Research Society for Gastric Cancer (1981) The general rules for the gastric cancer study in surgery and pathology. Jpn J Surg 11:127–139
6. Miles WE (1910) The radical abdomino-perineal operation for cancer of the rectum and the pelvic colon. Br Med J 2:941
7. Moore KL (1985) Embryologie. Schattauer, Stuttgart New York
8. Nagai H, Kuroda A, Morioka Y (1986) Lymphatic and local spread of T_1 and T_2 pancreatic cancer. Ann Surg 1/204:65–71
9. Tsuchiya R, Harada N, Miyamoto T, Tsunoda T, Noda T (1987) Importance of lymph node dissection in pancreatic cancer surgery. In: Gall FP, Gebhardt C, Groitl H (Hrsg) Fortschritt in der Pankreaschirurgie. Zuckschwerdt, München Bern Wien San Francisco

Das Pankreaskarzinom – Risiko und Nutzen der Resektion

R. BITTNER [1], P. DOPFER [1], F. SAFI [1], R. ROSCHER [1], E. SCHÖLZEL [1] und H. G. BEGER [1]

Die chirurgische Therapie des Karzinoms der Bauchspeicheldrüse ist auch heute noch umstritten. Verantwortlich für die fehlende Klarheit sind die Mängel vieler Studien zu dieser Problematik. Vor allem wird häufig nicht zwischen dem duktalen Karzinom einerseits und den sog. peripapillären Karzinomen andererseits sowie den malignen endokrinen Tumoren unterschieden. Ein weiterer wesentlicher Gesichtspunkt betrifft die publizierten Fallzahlen; sie sind häufig so gering, daß statistische Aussagen nicht erlaubt sind. Der Beobachtungszeitraum ist darüber hinaus bei kleiner Fallzahl über mehrere Jahrzehnte ausgedehnt, so daß auch aus diesen Gründen Schlußfolgerungen für das klinische Vorgehen beim Pankreaskarzinom zum gegenwärtigen Zeitpunkt nicht gezogen werden können.

Ziel der vorgelegten Studie war es, eine rationale Basis in der Diskussion um die optimale Therapie des duktalen Karzinoms der Bauchspeicheldrüse zu erarbeiten.

Patienten und Methode

Von 1982–1987 wurden in der Chirurgischen Universitätsklinik Ulm insgesamt 186 Patienten mit einem malignen Tumor der Bauchspeicheldrüse operiert (Tabelle 1). Davon hatten 164 Patienten ein duktales Karzinom, 4 einen malignen endokrinen Tumor, 14 ein Karzinom der Papille und 4 ein Karzinom des präpapillären Choledochus. 101 Patienten (54,3%) waren Männer, 85 Patienten (45,7%) Frauen, der Altersmedian betrug 65 Jahre, der jüngste Patient war 35, der älteste 88 Jahre.

Die Resektionsquote betrug 37% (Tabelle 2); bei 55 Patienten wurde eine partielle Duodenopankreatektomie, bei 5 Patienten eine totale Duodenopankreatektomie und bei 9 Patienten eine Pankreaslinksresektion durchgeführt. Ein biliodigestiver Bypass kam bei 37 Patienten zur Anwendung, bei 50 Patienten mußte ein biliodigestiver und gastrojejunaler Bypass angelegt werden, bei 30 Patienten war nur eine Probelaparotomie möglich.

Bei den resezierten Patienten wurde in Anlehnung an Cubilla et al. [3] intraoperativ ein Lymphknotenstaging durchgeführt, wobei die 12 von Cubilla beschriebenen Lymphknotenstationen gezielt aufgesucht und repräsentative Proben

[1] Abteilung für Allgemeine Chirurgie, Universitätsklinik Ulm, Steinhövelstraße 9, D-7900 Ulm.

M. Trede, H. D. Saeger (Hrsg.)
Aktuelle Pankreaschirurgie

Tabelle 1. Alter und Geschlechtsverteilung von 186 Patienten mit einem Karzinom der Bauchspeicheldrüse. (Patientengut: Ulm 1982–1987)

Karzinomtyp	n	Geschlecht		Alter
		Männlich	Weiblich	
Duktal	164	90	74	64,5 (35–88)
Karzinoid	2	–	2	46/72
ACTH	1	–	1	50
Azinuszellkarzinom	1	–	1	69
Papille	14	8	6	66,5 (37–75)
Choledochus	4	3	1	65 (62–71)
Gesamt	186	101	85	65 (35–88)

Tabelle 2. Operationsverfahren und Letalität bei 186 Patienten mit einem Karzinom der Bauchspeicheldrüse

Operation	n		Verstorben		%	
Resektion	69		3		4,3	
PDP		55		3		5,4
TDP		5		–		0
Linksresektion		9		–		0
Biliodigestiver Bypass	37		4		10,8	
Doppelbypass	50		7		14,0	
Probelaparotomie	30		6		20,0	
Gesamt	186		20		10,7	

entnommen wurden. Die Tumorgröße wurde am Resektat vom Pathologen gemessen. Bei den palliativ operierten Patienten gelang eine histologische Sicherung der Diagnose in 90,4% der Patienten. Das Schicksal aller Patienten konnte lückenlos weiterverfolgt werden. Die Fünfjahresüberlebensrate wurde nach Kaplan-Meier berechnet, die statistische Analyse erfolgte nach dem Fisher-Exakt-Test.

Ergebnisse

Morbidität und Letalität

Die Gesamtkrankenhausletalität bei Durchführung eines resezierenden Operationsverfahrens betrug 4,3% (Tabelle 2), der biliodigestive Bypass war mit einer Letalität von 10,8%, der Doppelbypass mit 14%, und die Probelaparotomie mit 20% belastet.

Nach der Resektion wurden insgesamt 28 Komplikationen beobachtet. Am häufigsten kam es zur Pneumonie (6 Patienten), zur Cholangitis (4 Patienten) und zu einem Wundinfekt (3 Patienten). Lediglich 1 Patient entwickelte eine Nahtinsuffizienz, und zwar an der biliodigestiven Anastomose. 4 Patienten (5,8%) mußten reoperiert werden. Die Gründe hierfür waren Nachblutung (1), Sepsis (1) und Ileus (2). Die Todesursachen bei den verstorbenen 3 Patienten waren die Sepsis in 2 Fällen und ein Leberversagen bei einem Patienten.

Bei den 87 Bypasspatienten wurden 44 Komplikationen beobachtet, wobei auch hier in 11 Fällen pulmonale Affektionen an der Spitze standen, gefolgt von schwer therapierbarem Aszites in 8 Fällen, der Cholangitis in 5 Fällen sowie kardialen und renalen Insuffizienzen in jeweils 4 Fällen. 3 Patienten (3,5%) mußten wegen einer Nachblutung (2 Patienten) bzw. eines Ileus (1 Patient) reoperiert werden. Bei den verstorbenen 11 Patienten wurde der letale Verlauf bei 9 Patienten durch ein pulmonales, kardiales oder renales Versagen bedingt.

Bei den Patienten mit Probelaparotomie erwies sich das Tumorleiden per se als wichtigster Letalitätsfaktor; bei der Hälfte der verstorbenen Patienten konnte lediglich die Tumorkachexie als Todesursache festgestellt werden.

Lymphknotenstaging

Bei den Patienten mit duktalem Pankreaskarzinom konnte bei 99 (38,5%) von 257 untersuchten Lymphknotengruppen ein Tumorbefall festgestellt werden. Wie Abb. 1 zeigt, betraf der Befall alle der Bauchspeicheldrüse benachbarten Lymphknotenstationen, und zwar unabhängig von der Lokalisation des Primärtumors. Eine Ausnahme stellte lediglich der Milzhilus dar, wobei zu betonen ist, daß auch bei den 13 Patienten mit totaler Duodenopankreatektomie bzw. Linksresektion mit Splenektomie in dieser Lokalisation kein Lymphknotenbefall gefunden wurde.

Bevorzugt befallen waren, wie Abb. 1 zeigt, die retroduodenale/retropankreatische Region, aber auch das Lig. hepatoduodenale und die Lymphknoten entlang der A. hepatica und im Bereich der A. coeliaca. In 2 Fällen konnte ein Karzinomwachstum in Lymphknoten der kleinen Magenkurvatur nachgewiesen werden.

Bei den Patienten mit Papillen- bzw. peripapillärem Karzinom zeigten 12 (13,8%) von 87 untersuchten Lymphknotenstationen ein Karzinomwachstum. Der Unterschied in der Häufigkeit des Befalls zu den Patienten mit duktalem Karzinom ist signifikant ($p < 0{,}01$). Außerdem waren hier im Gegensatz zum duktalen Karzinom nahezu ausschließlich nur die tumornahen Lymphknotenstationen, wie v.a. die retroduodenale/retropankreatische Region betroffen (Abb. 2).

Langzeitergebnisse

Die errechnete Fünfjahresüberlebensrate bei den Patienten mit Papillen- bzw. peripapillärem Karzinom lag bei 32%, nach Resektion eines duktalen Karzinoms bei weniger als 5%. Die mediane Überlebenszeit bei den ersten Patienten betrug

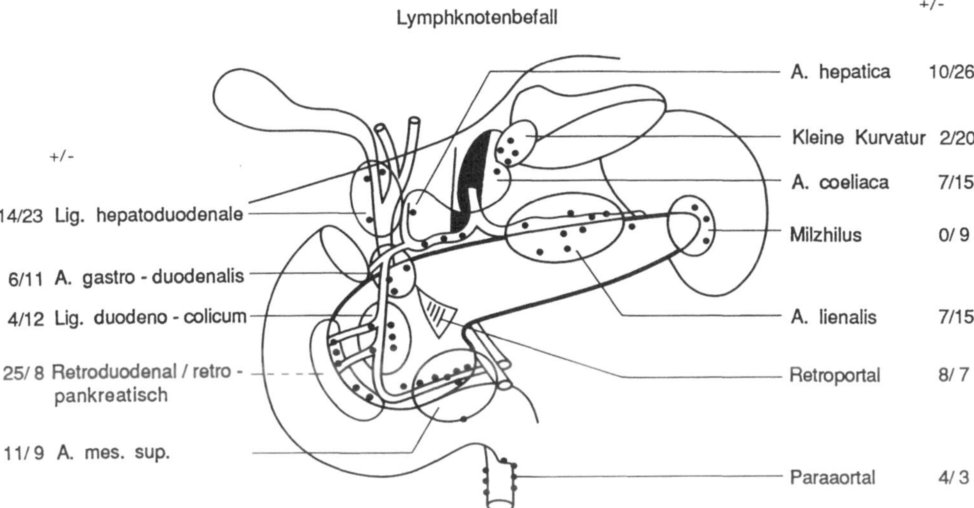

Abb. 1. Ergebnisse des Lymphknotenstaging bei 47 Patienten mit einem duktalen Pankreaskarzinom

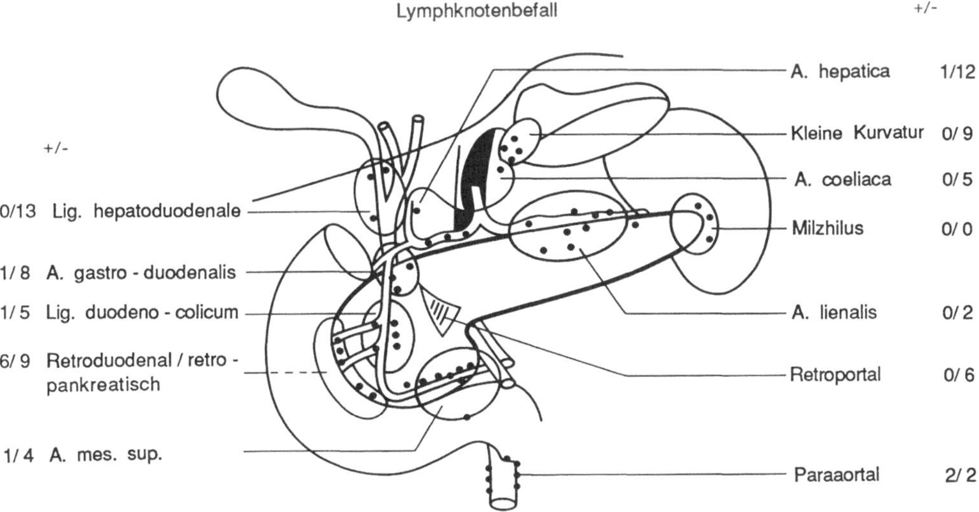

Abb. 2. Ergebnisse des Lymphknotenstaging bei 18 Patienten mit einem Papillen- bzw. peripapillären Karzinom

21 Monate, und bei den letzteren nur 7 Monate ($p < 0{,}025$). Die mediane Überlebenszeit nach biliodigestivem Bypass betrug ebenfalls nur 7 Monate, nach biliodigestivem plus gastrojejunalem Bypass 5 Monate, und nach der Probelaparotomie 2,8 Monate.

Werden die Patienten mit duktalem Karzinom und resezierendem Operationsverfahren nach ihrem TNM-Stadium zum Zeitpunkt der Operation aufgeschlüsselt, so ergibt sich im Stadium I eine mediane Überlebenszeit von 28 Monaten, im

Stadium III von 7 Monaten und im Stadium IV von 5,5 Monaten. Patienten im Stadium II, d.h. T3 ohne Lymphknotenmetastasen, wurden in unserem Krankengut nicht beobachtet.

Diskussion

Die Analyse unserer Ergebnisse zeigt, daß heute das Risiko der Pankreasresektion wegen eines Karzinoms nicht wesentlich höher ist als das anderer großer abdomineller, onkologischer Eingriffe. Besonders bemerkenswert ist auch die vergleichsweise niedrige Rate an Komplikationen. So wurde lediglich eine Nahtinsuffizienz, und zwar an der biliodigestiven Anastomose, beobachtet. Probleme mit der Pankreasanastomose ergaben sich bei keinem Patienten. Dieses Ergebnis zeigt, daß die zweireihige, teleskopförmige Pankreatikojejunostomie, wie sie in unserem Krankengut zur Anwendung kam, mit hinreichender Sicherheit angelegt werden kann, und zwar auch ohne zusätzliche anastomosensichernde Maßnahmen, wie beispielsweise der Blockade des Gangsystems [4]. Die höhere Morbidität und Letalität der palliativen Verfahren und der Probelaparotomie spiegeln das fortgeschrittene Tumorstadium und die schlechtere allgemeine Ausgangssituation dieser Patienten wider.

So verstarb nur ein Patient nach Relaparotomie wegen eines Ileus unter den Zeichen der kardialen Insuffizienz, bei den übrigen Verstorbenen stand die Todesursache in keinem Zusammenhang zu einer chirurgisch-technischen Komplikation.

Für die Beurteilung der Langzeitprognose bietet unsere Studie eine Reihe von Vorteilen:

1. Es wurde ein großes Krankengut innerhalb einer vergleichsweise kurzen Zeit behandelt.
2. Die Zahl der an der Resektion beteiligten Operateure war mit 4 gering.
3. Bei lediglich 16 der palliativ operierten Patienten erfolgte keine histopathologische Diagnosensicherung.
4. Bei den resezierten Patienten wurde ein intraoperatives Staging sowie prospektiv ein Follow-up durchgeführt.
5. Die histologische Diagnose der Langzeitüberlebenden wurde nochmals von einem unabhängigen Pathologen überprüft.

Hierdurch gewinnen die erhobenen Befunde ein besonderes Gewicht. Die signifikant bessere Prognose der papillären Karzinome im Vergleich zu den duktalen wurde bereits von anderen Autoren beschrieben. Über den Grund für das günstigere Verhalten der papillären Karzinome gab es bisher nur wenig Gesichertes. Unsere Untersuchung zeigt klar, daß sowohl Quantität als auch Qualität der Lymphknotenmetastasierung beider Karzinomtypen signifikant unterschiedlich sind.

Während das Karzinom der Papille und der peripapillären Region signifikant seltener Lymphknotenmetastasen setzt, und diese auch nur in die unmittelbare tumornahe Lymphknotengruppe, ist das Verteilungsmuster beim duktalen Karzinom außerordentlich diffus. Der chirurgische Angriffspunkt kann somit nicht klar definiert werden. Es ist daher nicht verwunderlich, daß lediglich die Patienten, die zum Zeitpunkt der Operation keine Lymphknotenmetastasen haben, von der Resektion profitieren. Hat das duktale Karzinom die Organgrenze überschritten, d.h. muß ein fortgeschrittenes Karzinom angenommen werden, so ist das onkologische Radikalitätsprinzip nicht immer sicher anwendbar. Versuche in dieser Richtung, wie die regionale Pankreatektomie nach Fortner [5], konnten bisher für den Patienten noch keinen Nutzen nachweisen. Basierend auf unseren Daten sehen wir eine Indikation zur Resektion beim duktalen Karzinom dann gegeben, wenn

1. der Patient sich noch im TNM-Stadium I befindet,
2. die Unterscheidung zu einem papillären/peripapillären Karzinom bzw. zu einem malignen endokrinen Tumor nicht sicher möglich ist, und
3. wenn eine sinnvolle Palliation erreichbar erscheint, vorausgesetzt, die Operationsletalität befindet sich in einem Bereich von $<5\%$.

Literatur

1. Beger HG, Bittner R (1985) Operative Therapie beim Pankreaskopfkarzinom – eine chirurgische Standortbestimmung. Z Gastroenterol 23:240
2. Beger HG, Bittner R (Hrsg) (1986) Das Pankreaskarzinom. Springer, Berlin Heidelberg New York Tokyo
3. Cubilla AL, Fortner J, Fitzgerald PJ (1978) Lymph node involvement in carcinoma of the head of the pancreas area. Cancer 41:880
4. Gall FP (1986) Subtotal duodeno-pancreatectomy for pancreatic carcinoma. In: Beger HG, Bittner R (eds) Das Pankreaskarzinom. Springer, Berlin Heidelberg New York Tokyo, S 283
5. Fortner J (1984) Regional pancreatectomy for cancer of the pancreas, ampulla, and other related sites. Ann Surg 199:418

Perioperatives Risiko bei Whipple-Operation und biliodigestiver Anastomose beim Pankreaskarzinom

H. MENKE [1], R. KALTWASSER [1] und T. JUNGINGER [1]

Einleitung

Die Frage nach der Art des chirurgischen Vorgehens beim Pankreaskarzinom ist Gegenstand kontroverser Diskussionen, obwohl gerade in den letzten Jahren die Morbidität und Mortalität der partiellen Duodenopankreatektomie deutlich gesenkt werden konnten [1, 3, 7, 8, 12, 13]. Andererseits wurden verschiedene nichtoperative Verfahren als Alternative zur biliodigestiven Anastomose entwikkelt. Das eigene therapeutische Konzept umfaßt bei lokalisiertem Tumorwachstum die partielle oder Duodenopankreatektomie, und bei lokaler oder allgemeiner Inoperabilität sowie bei Tumorgeneralisierung die biliodigestive Anastomose zur Gallenableitung.

Ziel dieser Untersuchung war es, anhand der prospektiven Erfassung des perioperativen Risikos dieses Konzept zu prüfen.

Krankengut und Methode

Vom 1. 3. 1986 bis 31. 1. 1988 wurden an der Klinik für Allgemein- und Abdominalchirurgie der Universität Mainz 63 Eingriffe wegen eines Pankreas- und 7 wegen eines Gallengangkarzinoms (inkl. 4 Papillenkarzinome) durchgeführt. Die Resektionsrate beim Pankreaskarzinom betrug 22%. Für die vorliegende Analyse wurden die im Rahmen einer prospektiven Studie erfaßten Daten von 30 Patienten mit partieller Duodenopankreatektomie und von 21 Patienten mit biliodigestiver Anastomose berücksichtigt.

83% der Patienten mit Tumorresektion hatten ein Tumorstadium T 1 oder T 2, 59% freie Lymphknoten. Metastasen lagen nicht vor. 28% der Patienten mit biliodigestiver Anastomose hatten nach dem intraoperativen Befund, bzw. aufgrund von Biopsieergebnissen, ein Stadium T 1 oder T 2, 33% freie Lymphknoten, bei 44% lagen Metastasen vor. Das Alter der Patienten mit biliodigestiver Anastomose lag mit 63 Jahren gegenüber 56 Jahren bei den Patienten mit Tumorresektion höher.

---

[1] Klinik für Allgemein- und Abdominalchirurgie der Universität Mainz (Leiter: Prof. Dr. T. Junginger), Langenbeckstr. 1, D-6500 Mainz.

M. Trede, H. D. Saeger (Hrsg.)
Aktuelle Pankreaschirurgie

Ergebnisse und Diskussion

Die präoperativen Risikofaktoren waren in beiden Patientengruppen ähnlich verteilt (Tabelle 1). Es dominierten kardiale Risikofaktoren, die etwa bei der Hälfte der Patienten vorlagen, gefolgt von pulmonalen Erkrankungen. Einen manifesten Diabetes mellitus hatten v. a. Patienten, die eine biliodigestive Anastomose erhielten. Eine Bilirubinerhöhung bestand bei 53% bzw. 71% der Patienten. Dies schlägt sich in der hohen Rate an Risikofaktoren der Leber nieder.

Die operative Belastung war bei der partiellen Duodenopankreatektomie höher (Tabelle 2). Dies wird deutlich sowohl am Ausmaß des Blutverlustes als auch an der Operationsdauer, aber auch anhand der längeren Intensivbehandlungszeit und der Länge des stationären Aufenthaltes.

Postoperativ traten in unserem Patientengut nach Tumorresektion in 70%, nach biliodigestiver Operation in 52% Komplikationen auf. Die auf den ersten Blick hohe Zahl wird durch den weitgefaßten Begriff einer Komplikation verständlich. In retrospektiven Untersuchungsreihen werden vorwiegend chirurgische Komplikationen mitgeteilt, was die niedrigeren Komplikationsraten erklärt [1, 3, 7, 8, 10, 12, 13] (Tabelle 3). Die eigenen Untersuchungen zeigen, daß die Komplikationsrate zum großen Teil durch intern-medizinische Komplikationen bedingt ist, die wir v. a. nach partieller Duodenopankreatektomie beobachteten.

Nach Whipple-Operation traten in 52% und nach biliodigestiver Anastomose in 33% pulmonale Komplikationen auf (Tabelle 4). Trotz der hohen Zahl an

Tabelle 1. Art und Häufigkeit präoperativer Risikofaktoren

Risikofaktor	Whipple-Operation		Biliodigestive Anastomose	
	n	(%)	n	(%)
Herz-Kreislauf	13	(42)	11	(52)
Lunge	5	(16)	5	(24)
Niere	–		1	(5)
Leber	18	(60)	20	(95)
Stoffwechsel	2	(6)	3	(14)
Diabetes mellitus	8	(26)	10	(48)
Sonstige	10	(32)	5	(24)

Tabelle 2. Größe des operativen Eingriffes

	Whipple-Operation (n=30)	Biliodigestive Anastomose (n=21)
Operationsdauer (min)	306	190
Blutverlust (ml)	1200	250
Aufenthalt (d)	35	28
Präoperativ (d)	12	9
Intensivstation (d)	7,9	1,2

Tabelle 3. Häufigkeit postoperativer Komplikationen

Autor	Whipple-Operation %	Biliodigestive Anastomose %
Christ et al. (1987) [1]	36	
Grace et al. (1986) [3]	32	
Jones et al. (1985) [7]	61	
Lea u. Stahlgren (1987) [8]	70	35
Piorkowski et al. (1982) [10]	50	36
Schouten (1986) [12]		29
Trede u. Schwall (1988) [13]	32	
Mainz (1988)	70	52
chirurgisch	43	29
internistisch	57	38

Tabelle 4. Art und Häufigkeit postoperativer Komplikationen

Komplikation	Whipple-Operation		Biliodigestive Anastomose	
	n	(%)	n	(%)
Herz-Kreislauf	3	(10)	1	(5)
Lunge	16	(52)	7	(33)
Niere	1	(3)	–	
Pankreas	3	(10)	4	(19)
Wunde leicht	10	(33)	5	(24)
schwer	5	(17)	1	(5)

kardialen Risikofaktoren traten postoperativ nur wenig kardiale Komplikationen auf. Gravierende chirurgische Komplikationen, die eine Relaparotomie erforderten, sahen wir bei 5 Patienten nach Whipple-Operation. Hierbei handelte es sich um eine Blutung: zweimal im Bereich der Gastroenterostomie, einmal am Dünndarmstumpf, einmal um einen subhepatischen Abszeß, und einmal um eine Restpankreatitis mit nachfolgender Anastomoseninsuffizienz. Nach biliodigestiver Anastomose sahen wir an gravierenden chirurgischen Komplikationen eine Anastomoseninsuffizienz.

Das Auftreten postoperativer Komplikationen war unabhängig vom Alter des Patienten und von kardialen Vorerkrankungen. Entscheidend für das postoperative Risiko war vielmehr die Art des chirurgischen Eingriffes, aber auch die Höhe des präoperativen Bilirubins (Abb. 1). Nach Tumorresektion zeigte sich eine deutliche Zunahme der Komplikationsrate mit ansteigendem Bilirubin, insbesondere bei präoperativen Werten über 20 mg%. Dies gilt sowohl für chirurgische als auch für internistische Komplikationen. Nach ableitender Operation fand sich diese Beziehung weniger deutlich und nur bei den internistischen Komplikationen. Wenngleich der Wert einer präoperativen biliären Drainage aufgrund ihrer eigenen Komplikationsrate in prospektiven Untersuchungen nicht belegt ist und kontrovers diskutiert wird [2, 4–6, 9, 11], sprechen unsere Erfahrungen für eine präoperative Entlastung bei Bilirubinwerten über 20 mg%.

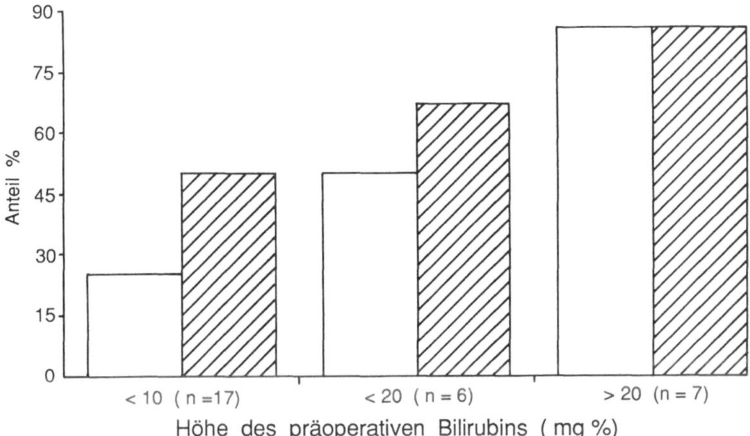

Abb. 1. Häufigkeit chirurgischer (□) und internistischer (▨) Komplikationen bei unterschiedlichen Bilirubinwerten

Die Letalität war nach biliodigestiver Anastomose deutlich höher als nach Tumorresektion. Nach Whipple-Operation verstarb ein Patient am 53. Tag infolge einer Restpankreatitis mit nachfolgender Blutung und einer Anastomoseninsuffizienz. Die 30-Tage-Letalität betrug 0, die 90-Tage-Letalität 3,3%. Nach biliodigestiver Anastomose verloren wir 2 Patienten, entsprechend einer 30-Tage-Letalität von 4,8% und einer 90-Tage-Letalität von 9,5%. Die höhere Letalität war durch nichtchirurgische Komplikationen bedingt, ein Herz-Kreislauf-Versagen bei Lungenembolie und eine Blutung bei Tumorzerfall.

Schlußfolgerung

Zusammenfassend ergibt sich aufgrund einer prospektiven Untersuchung des perioperativen Risikos nach partieller Duodenopankreatektomie und biliodigestiver Anastomose beim Pankreaskarzinom:

1. Die partielle Duodenopankreatektomie war mit einer niedrigen Letalitätsrate von 3,3%, jedoch einer höheren, v. a. pulmonalen Komplikationsrate belastet. Dies weist auf die Notwendigkeit einer intensiven perioperativen pulmonalen Therapie hin. Die Bedeutung einer präoperativen Entlastung bei sehr hohen Bilirubinwerten bleibt zu prüfen.
2. Die operative Belastung einer biliodigestiven Anastomose war geringer. Die höhere Letalitätsrate wurde im eigenen Krankengut durch nichtchirurgische Komplikationen und durch das fortschreitende Tumorleiden bedingt.
3. Unter dem Gesichtspunkt der potentiellen Heilungschance des Pankreaskarzinoms bestehen zur Resektion keine Alternativen. In der palliativen Therapie bleibt die Bedeutung nichtchirurgischer Verfahren zur Gallenableitung zu prüfen.

Literatur

1. Christ DW, Sitzmann JV, Cameron JL (1987) Improved hospital morbidity, mortality and survival after the Whipple procedure. Ann Surg 206/3:358–365
2. Gillen P, Pell ALG (1986) Failure to improve survival by improved diagnostic techniques in patients with malignant jaundice. Br J Surg 73:631–633
3. Grace PA, Pitt HA, Tompkins RL, DenBesten L, Longmire WP (1986) Decreased morbidity and mortality after pancreatoduodenectomy. Am J Surg 151:141–149
4. Greig JD, Krukowski ZH, Matheson NA (1988) Surgical morbidity and mortality in one hundred and twenty-nine patients with obstructive jaundice. Br J Surg 75:216–219
5. Gundry SR, Strodel WE, Knol JA, Eckhauser FE, Thompson NW (1984) Efficacy of preoperative biliary tract decompression in patients with obstructive jaundice. Arch Surg 119:703–708
6. Hatfield ARW, Terblanche J, Fataar S, Kernoff L (1982) Preoperative biliary drainage in obstructive jaundice. Lancet II:896–899
7. Jones BA, Langer B, Taylor BR, Girotti M (1985) Periampullary tumors: Which ones should be resected? Am J Surg 149:46–52
8. Lea MS, Stahlgren LH (1987) Is resection appropriate for adenocarcinoma of the pancreas? Am J Surg 154:651–654
9. McPherson GAD, Benjamin IS, Habib NA, Bowley NW, Blumgart LH (1982) Percutaneous transhepatic drainage in obstructive jaundice: advantages and problems. Br J Surg 69:261–264
10. Piorkowski RJ, Blievernicht SW, Lawrence W jr, et al. (1982) Pancreatic and periampullary carcinoma. Am J Surg 143:189–193
11. Pitt HA, Gomes AS, Lois JF, Mann LL, Deutsch LS, Longmire WP (1985) Does preoperative percutaneous biliary drainage reduce operative risk or increase hospital cost? Ann Surg 201:545–553
12. Schouten JT (1986) Operative therapy for pancreatic carcinoma. Am J Surg 151:626–630
13. Trede M, Schwall G (1988) The complications of pancreatectomy. Ann Surg 207:39–47

Zur Verfahrenswahl beim duktalen Pankreaskarzinom: Whipple- vs. subtotale vs. totale Pankreatektomie

R. MEISTER [1], H. ZIRNGIBL [1] und F.P. GALL [1]

Das periampulläre Karzinom hat mit einer Fünfjahresüberlebensrate von 36,5% eine durchaus akzeptable Prognose, im Gegensatz dazu liegt sie beim duktalen Karzinom bei 1–2% (Abb. 1).

Die schlechte Prognose auch nach Resektion hat dazu geführt, einerseits die Resektion völlig abzulehnen [1], andererseits aber auch dazu sie ultraradikal auszudehnen [2]. Die Realisten glauben, in der Resektion die Chance des Patienten auf Heilung wahren zu sollen [5], diskutiert wird dabei neben palliativen Maßnahmen v.a. das Resektionsausmaß im Falle der Operabilität. Die schlechten Ergebnisse der Whipple-Operation einerseits, eine mögliche multizentrische Tumorentstehung, Komplikationen an der pankreojejunalen Anastomose und eine möglicherweise größere Radikalität, sowie die einfachere Technik andererseits, haben zur Empfehlung der totalen Pankreatektomie geführt [4].

Ob damit eine Besserung der Prognose erreicht wird, bleibt allerdings zu beweisen.

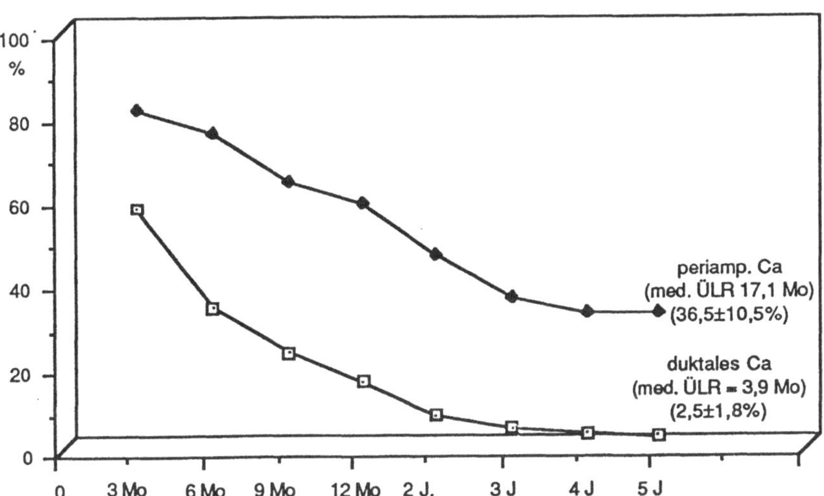

Abb. 1. Überlebensraten beim duktalen und periampullären Karzinom (n = 741, beobachtete Überlebensrate) (Chirurgische Universitätsklinik Erlangen 1969–1986)

[1] Chirurgische Klinik der Universität Erlangen-Nürnberg (Direktor: Prof. Dr. F.P. Gall), Maximiliansplatz, D-8520 Erlangen.

M. Trede, H. D. Saeger (Hrsg.)
Aktuelle Pankreaschirurgie

Unsere Erfahrungen mit dieser Problematik sollen anhand des Krankenguts der chirurgischen Universitätsklinik Erlangen aus den Jahren 1969–1986 dargestellt werden.

Es handelt sich dabei um 741 Patienten (duktales Karzinom: 539; periampulläres Karzinom 125; sonstige 77) mit einem durchschnittlichen Alter von 59 Jahren.

Die wichtigsten epidemiologischen Daten unseres Krankenguts entsprechen denen der Literatur, auffallend besonders ist die dramatische Zunahme der Patienten pro Jahr (1969: n = 18; 1986: n = 72).

Beim duktalen Karzinom wurde bei ca. der Hälfte der Patienten nur exploriert, ⅓ bekam eine Bypassoperation, die Resektionsquote betrug über den gesamten Zeitraum nur 21,5%, die Rate kurativer Resektionen – also die Konstellation, die allein eine Chance auf Heilung verspricht – lag bei 13,9% (Tabelle 1).

Ein insgesamt wenig befriedigendes Ergebnis! Die Prognose eines malignen Tumors kann grundsätzlich gebessert werden durch:

- Erhöhung der Resektionsquote,
- Steigerung der Rate kurativer Resektionen,
- Senkung der perioperativen Letalität,
- Reduktion der verfahrensspezifischen Früh- und Spätkomplikationen.

Wir haben die beiden Zeiträume von 1969–1978 und 1979–1986 miteinander verglichen, um zu sehen, ob wir im Laufe der letzten 20 Jahre Fortschritte gemacht haben. Dabei zeigte sich sowohl eine Steigerung der Resektionsquote von 10 auf 33%, als auch der Rate kurativer Tumorentfernungen von 7,5 auf 21% (bezogen auf alle Patienten).

Trotzdem ließ sich bei Einschluß der perioperativen Letalität weder beim duktalen noch beim periampullären Karzinom im Vergleich der beiden Zeiträume eine Verbesserung der Prognose erzielen.

Wir haben uns deswegen der totalen Duodenopankreatektomie zugewandt. Dabei betrug jedoch bei uns die Letalität anfänglich 33%, im zweiten Beobachtungszeitraum 27%.

Bei einer derartigen Morbiditäts- und Mortalitätsrate verliert der Patient jede durch eine Operation erreichbare potentielle Heilungschance.

Tabelle 1. Therapieform beim duktalen und periampullären Karzinom (n = 741, beobachtete Überlebensrate) (Chirurgische Universitätsklinik Erlangen 1969–1986)

		Duktales Karzinom (n = 539)		Periampulläres Karzinom (n = 125)	
Keine Operation		15	(2,8%)	0	
PL		229	(42,5%)	4	(3,2%)
Bypassoperation		172	(31,8%)	14	(11,3%)
Tu-Resektion		116	(21,5%)	107	(85,5%)
Radikalität	R 0	64,3		92,5	
bei Tu-Resektion	R 1	25,2		3,8	
	R 2	9,6		3,8	

Der zweite Ansatz zur Besserung der Prognose mußte in der Senkung der perioperativen Letalität liegen.

Wie haben deshalb als Kompromiß die subtotale Duodenopankreatektomie eingeführt [3]. Dabei verbleibt nur ein 2 cm großer Pankreasschwanzanteil zur Zuckerstabilisation, und die Milz als Statthalter und als immunogen aktives Organ in situ. Dieser kleine Pankreasrest wird bei uns okkludiert, damit entfällt zusätzlich die komplikationsträchtige Pankreasanastomose.

Dieses Vorgehen ist jedoch auch aus Radikalitätsgründen gerechtfertigt, denn wir haben im Rahmen der totalen DPE bei Tumoren des Pankreaskopfes im Milzhilus keine positiven Lymphknoten gefunden.

Bei nunmehr 60 derartigen Operationen haben wir eine Letalität von knapp unter 3%.

Unser derzeitiges Therapiekonzept: Die partielle DPE ist die Regeloperation beim periampullären, die subtotale DPE beim duktalen Pankreaskarzinom im Kopfbereich.

Spätprognose

Von allen unseren Patienten mit reseziertem duktalem Karzinom leben nach 5 Jahren noch 9,2%, bei den kurativ resezierten noch 15,1%.

Welchen Einfluß haben die verschiedenen Operationsverfahren auf die Prognose?

Nach 1 Jahr leben bei den kurativ Resezierten bei Einschluß der Operationsletalität bei der subtotalen DPE noch 50,4% versus 35,9% bei der totalen, aber auch bei Ausschluß der unterschiedlichen Operationsletalität zeigt sich eine deutlich schlechtere Prognose bei der totalen DPE, die nach 2 und 3 Jahren noch deutlicher wird. Ebenso deutliche Unterschiede zeigen sich bei den medianen Überlebenszeiten: 14,8 vs. 7,5 Monate bei Ausschluß der Operationsletalität (Tabelle 2).

In der Gruppe der unradikal Resezierten zeigt sich ebenfalls ein Trend zur besseren Prognose bei der subtotalen DPE (Tabelle 3). Nach 2 Jahren lebt bei der totalen DPE kein Patient mehr, dagegen noch 21,7% bei der subtotalen.

Wiederum deutlich besser sind die medianen Überlebensraten bei der subtotalen Resektion: 12 vs. 8,2 Monate bei Ausschluß der Operationsletalität.

Der deutliche Unterschied zwischen totaler und subtotaler DPE unter gleichen Voraussetzungen muß wohl so gedeutet werden, daß neben dem tumorbedingten Abfall ein Teil der Absterberate dem Verfahren als solchem zugeschrieben werden muß.

Ergänzend die Überlebensraten der leider größten Gruppe, nämlich der Nichtresezierten (Tabelle 4). Hier beträgt die mediane Überlebenszeit ca. 3 Monate, nach 1 Jahr leben noch um 10% der Patienten.

Tabelle 2. Prognose nach kurativer Resektion eines duktalen Pankreaskarzinoms ohne (−) und mit (+) perioperativer Letalität (Chirurgische Universitätsklinik Erlangen 1969–1986)

	1 JÜL − /+	3 JÜL − /+	5 JÜL − /+	med. ÜLZ (Mo) − /+
Partielle DPE (n=15/12)	51,3/40,9	28,1/22,3	30,0/23,7	24,0/10,9
Subtotale DPE (n=33/32)	54,1/50,4	28,6/27,7	8,7/ 8,5	14,8/13,4
Totale DPE (n=17/14)	43,5/35,9	7,5/ 6,2	0 / 0	7,5/ 5,5
Linksresektion (n= 9/ 8)	38,4/34,3	40,5/36,5	43,0/39,0	9,0/ 5,5

Tabelle 3. Prognose nach unradikaler Resektion ($R_{1/2}$) eines duktalen Pankreaskarzinoms (Operationsletalität ausgeschlossen) (Chirurgische Universitätsklinik Erlangen 1969–1986) (n=33)

Methode / ÜLR	Whipple n=14	Subtotale DPE n=12	Totale DPE n=3	Linksresektion n=4
1 J	36,4	50,6	33,5	0
2 J	7,4	21,7	0	0
3 J	7,6±14,6	11,0±20,4	0	0
med. ÜLZ (Mo)	10,0	12,0	8,2	5,0

Tabelle 4. Prognose des duktalen Karzinoms ohne Resektion (Chirurgische Universitätsklinik Erlangen 1969–1986) (n=422)

Methode / ÜLR	Keine Operation n=20	PL n=229	Bypass n=173
1	10,3	6,5	13,8
2	0	3,6	3,4
3	0	1,2±1,7	1,6±1,4
med. ÜLZ (Mo)	2,0	2,8	3,6

Ansätze zur Prognoseverbesserung

- Entdeckung früherer Stadien, sie bleibt bis auf weiteres Illusion.
- Die Resektion ist bei akzeptabler perioperativer Letalität besser als der Bypass, zumindest als Palliation bezüglich der Lebensqualität.
- Verfahrensspezifische Spätkomplikationen, wie pankreopriver Diabetes oder Sepsis, sollten reduziert werden, z. B. durch Erhalt eines Pankreasschwanzrestes und der Milz.

Wir glauben, daß die ultraradikale Chirurgie beim duktalen Pankreaskarzinom die Prognose nicht zu verbessern vermag. Uns scheint die subtotale DPE den geeigneten Kompromiß zwischen notwendiger Radikalität und akzeptabler Früh- und Spätmorbidität darzustellen.

Literatur

1. Crile G (1980) The advantages of bypass operations over radical pankreatoduodenectomy in the treatment of pancreatic carcinoma. Surg Gynecol Obstet 130:1049–1053
2. Fortner JG (1973) Regional resection of cancer of the pancreas: a new surgical approach. Surgery 73:307–320
3. Gall FP (1984) Subtotale Duodenopankreatektomie. Fortschr Med 102/11:289–292
4. Moossa AR (1982) Pancreatic cancer – Approach to diagnosis, selection for surgery and choice of operation. Cancer 50:2689–2698
5. Trede M (1987) Treatment of pancreatic carcinoma: the surgeon's dilemma. Br J Surg 74:79–80

Technik der Lymphadenektomie bei Pankreaskopfkarzinom

M. SIEDEK [1]

Wichtigstes Ziel der Lymphadenektomie bei der Resektion des Pankreaskopfkarzinoms ist zur Zeit ein exaktes Staging. Die Zahl der Stadium-III-Fälle ist in den meisten Kollektiven sicher falsch-niedrig.

Die Lymphadenektomie hat weiter palliative Effekte, u. a. die zwangsläufig sie begleitende Splanchniektomie. Dieser palliative Effekt übertrifft den der Alkoholinjektion.

Ob der Lymphadenektomie eine prognostische Bedeutung zukommt ist offen.

Die von Nagai et al. [6] mitgeteilten Fakten sind deprimierend. Bei Aufarbeitung von durchschnittlich 160 peripankreatischen Lymphknoten fanden sich 50% der T_1- und T_2-Tumoren bereits paraaortal metastasiert.

Er fand ebenso wie Cubilla u. Fitzgerald [2] und Hermanek [4] am häufigsten die Gruppen „superior“ und „inferior head“ sowie die posterior-pankreatoduodenale Gruppe betroffen. Nagai macht auf die häufige Betroffenheit der iuxtaaortalen Lymphknoten und der hier unklaren Nomenklatur aufmerksam.

Dieser Gruppe wandten wir besondere Aufmerksamkeit zu und verwandten wegen gleicher Zuordnungsschwierigkeiten das japanische Lymphknotenschema des Magens unter teilweiser Erweiterung auf dreistellige Zahlen (Abb. 1).

Die Lymphdrainage der peripankreatischen Region kann in 3 architektonischen Ebenen unterschieden werden (Abb. 2):

In der obersten, der Organebene sammelt sich die Lymphe des Pankreaskopfes ventral und dorsal in Abflußgebiete zur A. mesenterica superior sowie zur A. hepatica und A. lienalis. Ein breiter Ast unterkreuzt die Pfortader und erreicht unmittelbar den Truncus.

In einer zweiten Ebene können die peritrunkalen und die Lymphknoten um den Abgang der A. mesenterica sowie der Truncus intestinalis zusammengefaßt werden. Nach Nagai et al. [6] ist dies die iuxtaaortale Gruppe.

Bei der dritten Ebene handelt es sich um paraaortale Lymphknoten, die beiden Trunci lumbales, die Cisterna chyli und den Ductus thoracicus. Hier findet, u. a. durch die Variationsbreite der Zisternen, die Lymphadenektomie ihre Grenze [7].

Die technische Durchführung der Lymphadenektomie orientiert sich an 6 chirurgischen Compartments (Abb. 3 und 4). Die Numerierung entspricht der zeitlichen intraoperativen Abfolge:

Compartment I umfaßt die Lymphknoten des Ligamentes, Compartment II die peripheren mesenterialen Lymphknoten, Compartment III die suprapankrea-

[1] St.-Elisabeth-Krankenhaus Hohenlind, Werthmannstr. 1, D-5000 Köln 60.

M. Trede, H. D. Saeger (Hrsg.)
Aktuelle Pankreaschirurgie

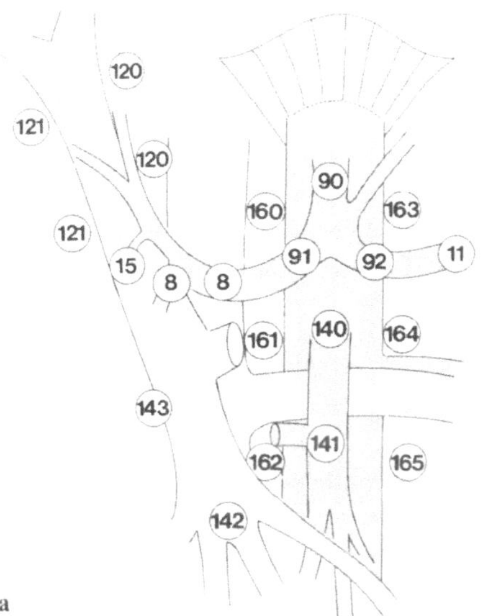

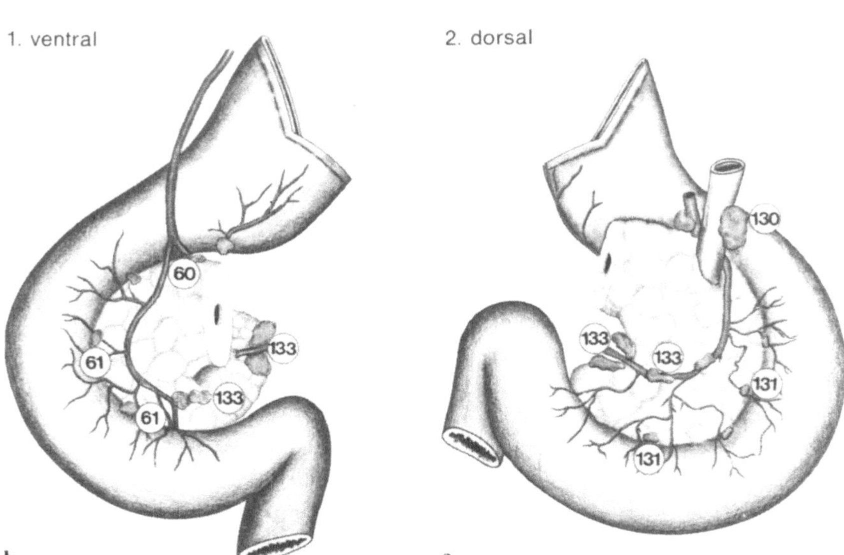

Abb. 1a–c. Lymphknotenschema für das Pankreaskopfkarzinom in Anlehnung an das japanische Lymphknotenschema des Magens [5]

tischen, Compartment IV die iuxta- und paraaortalen Lymphknoten rechtsseitig, Compartment V die iuxta- und paraaortalen Lymphknoten linksseitig, Compartment VI die am Präparat verbliebenen Lymphknoten selbst, die postoperativ disseziert werden.

Im Folgenden wird versucht, die einzelnen Compartments optisch aus der Sicht des Operateurs darzustellen.

– *Compartment I:* Wir beginnen mit der Ausräumung des Compartment I noch im Zuge der Exploration. Der Eingriff am Ligament gilt gleichzeitig der Darstellung der arteriellen Gefäßversorgung mit Aufdeckung von Varianten und

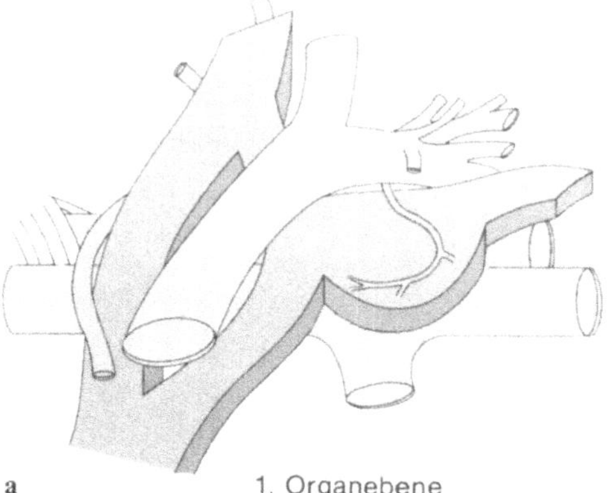

Abb. 2a–c. Schematische Darstellung der architektonischen Ebenen der Lymphdrainage

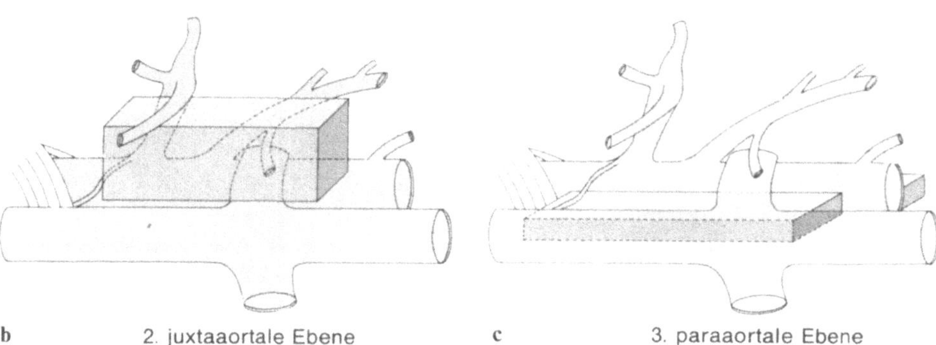

Isolierung der Pfortader. Die Lymphknoten verlaufen in 2 großen supraportalen und infraportalen Straßen, die retroportal zum Trunkus hin konfluieren.

- *Compartment II:* Der Zugang zur V. mesenterica superior und die Ablösung von Lymphknoten sowie evtl. entzündlich verändertem peripankreatischem Gewebe gelingt am leichtesten von submesokolisch. Die A. und V. colica media können hierbei durchtrennt werden.
  Die Dissektion setzen wir nach der Resektion supramesokolisch fort.
- Als *III. Compartment* wenden wir uns den suprapankreatischen Lymphknoten ebenfalls nach Resektion zu und skelettieren hier den Trunkus, den Beginn der Gastrica sinistra und der Lienalis. Die V. coronaria ventriculi wird reseziert. Sämtliche Splanchnikusfasern und das Ganglion coeliacum werden mitentfernt. Die Übersicht wird erleichtert, wenn die Pfortader, die gänzlich skelettiert ist, nach kaudal gehalten wird.
- Das *IV. Compartment* wird zugänglich durch Hochhalten der Pfortader. Finden sich gestaute Lymphwege über der Cava, so muß von einer Blockierung des Ductus thoracicus ausgegangen werden.
  Die Skelettierung der Mesenterica erfolgt bis etwa 2 cm distal des Abganges der A. pancreaticoduodenalis inferior, von hier prograd bis auf die Aorta unter Mitentfernung des Ganglion mesentericum. Wird die Cisterna chyli mitreseziert, so liegt die rechte Nierenarterie frei. Die linke Nierenvene verläuft in dem gezeigten Fall hinter der Aorta.

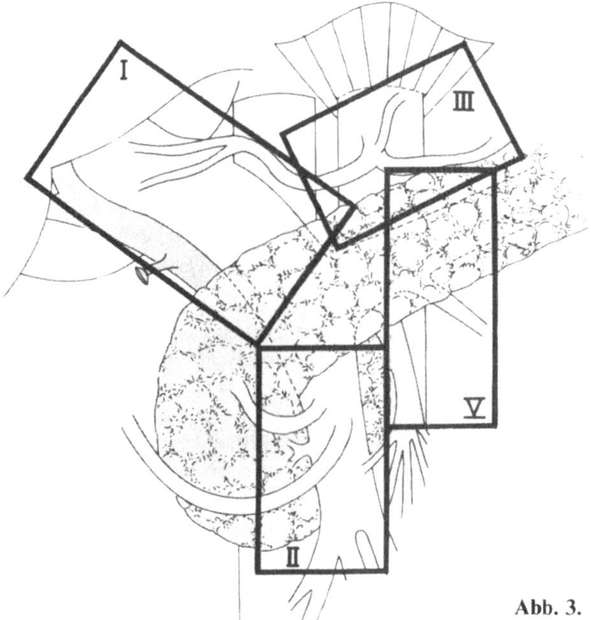

Abb. 3. Die chirurgischen Compartments I, II, III und V

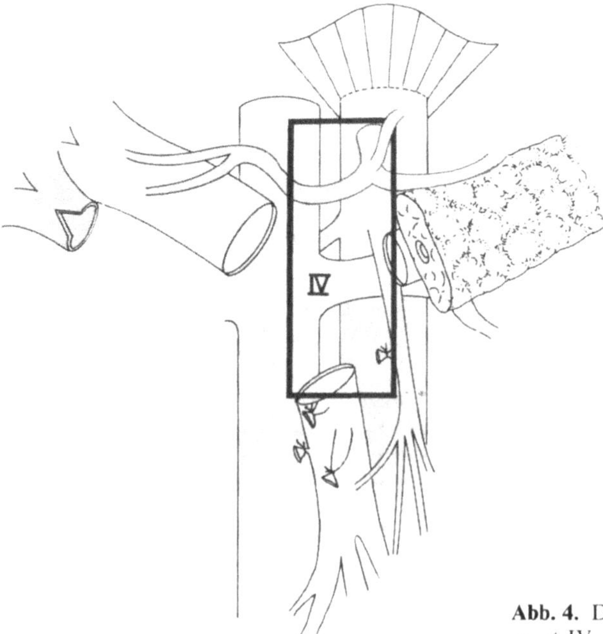

Abb. 4. Das chirurgische Compartment IV

- Das *V. Compartment* wird zugänglich durch Nachrechtshalten der Mesenterialwurzel sowie Hochhalten des Pankreasrestes.
  Stellt sich der Ductus intestinalis dar, so wird er weit distal unterbunden. Die linke Nierenarterie, in diesem Falle 2, und die linke Nierenvene, hinter der Aorta verlaufend, kommen hier zur Darstellung.
- Als *VI. Compartment* bezeichnen wir die Lymphknoten um den Pankreaskopf. Wesentlich mehr Lymphknoten als makroskopisch disseziert werden können, finden sich bei Totalschnitten mikroskopisch. Bemerkenswert ist in diesem Fall, daß trotz eines Karzinoms, das das Duodenum und den Gallengang erreicht hat, eine Metastasierung nicht in die paraduodenalen, sondern in die hilären Lymphknoten erfolgt ist. Diese Bevorzugung der iuxtaaortalen Lymphknotenmetastasierung, die wir häufig beobachtet haben, legt die Lymphadenektomie der iuxtaaortalen Lymphknoten nahe.

Für die hier gezeigte Lymphadenektomie benötigen wir 40–60 min. Ein zusätzlicher Blutverlust tritt nicht ein. Postoperativ ist mit einem vorübergehenden Aszites und Eiweißverlust zu rechnen. Der Umfang der Lymphadenektomie variierte in unserem Krankengut unter Berücksichtigung der Morbidität des Patienten und des Stadiums. Dem Compartment IV wurde besondere Sorgfalt gewidmet. Bei kleinen, insbesondere periampullären Karzinomen erfolgte eine ausgedehnte Lymphadenektomie in kurativer Absicht; bei fortgeschrittenen Tumoren dagegen und Patienten über 70 Jahren nur eine eingeschränkte Lymphknotenentnahme. Eine direkte Letalität durch die Lymphadenektomie haben wir nicht beobachtet.

Eine vergleichende Beurteilung der Langzeitergebnisse ist z.Z. nur schwer möglich. Die Kollektive variieren zu stark in Resektionsquote, Anteilen von Stadium-III-Fällen, Sicherheit im Staging und in der Frühletalität. Unsere Ergebnisse seien dennoch kurz dargestellt (Tabelle 1): 81 Resektionen wurden wegen exokriner Karzinome durchgeführt. Die Klinikletalität betrug 4,8% bei hoher Resektionsquote und einem Anteil von 68% in Stadium III und IV. Die Ein- und Zweijahresüberlebenszeit liegt mit 41,7 bzw. 22,2% im Durchschnitt. In der graphischen Darstellung wird bei Splitting der lymphknotennegativen von den lymphknotenpositiven Fällen die prognostische Bedeutung der Stadien sichtbar (Abb. 5). Die Lymphadenektomie hat also zu keiner Verbesserung der Zweijahresüberlebenszeit geführt. Dies schließt jedoch für den Einzelfall die erweiterte Chance einer kurativen Resektion nicht aus. Sicher ist, daß wir unsere Resektionsquote durch aggressives Vorgehen bei Stadium-III-Fällen steigern konnten.

Tabelle 1. Exokrine Pankreaskopfkarzinome (1980–1987)

	Resektion[a]	Palliativ	
Duktale Pankreaskopfkarzinome	61	66	127
Periampulläre Karzinome	20	2	22
Gesamt	81	68	149

[a] Darunter 2 totale Resektionen

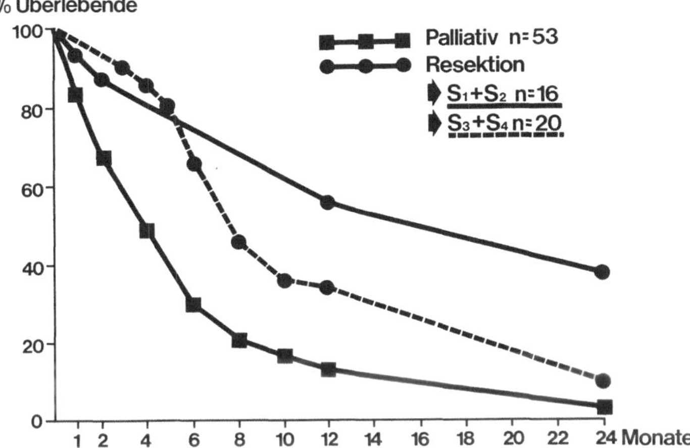

Abb. 5. Überlebenszeit nach Duodenopankreatektomie wegen duktalen Pankreaskopfkarzinoms (1980–1985); unterbrochene Kurve N-pos. Patienten

Literatur

1. Bartels P (1909) Das Lymphgefäßsystem. Fischer, Jena
2. Cubilla A, Fitzgerald P (1979) Classification of pancreatic cancer (nonendocrine). Mayo Clin Proc 54:449–458
3. Gall FP, Hermanek P, Gebhardt C, Meier H (1981) Erweiterte Resektion der Pankreas- und periampullären Karzinome: Regionale, totale und partielle Duodenopankreatektomie. Leber Magen Darm 11:179–184
4. Hermanek P (1984) Pathologie der Pankreastumoren. In: Gebhardt C (Hrsg) Chirurgie des exokrinen Pankreas. Thieme, Stuttgart
5. Kajitani T, Miwa K (1979) Treatment results of stomach carcinoma in Japan, 1963–1966 WHO-CC 2
6. Nagai H, Kuroda A, Morioka Y (1986) Lymphatic and local spread of T_1 and T_2 pancreatic cancer. A study of autopsy material. Ann Surg 204:65–71
7. Pissas A (1984) Anatomical and anatomosurgical essay on the lymphatic circulation of the pancreas. Anat Clin 6:255–280

Der solid-zystische Pankreastumor

H.-F. KIENZLE [1], M. STOLTE [2] und R. BÄHR [1]

Einleitung

Der solid-zystische Pankreastumor wurde als selbständige Entität erst in den letzten Jahren von anderen Pankreastumoren abgetrennt. Er ist z. B. in der WHO-Klassifikation von 1978 noch nicht enthalten [3]. Nach der Charakterisierung dieses Tumors, u. a. durch Klöppel et al. [4], sind rasch weitere kasuistische Berichte erfolgt [2, 6, 10, 12, 13]. Diesen Publikationen sollen 3 weitere, eigene Beobachtungen hinzugefügt werden.

Kasuistik

1. Bei einer 21jährigen Frau bestanden unerklärliche Zehenheberkrämpfe. Sie rauchte täglich 20 Zigaretten und nahm seit 3 Jahren den Ovulationshemmer Oviol 22. Durch die Krampferscheinungen beunruhigt, ließ sie sich bei einem Internisten untersuchen. Die klinische Untersuchung war unauffällig, die üblichen Laboruntersuchungen einschließlich BSG waren normal. Bei der Sonographie des Abdomens fand sich ein 4 cm großer, rundlicher, glatt begrenzter Tumor zwischen linker Niere und Milz. Der sonographische Befund wurde computertomographisch bestätigt. Wegen kalkdichter Strukturen wurde differentialdiagnostisch ein verkalktes Nierenarterienaneurysma diskutiert und durch Zöliakographie ausgeschlossen.

Bei der Laparotomie bestätigte sich der zuvor beschriebene Pankreasschwanztumor. Zur Entfernung der Geschwulst in toto war eine Pankreasschwanzresektion mit Splenektomie notwendig. Makroskopisch war der Tumor grau-gelb von fester Konsistenz mit winzigen Verkalkungen. Histologisch ergab sich der überraschende Befund eines solid-zystischen Pankreastumors. Er schien infiltrativ kontinuierlich in die Milz hereingewachsen und manschettenartig perivaskulär im Milzhilus ausgebreitet (Abb. 1).

Der postoperative Verlauf war komplikationslos.

[1] Chirurgische Klinik, Städtisches Klinikum (Direktor: Prof. Dr. R. Bähr), D-7500 Karlsruhe.
[2] Institut für Pathologie, Klinikum Bayreuth (Leiter: Prof. Dr. M. Stolte), D-8580 Bayreuth.

M. Trede, H. D. Saeger (Hrsg.)
Aktuelle Pankreaschirurgie

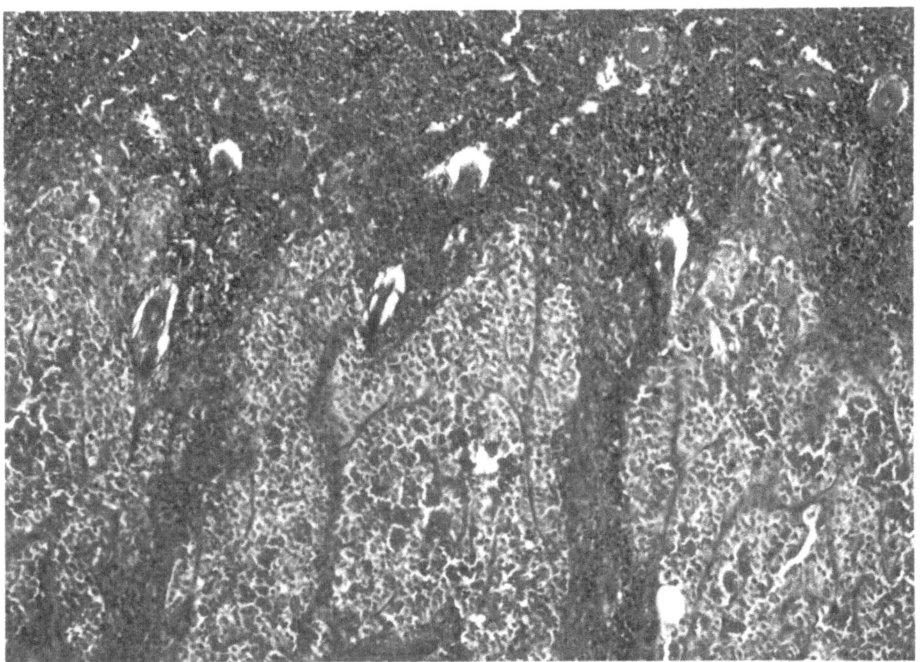

Abb. 1. Invasionsfront des solid-zystischen Pankreastumors mit unscharfem, infiltrativem Wachstum in das angrenzende Milzparenchym (Hämatoxylin-Eosin, Org.-Vergr. 22fach)

Mittlerweile sind seit der Operation knapp 2 Jahre vergangen. Die Zehenheberkrämpfe sind postoperativ nicht mehr aufgetreten. Sonographisch und computertomographisch bislang sicherer Ausschluß eines Rezidivs.

2. Wenige Wochen danach kam eine zweite, 19jährige, ebenfalls sehr schlanke Patientin mit einem im Epigastrium tastbaren Tumor zur Aufnahme. Auch sie rauchte und hatte 4 Jahre lang Ovulationshemmer eingenommen. Der tastbare Tumor fand im Sonogramm und CT seine Bestätigung, wobei computertomographisch nicht festgelegt werden konnte, ob der Tumor vom linken Leberlappen oder Pankreas ausging (Abb. 2). Intraoperativ zeigte sich ein glatt begrenzter, kugeliger und in einer Kapsel liegender Tumor von 12 cm Durchmesser, dessen Ausgangspunkt das Pankreaskorpus war. Präparatgewicht: 550 g.

Auf der Schnittfläche sah man solide und eingeblutete pseudozystische Formationen (Abb. 3). Histologisch ergab sich ein solid-zystischer Pankreastumor ohne Infiltration von Lymphknoten oder Nachbarorganen (Abb. 4).

Der postoperative Verlauf war ebenfalls komplikationslos. Nachuntersuchungen haben keinen Hinweis auf ein Rezidiv ergeben.

3. Nach diesen beiden Beobachtungen hatte sich eine jetzt 34 Jahre alte Patientin zur Nachsorge nach Pankreasresektion im Jahre 1981 vorgestellt. Damals wurde ein Inselzellkarzinom diagnostiziert, das wegen seines Mitosenreichtums und wegen der Kapseleinbrüche als wahrscheinlich maligne eingestuft worden war. Die nun 7 Jahre andauernde Rezidivfreiheit und auch jetzige Symptomfreiheit der Patientin hatte uns veranlaßt, die Präparate des Jahres 1981

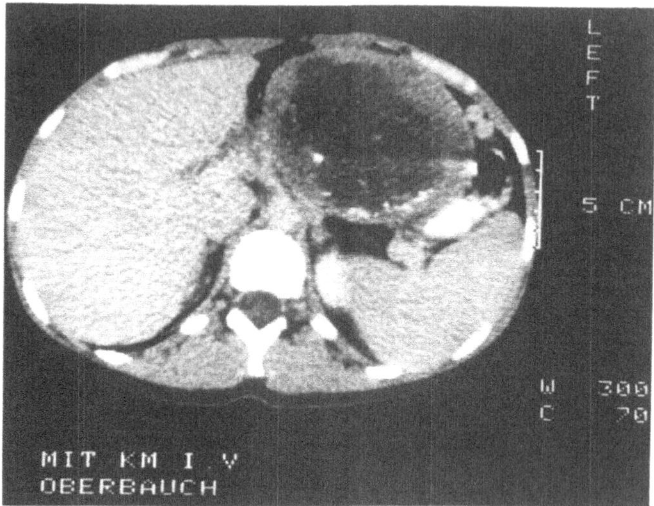

Abb. 2. Computertomogramm des solid-zystischen Pankreastumors (Fall 2). Der Ausgangspunkt des Tumors (linker Leberlappen oder Pankreas) ist nach dem CT nicht zu entscheiden. Der Tumor zeigt eine solide Kapsel und zystische Areale im Innern

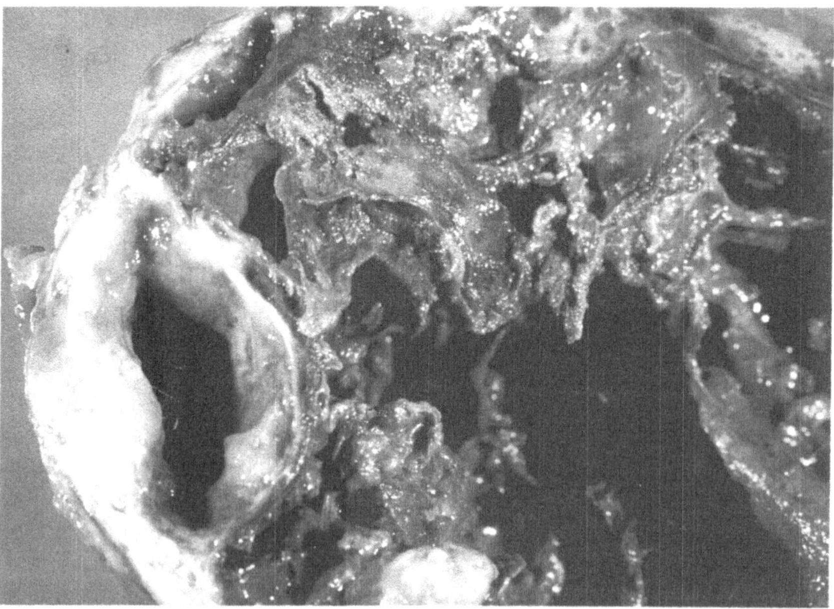

Abb. 3. Solid-zystischer Pankreastumor (größter Durchmesser 12,5 cm) mit multiplen eingebluteten Pseudozysten, hämorrhagischen Arealen und einer soliden Kapsel

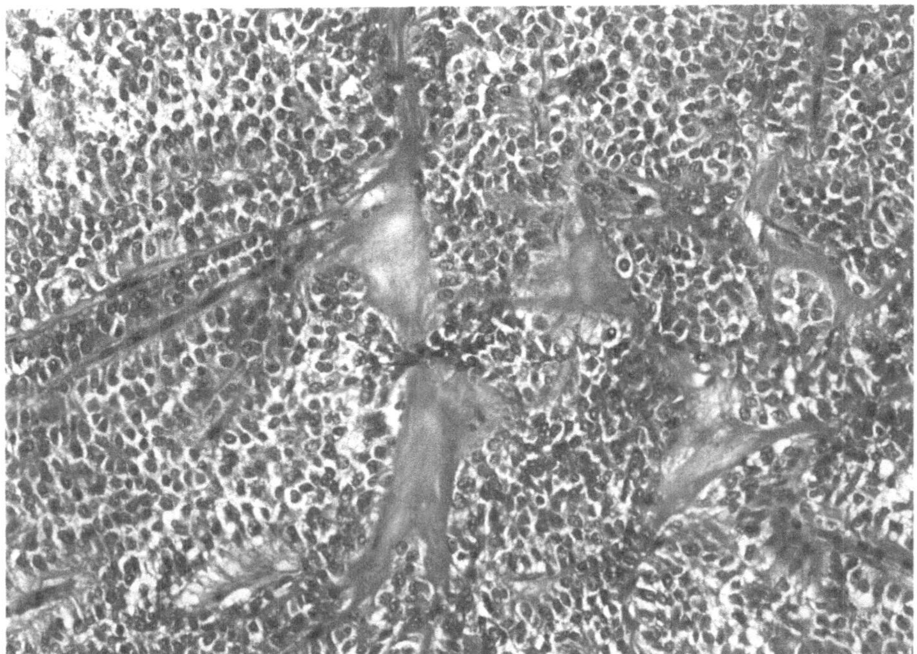

Abb. 4. Solid-zystischer Pankreastumor mit benignen Kriterien ohne Infiltrationen von Lymphknoten oder Nachbarorganen (Hämatoxylin-Eosin, Org.-Vergr. 20fach)

noch einmal durchmustern zu lassen. Es stellte sich heraus, daß es sich damals ebenfalls um einen solid-zystischen Pankreastumor und *nicht* um ein malignes Inselzellkarzinom gehandelt hatte.

Diskussion

Der sehr seltene solid-zystische Pankreastumor kommt überwiegend bei jungen Frauen zwischen 14 und 35 Jahren vor [2, 4–6, 10–12]. Die Histogenese dieser Tumoren ist unklar. In den ersten Publikationen wurde dieser Tumor „Azinuszelltumor" genannt [1, 4, 10, 12]. Spätere immunhistochemische Untersuchungen ergaben aber keine Anhaltspunkte dafür, daß der Tumor wirklich von „Azinus"-Zellen ausgeht [7, 9].

Ätiologisch werden hormonale und genetische Faktoren diskutiert [5, 8, 9]. Obgleich eine Beziehung zur Einnahme von Kontrazeptiva bislang nicht gesichert ist, ist festzuhalten, daß in unseren 3 Fällen Ovulationshemmer eingenommen wurden.

Übereinstimmend wird betont, daß typische klinische Symptome – wie auch in 2 Fällen bei uns – fehlen [4, 10, 12]. Gleichwohl bleibt bemerkenswert, daß eine Patientin wegen Zehenheberkrämpfen untersucht wurde, die nach der Tumorentfernung nicht mehr aufgetreten waren.

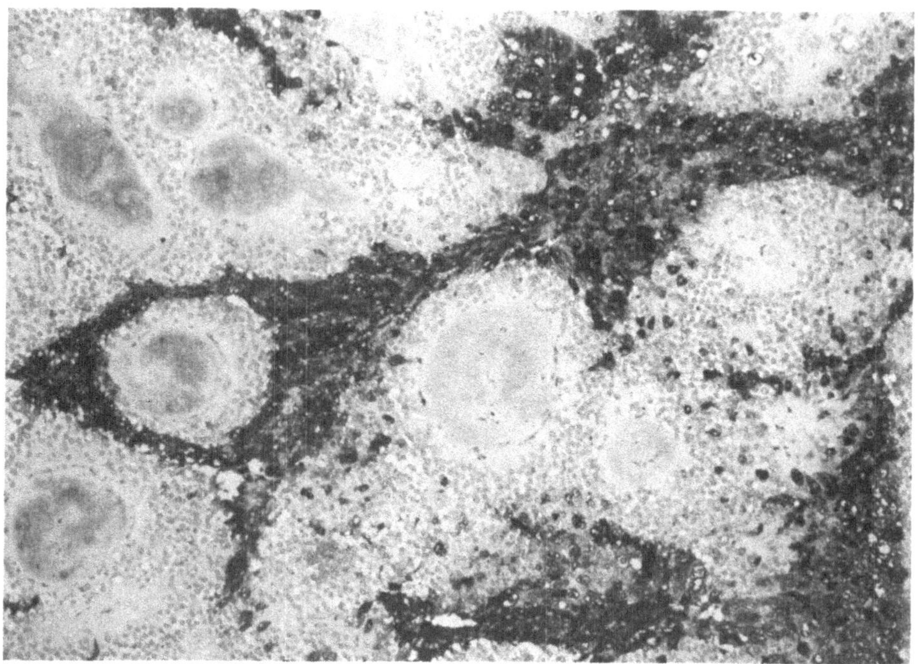

Abb. 5. α-1-Antitrypsin als charakteristischer Tumormarker des solid-zystischen Pankreastumors. Kennzeichnend ist die „patchy distribution" der α-1-Antitrypsin-Markierung

Das makroskopische Bild ist gekennzeichnet durch kugelige, gut gekapselte Tumoren mit soliden und zystischen Arealen und nicht selten ausgeprägten hämorrhagischen Bezirken [5, 9, 10, 12].

Histologisch findet sich einerseits ein solides, monomorphes Zellmuster mit PAS-positiven, intrazellulären Globuli, andererseits finden sich große, degenerativ veränderte Areale mit zystischen Nekrosen, Einblutungen und Cholesteringranulomen [5, 10, 11].

Die Immunhistochemie unterstützt die Diagnose (Tabelle 1). α-1-Antitrypsin und die neuronspezifische Enolase sind für den solid-zystischen Pankreastumor charakteristisch (Abb. 5), während andere Reaktionen meist negativ ausfallen [9].

Der solid-zystische Pankreastumor wird als benigne eingestuft [5, 13], wenn es auch vereinzelt Berichte gibt, nach denen der Tumor infiltrativ in Nachbarorgane, in unseren Fällen in Milz und Lymphknoten, eingewachsen war (1. Fall) [7, 13]. Ob man dieses Kriterium als sicheres Zeichen für Malignität werten kann, muß zunächst offen bleiben. Möglicherweise entspricht dies der Erfahrung bei der Dignitätsbeurteilung endokriner Tumoren, daß man nämlich erst dann sicher einen malignen Tumor diagnostizieren kann, wenn eindeutig vom Tumor getrennte Lymphknotenmetastasen oder Fernmetastasen vorliegen.

Als chirurgische Therapie ist die Enukleation oder die sparsame Resektion der Tumoren als adäquat anzusehen [2]. Angestrebt werden sollte in jedem Fall die Exstirpation im Gesunden, da vereinzelt Berichte über Mitosenreichtum und infiltratives Wachstum vorliegen.

Tabelle 1. Immunzytochemische Ergebnisse verschiedener Pankreastumoren. *NSE* Neuronspezifische Enolase, *AAT* α-1-Antitrypsin, *CEA* Karzinoembryonales Antigen [9]

	α-Amylase	Lipase	Trypsin	Chymotrypsin	Hormone	NSE	AAT	CEA	CA 19-9
Azinuszellkarzinom	0/ 9	9/ 9	9/ 9	9/ 9	0/ 9	0/ 9	9/ 9	0/ 9	0/ 9
Pankreatoblastom	0/ 2	2/ 2	2/ 2	2/ 2	0/ 2	0/ 2	2/ 2	0/ 2	0/ 2
Solid-zytischer Tumor	0/16	0/16	0/16	0/16	0/16	2/16	16/16	0/16	0/16
Duktales Adenokarzinom	0/20	0/20	0/20	0/20	0/20	0/20	0/20	20/20	20/20

Literatur

1. Compagno J, Oertel JE, Kremzar M (1979) Solid and papillary epithelial neoplasms of the pancreas, probably of small duct origin: A clinicopathologic study of 52 cases. Lab Invest 40:248–249
2. Fischer H-P, Doppl W, Stambolis C (1983) Azinuszelltumor des Pankreas. Zentralbl Allg Pathol 128:189–196
3. Gibson JB, Sabin LH (1978) Histological typing of tumours of the liver, biliary tract and pancreas. WHO. Int. Histological Classification of Tumours. No 20. WHO, Geneva
4. Klöppel G, Moroshi T, John HD et al. (1981) Solid and cystic acinar cell tumour of the pancreas. Virchows Arch [A] 392:171–183
5. Klöppel G, Held G, Morohoshi T, Seifert G (1982) Klassifikation exokriner Pankreastumoren. Histologische Untersuchungen an 167 autoptischen und an 97 bioptischen Fällen. Pathologe 3:319–328
6. Kuo TT, Su IJ, Chien CH (1984) Solid and papillary neoplasm of the pancreas: Report of three cases from Taiwan. Cancer 54:1469–1474
7. Learmonth GM, Price SK, Visser AE, Emms M (1985) Papillary and cystic neoplasm of the pancreas: acinar cell tumor? Histopathology 9:63–79
8. Morohoshi T, Held G, Klöppel G (1983) Exocrine pancreatic tumours and their histological classification: A study based on 167 autopsy and 97 surgical cases. Histopathology 7:645–661
9. Morohoshi T, Kanda M, Horie A, Chott A, Dreyer T, Klöppel G, Heitz PU (1987) Immunocytochemical markers of uncommon pancreatic tumors. Acinar cell carcinoma, pancreatoblastoma and solid cystic (papillary-cystic) tumor. Cancer 59:739–747
10. Muhrer KH, Doppl W, Stambolis C, Schwemmle K (1983) Seltener Pankreastumor: der solid-cystische Acinuszelltumor. Chirurg 54:613–616
11. Oertel JE, Mendelsohn G, Compagno J (1982) Solid and papillary epithelial neoplasms of the pancreas. In: Humphrey BG, Grindey GB, Dehner LP, Acton RT, Pysher TJ (eds) Pancreatic tumors in children. Nijhoff, The Hague, pp 167–171
12. Rückert K, Klöppel G, Treu HA, Altmeier A, Hempel D, Lingg G (1982) Solid-zystischer Acinuszelltumor des Pankreas. Dtsch Med Wochenschr 107:1015–1020
13. Sanfey H, Mendelsohn G, Cameron JL (1983) Solid and papillary neoplasm of pancreas: A potentially curable surgical lesion. Ann Surg 1967:272–275

Teil II. Chronische Pankreatitis

Chronische Pankreatitis – Indikation zur Operation

A. ENCKE [1]

Wenn man mit dem Gastroenterologen über die chronische Pankreatitis diskutiert, geht es in der Regel um die Indikation zur Operation, wenn wir Chirurgen miteinander reden, meist nur noch um das bestmögliche operative Verfahren. Ich selbst sehe meine Aufgabe darin, die Operationsindikation mit dem nicht anwesenden Internisten zu diskutieren und stütze mich deshalb dabei auf eine mit Domschke gemeinsam erarbeitete Stellungnahme [6].

Die Operationsindikation bei chronischer Pankreatitis sollte heute im internistisch-chirurgischen Dialog gestellt werden. Als *relevante Indikationen* gelten:

1. Lokale Komplikationen (Duodenalstenose, Choledochusstenose, Kolonstenose, Pfortader- bzw. Milzvenenthrombose oder -kompression, Pseudozysten, innere oder äußere Pankreasfistel),
2. Cholelithiasis,
3. Malignomverdacht,
4. konservativ therapierefraktärer Schmerz.

Über die Operationsindikationen 1–3 besteht i. allg. Einigkeit. Man muß allerdings berücksichtigen, daß die Cholelithiasis häufiger in einer koexistenten als in einer kausalen Beziehung zur chronischen Pankreatitis steht. In der Frühphase rezidivierender Entzündungsschübe stellt die chirurgische Sanierung der Gallenwege zweifellos eine kausale Therapie dar. Bei der auch klinisch als chronisch imponierenden Pankreatitis bilden Gallenwegskonkremente aber nur eine möglicherweise und nicht unbedingt begründete, additive pathogene Noxe, die durch die Operation eliminiert werden kann [8]. Ein wesentlicher Fortschritt für die Stellung der Operationsindikation ist natürlich die verbesserte morphologische Diagnostik durch die modernen bildgebenden Verfahren, v. a. die ERCP, den Ultraschall und die CT, bei gezielter Fragestellung einer segmentalen portalen Hypertension auch die Angiographie.

Typische Komplikationen, die eine Operation unbedingt erfordern, sind die Röhrenstenose des distalen Choledochus, die Duodenalstenose und seltener eine Kolonstenose. Die Pseudozyste wird zunehmend kontrovers diskutiert, da inzwischen die Hälfte dieser Zysten zunächst und auch erfolgreich sonographisch punktiert werden. Hier stellt sich die Frage, wieviele Punktionsversuche wir dem Gastroenterologen zugestehen, bevor eine operative Ableitung oder Resektionsbehandlung durchgeführt werden muß. Die endoskopisch-sonographischen Ver-

[1] Zentrum für Chirurgie des Universitätsklinikum Frankfurt, Theodor-Stern-Kai 7, D-6000 Frankfurt/Main 70.

M. Trede, H. D. Saeger (Hrsg.)
Aktuelle Pankreaschirurgie

fahren zur Beseitigung von Hindernissen bei der chronischen Pankreatitis sind bisher nicht durch kontrollierte Studien überprüft worden. Alle in Tabelle 1 beschriebenen Maßnahmen wie die endoskopische Extraktion papillennaher Konkremente, die Prothetik im Bereich des Gallenganges und des Ductus pancreaticus und die schon angesprochene äußere und innere Zystendrainage befinden sich noch im Stadium der Erprobung und müssen deshalb zunächst mit den operativen Verfahren verglichen werden.

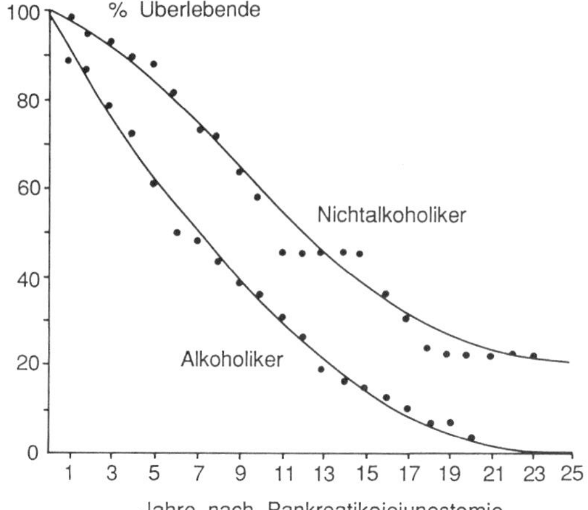

Abb. 1. Überlebensraten nach Pankreatikojejunostomie bei Alkoholikern und Nichtalkoholikern. (Nach [10])

Beim *nicht beeinflußbaren Schmerz* ist die Operationsindikation problematisch und strittig [5]. Eine rationale Orientierung ist nur unvollkommen möglich, da für die Beantwortung wichtiger klinischer Fragen die Ergebnisse prospektiver, kontrollierter Studien fehlen. Eine besondere Schwierigkeit liegt auch in unserer begrenzten Kenntnis der Pathogenese der chronischen Pankreatitis (biliär, alkoholisch, idiopathisch) und des dabei auftretenden Schmerzes. Dementsprechend bleibt die eingeschlagene Therapie bisher immer nur symptomatisch und empirisch.

Der Alkohol wird in größeren Patientenkollektiven zu 70% als Ursache der Pankreatitis angesehen. Die alkoholische Pankreatitis verläuft fast in allen Fällen schmerzhaft, während bei idiopathischer chronischer Pankreatitis höchstens jeder zweite Patient Schmerzen angibt. Der Alkoholgenuß beeinflußt nicht nur die Entwicklung der Erkrankung, sondern auch die Therapieergebnisse und damit wiederum die Operationsindikation (Abb. 1).

Als mögliche *Schmerzursachen* gelten akute Pankreatitisschübe, eine intraduktale Druckerhöhung bei Obstruktion, dann Pseudozysten mit perifokaler Entzündung, toxische Nervenirritationen, die inzwischen auch morphologisch nachgewiesen werden konnten [4], und der chronische Gallenstau bei einer Choledochusstenose.

Die Ergebnisse der konservativen *Schmerztherapie* sind schlecht. Die individuelle Prognose ist unabsehbar, Schmerzfreiheit nach konservativer Therapie („Ausbrennen") tritt zwischen 1 und 18 Jahren ein. Innerhalb von 10 Jahren sind

Tabelle 1. Endoskopisch-sonographische Verfahren

Extraktion papillennaher Konkremente aus dem Pankreasgang
Gallengangs- und Ductus-Pancreaticus-Endoprothesen
Äußere, innere Pseudozystendrainage

Tabelle 2. Analgetische und Denervierungsverfahren

Akupunktur Plexusblockade (Ganglion coeliacum) Periduralanästhesie (pumpengesteuert)
Bilaterale Splanchniektomie und Sympathektomie TH_8-L_1
Komplette postganglionäre Denervierung der Bauchspeicheldrüse

allerdings 30% der Patienten verstorben, 50% müssen operiert werden und über 35% sind invalidisiert. Die Opiatabhängigkeit wird zwischen 2 und 20% angegeben, und nur 20–30% der Erkrankten bleiben arbeitsfähig.

Auch die vorgeschlagenen lokalanalgetischen und Denervierungsverfahren haben enttäuscht (Tabelle 2). Trotz einzelner Erfolgsberichte hat sich keines dieser Verfahren langfristig als erfolgreich erwiesen. Bis zu 85% Beschwerdefreiheit nach 5 Jahren [8] steht völlige Skepsis gegenüber. Bezüglich der konservativen Schmerztherapie wird seitens der Gastroenterologen immer wieder eine Studie von Ammann et al. [1] angeführt. Sie soll belegen, daß die Patienten unter gleichzeitiger Verkalkung der Drüse und Entwicklung einer exokrinen und endokrinen Insuffizienz im Mittel nach 4,5 Jahren zu 85% beschwerdefrei werden, unabhängig davon, ob sie operiert wurden oder nicht. Gegen diese Studie müssen schwerwiegende Argumente vorgetragen werden: eine negative Selektion der Patienten, die zum Zeitpunkt der Studie noch nicht mögliche optimale morphologische Diagnostik und die Durchführung heute als nicht mehr adäquat angesehener Operationsverfahren [3, 12].

Welches sind nun die chirurgischen Argumente für die operative Behandlung der chronischen Pankreatitis, die sich in der Praxis offenbar wesentlich häufiger als notwendig erweist, als unsere konservativen Partner dies sehen oder wahrhaben wollen? Ein wichtiges Argument ist die inzwischen erreichte niedrige Letalität, die bei den Resektionsverfahren heute mit 2–3%, für die Drainageverfahren etwas höher angegeben wird. Allerdings muß sich jeder, der eine chronische Pankreatitis operativ behandelt, auch mit diesen Ergebnissen erfahrener Zentren [2, 7, 11] vergleichen lassen. Die Ergebnisse der Resektion und Drainage bei chronischer Pankreatitis zeigen, in Tabelle 3 etwas pauschal zusammengefaßt, daß neben der niedrigen Letalität bei beiden Verfahren heute in einem hohen Prozentsatz Schmerzbeseitigung und Gewichtsanstieg sowie Wiedererlangung der Arbeitsfähigkeit erreicht werden können. Diese Daten setzen allerdings eine kritische Indikationsstellung voraus. Trede hat bei über 40% der ihm zugewiesenen Patienten die konservative Therapie für noch nicht ausgeschöpft gehalten. Er hat allerdings auch herausgefunden, daß ein Teil dieser Patienten dann andernorts doch operiert wurde, weil der Wunsch des Patienten und/oder des Hausarztes zu einer Bedrängnis für den Chirurgen wurden [11].

Tabelle 3. Operationsergebnisse bei chronischer Pankreatitis

	Resektion (%)	Drainage (%)
Letalität	2 – 3	3,9– 6,6
Schmerzbeseitigung	60 –94	62,8–75,7
Gewichtsanstieg	70 –82	68,5
Relaparotomie	2,1– 5,7	11,4–17
Arbeitsfähigkeit	50 –85	70

Ist die Operationsindikation gestellt, ergibt sich die *Differentialindikation* zwischen Resektions- und Drainageverfahren. Die Drainageoperation erscheint im Hinblick auf die endokrine Situation mit möglichst weitgehender Erhaltung von funktionsfähigem Parenchym attraktiv. Sie stellt deshalb theoretisch die Operation der ersten Wahl dar, wenn sie bei entsprechender Dilatation des Pankreasganges möglich erscheint. Gangweite ebenso wie prä- und intraoperative Druckmessungen im Ductus pancreaticus zeigen allerdings keine Korrelation zur Schmerzsymptomatik (Literatur bei [6]). Damit bleibt auch die Frage offen, ob die Drainageverfahren ihre therapeutische Wirkung allein über eine Druckentlastung des Pankreasgangsystems realisieren. – Die unterschiedlichen Resektionsverfahren sind in der Praxis v.a. bei den häufigen Kopfpankreatitiden mit und ohne lokale Komplikationen indiziert. Entweder ist bei diesen Patienten eine Drainage wegen multipler Gangobstruktionen oder fehlender Dilatation des Ganges nicht möglich, oder eine Kopfresektion erscheint weniger komplikationsgefährdet als die Mehrfachdrainage von Magen, Gallen- und Pankreasgang [11]. Unproblematisch erscheint die Linksresektion bei der allerdings seltenen Korpus- oder Schwanzpankreatitis.

Der chirurgisch-internistische Konsens zur Operationsindikation bei chronischer Pankreatitis [6] sieht m.E. heute so aus:

1. Die Pathogenese der Erkrankung und des Schmerzes sind im Einzelfall ungeklärt. Das Alkoholproblem bleibt bis heute ungelöst. Unsere Therapie ist deshalb in der Regel nur eine symptomatische und empirische.
2. Lokale Komplikationen der chronischen Pankreatitis (s. S. 117) sind eine klare Operationsindikation. Schmerzen ohne derartige Komplikationen sollten zunächst stets konservativ (Alkoholkarenz, Meiden tierischer Fette, Enzymsubstitution bereits im Initialstadium der Erkrankung, ggf. Spasmoanalgetika, nur in Extremfällen Opiatanalgetika) behandelt werden. Bei konservativ unbeeinflußbaren Schmerzzuständen mit Invalidisierung, Gefährdung sozialer Funktionen und Entwicklung einer Toxikomanie ist die Indikation zur Operation gegeben.
3. Unter den chirurgischen Verfahren der Schmerztherapie gewinnen die Drainageoperationen neuerdings wieder an Boden. Zwischen Resektion und Drainage besteht aber keine Konkurrenz, sondern eine dem morphologischen Befund entsprechend individuell zu stellende Differentialindikation. Die totale Pankreatektomie ist wegen ihrer hohen Spätletalität nur noch ausnahmsweise indiziert. Denervierungsoperationen haben derzeit keine Bedeutung.

Unser Jubilar Trede hat beim Deutschen Chirurgen-Kongreß 1987 ein persönliches Fazit seiner großen eigenen Erfahrung gezogen, das ich ihnen als Zusammenfassung anbieten möchte: Die chronische Pankreatitis ist nicht nur ein internistisches Problem. Hierfür sorgen allein schon die betroffenen Patienten und ihre Hausärzte. Die kritische und richtige Operationsindikation ist wichtiger als das Operationsverfahren. Die operativen Spätergebnisse müssen am Spontanverlauf der Erkrankung unter konservativer Therapie gemessen werden. Resektion und Drainage sind keine Konkurrenzverfahren, sondern entsprechend dem individuellen morphologischen Befund einzusetzen.

Literatur

1. Ammann RW, Akovbiantz A, Largiader F et al. (1984) Course and outcome of chronic pancreatitis. Gastroenterology 86:820–828
2. Beger HG (1987) Die duodenumerhaltende Pankreaskopfresektion bei chronischer Pankreatitis. Langenbecks Arch Chir 372:357–362
3. Bradley EL (1987) Long-term results of pancreatojejunostomy in patients with chronic pancreatitis. Am J Surg 153:207–211
4. Büchler M, Weihe E, Müller S, Malfertheiner P, Frieß H, Beger HG (1989) Neurotransmitter in Pankreasnerven: Ein Beitrag zur Schmerzgenese bei chronischer Pankreatitis. Langenbecks Arch Chir [Suppl] 375–379
5. Creutzfeldt W (1987) Chirurgische Therapie der chronischen Pankreatitis – Advocatus diaboli-Kommentar. Langenbecks Arch Chir 372:373–378
6. Domschke W, Encke A (1988) Schmerztherapie bei chronischer Pankreatitis – Kontroverse Standpunkte. Z Gastroenterol [Verh] 23:136–142
7. Gall FP (1987) Chirurgische Therapie durch Resektionsverfahren. Langenbecks Arch Chir 372:363–368
8. Horn J (1985) Therapie der chronischen Pankreatitis. Springer, Berlin Heidelberg New York Tokyo
9. Mallet-Guy P (1983) Late and very late results of resections of the nervous system in the treatment of chronic relapsing pancreatitis. Am J Surg 145:234–238
10. Prinz RA, Greenle HB (1981) Pancreatic duct drainage in 100 patients with chronic pancreatitis. Ann Surg 194:313–320
11. Trede M (1987) Therapie der chronischen Pankreatitis – Schlußkommentar. Langenbecks Arch Chir 372:379–382
12. Warshaw AL (1984) Pain in chronic pancreatitis: patients, patience and the impatient surgeon. Gastroenterology 86:987–989

Dilemma: Pankreatitis/Pankreaskarzinom

H. D. SAEGER [1], G. SCHWALL [1] und M. TREDE [1]

Die Einordnung eines Pankreastumors bezüglich seiner Dignität kann eine nahezu unlösbare Aufgabe sein. Wir werden immer wieder mit folgender Situation konfrontiert: Bei einem Patienten mit Oberbauchbeschwerden wird zunächst sonographisch und schließlich im CT ein Pankreaskopftumor diagnostiziert. Daraufhin erfolgt die Einweisung in die Klinik mit dem Hinweis: „Pankreaskopftumor, ein Karzinom ist nicht auszuschließen."

Die vor allen diagnostischen Maßnahmen stehende *Anamnese* kann bereits irreführen wie im folgenden Fall:

Ein 33jähriger Koch hatte als ehemaliger Alkoholiker seit 4 Jahren die typische Symptomatik einer chronischen Pankreatitis. Erst als die Schmerzen unerträglich wurden, entschlossen wir uns zur Whipple-Operation. Zur großen Überraschung aller zeigte sich dann histologisch zwar eine chronische Pankreatitis, aber auch ein Karzinom, welches bis zur Resektionslinie heranreichte. Wir waren deshalb gezwungen, 1 Woche später die Entfernung des restlichen Pankreas inklusive Milz durchzuführen. Der Patient hat bislang 11 Jahre seit der Operation überlebt.

Anamnese und Symptomatik helfen allein nicht weiter. Die Einweisungsdiagnose „Pankreaskopftumor, ein Karzinom ist nicht auszuschließen" führt nun zwangsläufig zur weitergehenden *Diagnostik*.

Die Angiographie erhebt wohl heute keinen Anspruch mehr auf die Differenzierung zwischen chronischer Pankreatitis oder Karzinom. Wenn eine Pfortadereinengung vorliegt, gilt dies beim Pankreaskarzinom allgemein als Zeichen der Inoperabilität (Abb. 1). Ein nahezu identischer Befund kann sich aber auch bei Kompression der V. portae durch ein entzündlich vergrößertes Pankreas ergeben (Abb. 2).

Die gleiche Problematik gilt für alle indirekten Zeichen der Raumforderung im Pankreaskopf, wie z. B. die Stenose des Duodenums und der Gallenwege [7].

Die transkutane sonographisch oder CT-gesteuerte *Feinnadelpunktion* des Pankreas zeigt uns in der überwiegenden Anzahl der Fälle den Befund der chronischen Pankreatitis. Dieser schließt den Karzinomverdacht allerdings nicht aus. Die fragliche Treffsicherheit einerseits und die schwierige zytologische Beurteilbarkeit andererseits lassen nur im Falle des eindeutigen Karzinomnachweises eine definitive Beurteilung zu.

Der *Tumormarker* CA 19-9 ist nicht spezifisch genug und hilft ebenso wie das CEA gerade bei unsicheren Befunden nicht weiter.

[1] Chirurgische Universitätsklinik, Klinikum der Stadt Mannheim (Direktor: Prof. Dr. M. Trede), Theodor-Kutzer-Ufer, D-6800 Mannheim 1.

M. Trede, H. D. Saeger (Hrsg.)
Aktuelle Pankreaschirurgie

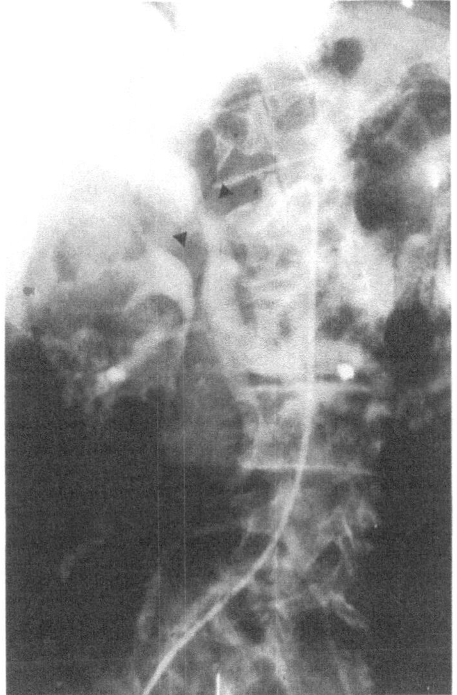

Abb. 1. Pfortaderstenose durch Tumorinfiltration

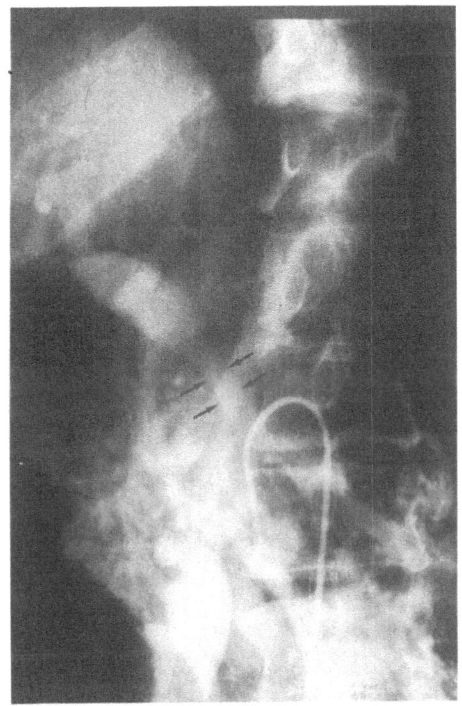

Abb. 2. Pfortaderstenose durch Kompression bei chronischer Pankreatitis

Tabelle 1. ERCP – Diagnostische Effizienz (n = 397 Erkrankungen des Pankreas) (Abt. f. Endoskopie, Chir. Univ. Klinik Mannheim 1988)

	Chronische Pankreatitis	Pankreaskopf-karzinom
Spezifität	99,6%	98,9%
Sensitivität	71,7% (84,2%)*	77,2% (91,9%)*
Richtigkeit	96,2%	85,7%

* ( ) bei gelungener Sondierung der Papilla Vateri

Die *Endoskopie* des Gallen- und Pankreasganges liefert unseres Erachtens die sichersten Aussagen bezüglich der Dignität. Die Untersuchung im eigenen Krankengut ergab für die endoskopisch retrograde Cholangio- und Pankreatikographie (ERCP) bei 397 Patienten mit Erkrankungen des Pankreas eine Trefferquote für die chronische Pankreatitis von 96,2% und für das Pankreaskarzinom von 85,7% (Tabelle 1).

Trotzdem gibt es auch hier nahezu unlösbare Fälle:

Wer möchte nach den Befunden in Abb. 3 und 4 entscheiden, in welchem Fall es sich um ein Karzinom und in welchem es sich um eine chronische Pankreatitis handelt. Beide zeigen scheinbar ein „double-duct-sign". Aufgrund des klinischen Bildes haben wir uns im 1. Fall abwartend

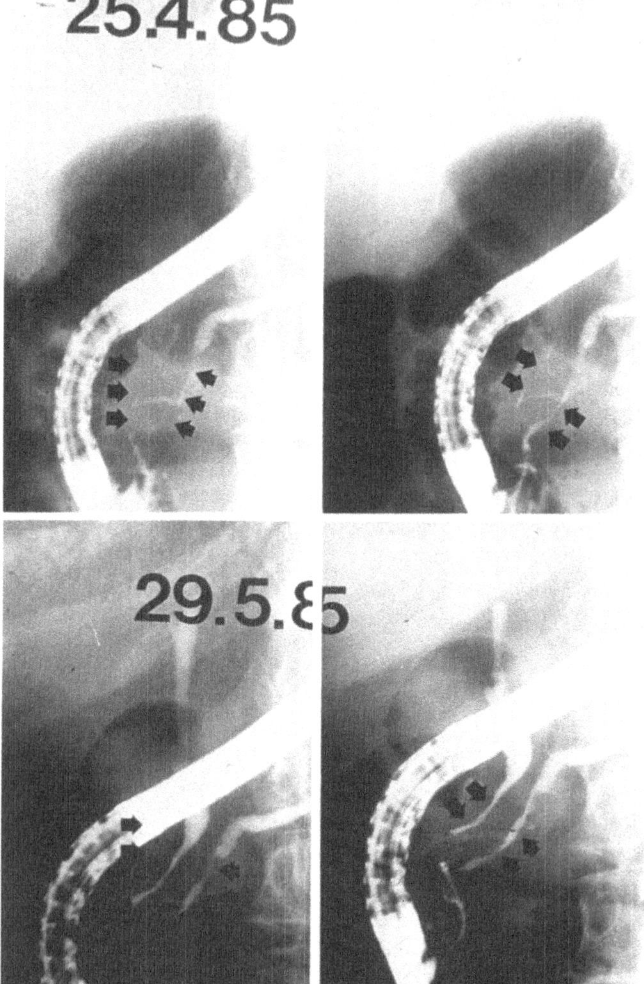

Abb. 3. Stenose des Ductus choledochus und des Ductus Wirsungianus bei Pankreatitis. ERCP bei Aufnahme (*oben*) und 5 Wochen später nach konservativer Therapie (*unten*)

verhalten. Bei einer Kontroll-ERCP 1 Monat später sahen wir die inzwischen wieder durchgängigen Pankreas- und Gallenwege (Abb. 3). Im anderen Fall handelte es sich um ein ausgedehntes, nicht mehr resektables Pankreaskopfkarzinom (Abb. 4).

Aus der Diagnostik resultieren also teilweise eindeutige Befunde, aber es bleiben auch ungelöste Fälle – und selbst die sog. eindeutigen Befunde können täuschen.

Nach erfolgter Diagnostik werden wir bei nicht eindeutigem Befund den Patienten engmaschig kontrollieren. Vom klinischen Verlauf und ggf. den Befunden apparativer Kontrollen wird es abhängig sein, ob eine Operation erforderlich ist.

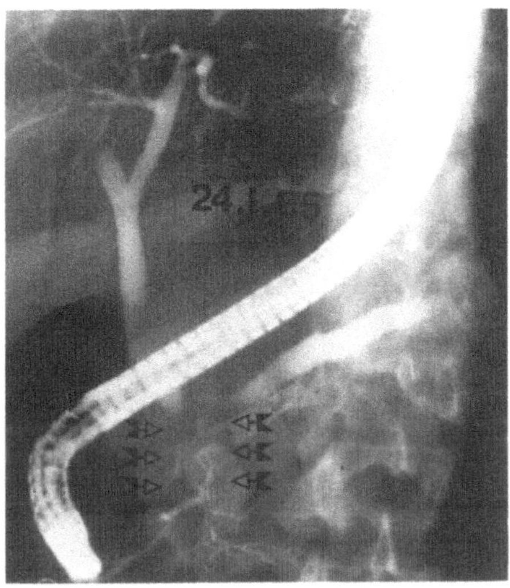

Abb. 4. Typisches "double-duct-sign" beim Pankreaskopfkarzinom

Tabelle 2. Diagnose prä- und postoperativ (Chir. Univ. Klinik Mannheim 01. 10. 1972–01. 10. 1988)

Präoperativ	Postoperativ	
	Pankreaskarzinom	Chronische Pankreatitis
Pankreaskarzinom	207	37 (15%)
Chronische Pankreatitis	10 (12%)	76
Total	217	113

Immer wieder werden wir die *Operation* bei einem bis dahin nicht näher definierten Pankreaskopftumor durchführen müssen. Spätestens hier muß dann die Entscheidung der Verfahrenswahl getroffen werden. Häufig wird heute für die chronische Pankreatitis eine Drainageoperation befürwortet. Es wäre aber fatal, diese beim Pankreaskarzinom einzusetzen. White fand bei 16% der Patienten nach Drainageoperation wegen chronischer Pankreatitis ein Karzinom [8].

Zur Entscheidungsfindung wird eine *intraoperative Biopsie* herangezogen. Wir haben selbst nie eine so sichere Trefferquote dabei erreicht, wie sie von Bodner u. Lederer [1] bereits 1976 angegeben wurde. Andere Autoren [2] beschrieben eine Fehlerquote für die intraoperative Probeexzision von 30%. Dies liegt in erster Linie an der Trefferquote des Operateurs, aber auch an der Interpretation der Biopsate [5].

Die *intraoperative Sonographie* des Pankreas hilft bisher für die Differenzierung Entzündung/Malignom nicht weiter. Es bleibt demnach für einige Fälle das Dilemma der unklaren Dignitätsbeurteilung auch noch intraoperativ. So waren in unserem Krankengut immerhin von 86 Fällen mit prä- und intraoperativ vermuteter Pankreatitis nach der Aufarbeitung durch den Pathologen doch 10

Karzinome (12%), und bei 15% der Patienten mit Verdacht auf Pankreaskarzinom ergab sich endgültig eine chronische Pankreatitis (n = 37/244) (Tabelle 2).

Dazu ein Fall, der die intraoperative Problematik charakterisiert:

Bei einer 32jährigen Patientin wurde wegen des bestehenden Verschlußikterus in einer auswärtigen Klinik eine Laparotomie durchgeführt. Hier stellte sich dann offensichtlich ein inoperables Pankreaskarzinom heraus. Die Operation wurde als palliativer Eingriff mit Cholezystojejunostomie beendet. Der verzweifelte Ehemann der Patientin drängte dann auf eine erneute Operation. Die Resektion war sogar ohne größere technische Schwierigkeiten möglich. Dieser Pankreaskopftumor stellte sich schließlich histologisch als eine chronisch kalzifizierende Pankreatitis heraus.

Wir müssen uns also immer wieder intraoperativ für ein Operationsverfahren entscheiden, ohne die genaue Diagnose zu kennen. Dabei stehen wir auf dem Standpunkt, im Zweifelsfall die Resektion zu wählen.

Daß wir diese Auswahl nicht unkritisch treffen, geht am besten aus der Übersicht der Verfahrenswahl bei der chronischen Pankreatitis hervor. Hier haben wir von 652 Patienten, die uns zur Überprüfung der Operationsindikation zugewiesen wurden, nur 24% reseziert, 33,75% der Patienten wurden operativ drainiert und immerhin 42,5% konservativ behandelt, weil wir den Eindruck hatten, daß die konservativ-therapeutischen Möglichkeiten noch nicht genügend ausgeschöpft seien (Abb. 5).

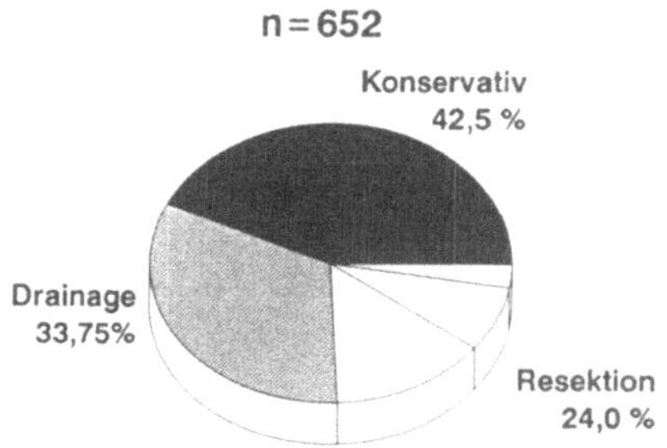

Abb. 5. Therapie bei chronischer Pankreatitis. Verfahrenswahl in der chirurgischen Klinik bei 652 Patienten

Bietet nun wenigstens die *histologische Aufarbeitung* des Präparates eine definitive Zuordnung zu Pankreatitis bzw. zum Karzinom? Auch dabei werden noch Zweifel geäußert. So z. B. Harbrecht [3]: „Selbst wenn Du Deinen Pathologen schätzt, so traue ihm nicht bei der Befundung von Pankreastumoren." Van Heerden [4] bezweifelt jeden Fall, bei dem der Patient 5 Jahre nach Resektion eines Pankreaskarzinoms überlebt.

Wir haben deshalb einen engagierten Pathologen des Mannheimer Instituts für Pathologie gebeten, 112 Pankreaskarzinome nochmals auf die histologische Zuordnung hin zu überprüfen. Ergebnis: Von 112 primär als duktales Pankreaskarzinom beurteilten Präparaten wurde die primäre Diagnose 9mal revidiert. Wir haben dann bezüglich aller langzeitüberlebenden Patienten die Histologie von unabhängiger Stelle (Erlangen) überprüfen lassen. In allen diesen Fällen wurde die primäre Diagnose des Karzinoms bestätigt. Aber die histologische Differenzierung zwischen duktalem Karzinom, chronischer Pankreatitis und Inselzelltumoren kann schwierig sein. Wir sind zur Zeit dabei, die histologischen Befunde der chronischen Pankreatitiden ebenfalls reevaluieren zu lassen, denn Zweifel bezüglich der histologischen Zuordnung kamen uns hier in einzelnen Fällen während der Nachsorgeuntersuchungen.

Das Dilemma in der Entscheidungsfindung zwischen chronischer Pankreatitis und Pankreaskarzinom kann sich also wie ein roter Faden durch die Krankheitsgeschichte eines Patienten mit Pankreaskopftumor hinziehen. Dieses Dilemma endet manchmal erst 5 Jahre nach der Pankreaskopfresektion, und in Einzelfällen auch noch später.

Eine Lösung des Problems zeichnet sich bisher nicht ab. Der Chirurg ist aber spätestens intraoperativ gefordert, einen Ausweg aus diesem Dilemma zu finden. Wir haben immer wieder – auch bei der letztlich gesicherten chronischen Pankreatitis – den umschriebenen harten Tumor im Pankreaskopf gesehen. Wenn ein derartiger Pankreaskopftumor symptomatisch ist, weil der Patient aufgrund einer bestehenden Duodenalstenose erbricht, weil ein Ikterus aufgetreten ist und weil ständige Schmerzen bei diesen Patienten therapieresistent geworden sind, dann ist für uns die Indikation zur Resektion gegeben.

Schließlich bietet die Pankreaskopfresektion – falls es sich doch um ein Karzinom handeln sollte – die einzige Chance auf Heilung [6].

Literatur

1. Bodner E, Lederer B (1976) Die Feinnadelsaugbiopsie, ein treffsicheres und risikoloses Verfahren zur intraoperativen Abklärung von Pankreastumoren. Zentralbl Chir 101:1353–1358
2. Campanale RP, Frey CF, Farias LR, Twomey PL, Guernsey JM, Keehn R, Higgins G (1985) Reliability and sensitivity of frozen-section pancreatic biopsy. Arch Surg 120:283–288
3. Harbrecht PJ (1974) Diskussionsbeitrag zur Arbeit von S. M. Wilson: Periampullary carcinoma. Arch Surg 108:539
4. Heerden J van (1987) Discussion of the paper: Conolly MM, Dawson PJ, Michaelassi F, Moossa AR, Lowenstein F: Survival in 1001 patients with carcinoma of the pancreas. Ann Surg 206:371
5. Horn J (1985) Therapie der chronischen Pankreatitis. Springer, Berlin Heidelberg New York Tokyo
6. Trede M (1987) Treatment of pancreatic carcinoma: the surgeon's dilemma. Br J Surg 74:79–80
7. Warshaw AL, Swanson RS (1988) Pancreatic cancer in 1988 – possibilities and probabilities. Ann Surg 208:541–553
8. White TT, Hart MJ (1979) Pancreaticojejunostomy versus resection in the treatment of chronic pancreatitis. Am J Surg 138:129–134

Drainageverfahren bei chronischer Pankreatitis: Technik und Ergebnisse

R. PICHLMAYR [1], G. HÜNEFELD [1] und H. BUNZENDAHL [1]

Einleitung

Die fortschreitende entzündliche Erkrankung des Pankreas führt zu einer Zerstörung des Organs, die sich in progredienter Funktionsverschlechterung und Schmerzen äußert. Bei einem Teil der Patienten läßt die Schmerzsymptomatik nach vielen Jahren infolge eines „Ausbrennens" des Pankreas nach [1]. Problematisch ist, daß zu diesem Zeitpunkt meist ein exokriner und v. a. endokriner Funktionsverlust durch die fortgeschrittene Sklerosierung eingetreten ist. Verbunden mit dem langen Krankheitsverlauf ist häufig ein ausgeprägter Analgetika-Abusus oft bei weiterbestehendem Alkoholismus. Das Ziel der therapeutischen Maßnahmen bei chronischer Pankreatitis besteht darin, die Schmerzen zu beseitigen und einen Endzustand mit endokriner Pankreasinsuffizienz zu verhindern.

Neben der zunächst konservativen symptomatischen Therapie kommen operative Maßnahmen entweder im Sinne einer Resektion oder als organerhaltende Drainageoperation in Betracht. Entscheidend für den Operationserfolg ist eine kritische Indikationsstellung. Neben der Beurteilung der endokrinen Organfunktion ist v. a. eine Interpretation der Pathomorphologie des Pankreas wichtig für die Planung des operativen Vorgehens (Computertomographie, Sonographie, ERCP). Resezierende Eingriffe bei chronischer Pankreatitis sind bei segmentalen bzw. lokal begrenzten morphologischen Veränderungen sinnvoll. Im Vordergrund steht dabei die isolierte Kopfpankreatitis, besonders dann, wenn durch die Vergrößerung des Pankreaskopfes eine distale Choledochusstenose mit Cholostase und eine Einengung des Duodenums mit einer Störung der Passage eingetreten ist. Seltener ist eine Pankreaslinksresektion bei lokaler Schwanzpankreatitis indiziert.

Die Befürworter einer Pankreasresektion bei chronischer Pankreatitis argumentieren mit dem Hinweis auf die Entfernung des am stärksten durch die Entzündung veränderten Organteiles im Sinne eines radikalen chirurgischen Vorgehens.

Diejenigen, die eine Drainageoperation empfehlen, stützen sich v. a. darauf, daß durch diese Methode das Pankreasparenchym erhalten werden kann, so daß eine postoperative endokrine Insuffizienz mit Ausbildung eines manifesten Diabetes mellitus in vielen Fällen verhindert werden kann.

---

[1] Klinik für Abdominal- und Transplantationschirurgie (Leiter: Prof. Dr. med. R. Pichlmayr), Medizinische Hochschule Hannover, Konstanty-Gutschow-Straße 8, D-3000 Hannover 61.

M. Trede, H. D. Saeger (Hrsg.)
Aktuelle Pankreaschirurgie

Methodik

Im eigenen Vorgehen wird eine organerhaltende Drainageoperation angestrebt. Voraussetzung ist, daß kein Karzinomverdacht besteht und das Pankreasgangsystem ausreichend entlastet werden kann.

Die operative Technik der Pankreasdrainage besteht aus 2 Komponenten [14, 25, 26]: Der Pankreasgang wird von der Schwanzspitze bis in den Pankreaskopf, also bis in den Bereich der A. gastroduodenalis gespalten. Ein zusätzlicher Abfluß des Pankreassekretes aus dem Pankreaskopf wird durch Spaltung der Papilla Vateri erreicht. Hierzu wurden die Patienten von 1981–1986 in der Regel transduodenal papillotomiert [25, 26]. In den letzten 2 Jahren führten wir meist eine transpankreatische Papillotomie ohne Eröffnung des Duodenums durch [14].

Die Pankreasgangspaltung und besonders die transpankreatische Papillotomie kann durch die häufig erhebliche entzündliche Veränderung durch die Pankreatitis schwierig sein. Eine Zuordnung der morphologischen Strukturen und eine Präparation in vorgegebenen Schichten ist dadurch erschwert.

Der Plan zur Durchführung einer Drainageoperation hängt nicht so sehr von der Weite des Pankreasganges (bei unseren Patienten im Mittel 8 mm) ab, wie z. B. von Bradley [4] und Sato et al. [28] betont, sondern von der Höhe des Sekretdruckes im Gang. Nach unseren Erfahrungen kann der Druck auch im nur mäßig erweiterten Ductus Wirsungianus (3–6 mm) deutlich erhöht sein, so daß in dieser Situation eine Drainageoperation ebenfalls sinnvoll ist. Für die Durchführung der Pankreasgangspaltung und auch für das Offenbleiben der Pankreatojejunostomie ist die Weite des Pankreasganges von untergeordneter Bedeutung, da eine Pankreato- und nicht eine Pankreatikojejunostomie angelegt wird.

Eine wesentliche, erst intraoperativ zu beantwortende Frage stellt sich nach der Möglichkeit der effektiven Drainage des Pankreaskopfgangsystems. Wenn sie erreicht werden kann, ist eine Drainageoperation der Resektion vorzuziehen. Wenn dies technisch nicht möglich erscheint, ist eine Indikation zur Resektion gegeben. Dies gilt u. a. bei gleichzeitiger Duodenalstenose und einer distalen Choledochusstenose.

Zu Beginn der Pankreasgangspaltung kann nach Freilegung des Organs das Aufsuchen des Pankreasganges durch die intraoperative Sonographie erleichtert werden. Meist ist jedoch eine sorgfältige Palpation, evtl. mit Feinnadelprobepunktion des Ductus Wirsungianus, ausreichend. Der Gang wird im Bereich des Pankreaskorpus im Abschnitt über der V. mesenterica superior lokalisiert und über eine kurze Strecke längs gespalten. Entscheidend für das weitere Vorgehen ist die exakte Verfolgung und sukzessive Spaltung des Ganges in den Kopfbereich hinein, wobei in der Regel mehrere Konkremente entfernt werden können, so daß dann der weitere Gangverlauf erkennbar ist.

Soll eine transduodenale Papillotomie ausgeführt werden, wird das Duodenum längs eröffnet. Ist die Papille nicht aufzufinden, kann evtl. durch Anspritzen des Ganges vom Pankreasparenchym aus die Papille lokalisiert werden. Wenn eine Durchgängigkeit nicht erreicht wird, besonders wenn die periampulläre Region entzündlich sklerotisch verändert ist, kann die Papille durch Sondierung des Ductus choledochus retrograd dargestellt werden. Im eigenen Vorgehen werden alle Patienten cholezystektomiert [14], so daß eine Sondierung über den Ductus cysticus möglich ist. Die Papille wird auf einer Länge von etwa 6 mm gespalten, wobei das Septum zwischen Ductus choledochus und Ductus Wirsungianus reseziert wird (Papilloplastik). Blutungen aus den Schleimhauträndern können durch Umstechungsnähte mit Cat gestillt werden [25, 26].

Bei der in der letzten Zeit an Stelle einer transduodenal transpankreatisch durchgeführten Papillotomie [14] wird der im Pankreaskopf gelegene Pankreasgang durch Elektrokoagulation schräg bis zur Papilla Vateri weit eröffnet (Abb. 1). Bei dieser extensiven Spaltung des Parenchyms in den Pankreaskopf hinein wird die A. gastroduodenalis durchtrennt und ebenso wie Parenchymblutungen durch gezielte Umstechungen versorgt. Der nach kranial verlaufende Ductus choledochus wird bei der transpankreatischen Spaltung bis zur Papille nicht erreicht. Ventrale Parenchymanteile des Pankreas direkt unterhalb der Duodenalwand bleiben erhalten. Konkremente, die oft besonders im Pankreaskopfbereich des Ductus Wirsungianus liegen, sind durch diese Technik entfernbar. Zystisch erweiterte Seitengänge im Pankreaskopf können miteröffnet werden. Anschließend wird die Papille bei Sicht ins Duodenum ca. 6 mm weit gespalten. In den meisten Fällen ist die dorsale Schleimhaut des Ductus Wirsungianus einzusehen. Hierdurch ist eine Leitstruktur für die weitere Spaltung gegeben. In Einzelfällen kann die Herstellung einer Via falsa nicht völlig ausgeschlossen werden. Dies muß nicht als Fehler angesehen werden, da eine regelrechte Drainageoperation in das Duodenum hinein erfolgt. Wichtig ist ein bis zur A. mesenterica superior durchgeführtes Kocher-Mobilisationsmanöver zur dorsalen Palpation des Pankreaskopfes, sowie eine genaue Orientierung über den Verlauf der Pfortader und der V. mesenterica superior, um eine Verletzung der Gefäße zu vermeiden. Durch dieses Verfahren kann in einigen Fällen eine Pankreaskopfresektion bei im Kopfteil gelegenen Konkrementen, die sonst nicht entfernbar wären, vermieden werden.

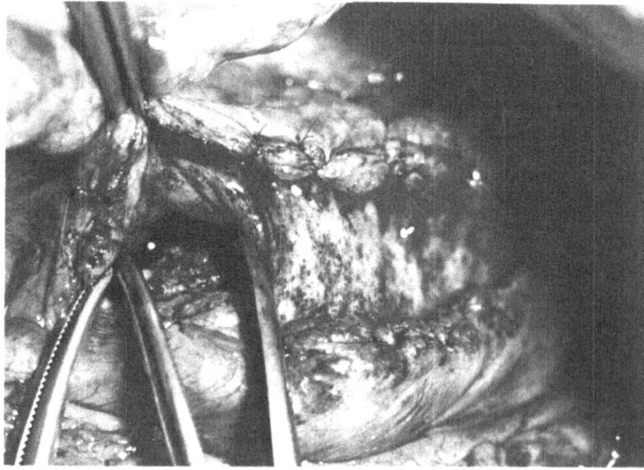

Abb. 1. Intraoperativer Situs: Man sieht quer verlaufend den längs gespaltenen Ductus Wirsungianus. Im Pankreasparenchym sind mehrere feine Umstechungen zu erkennen. Auf der *linken* Seite ist die transpankreatische Spaltung bis ins Duodenum zu erkennen

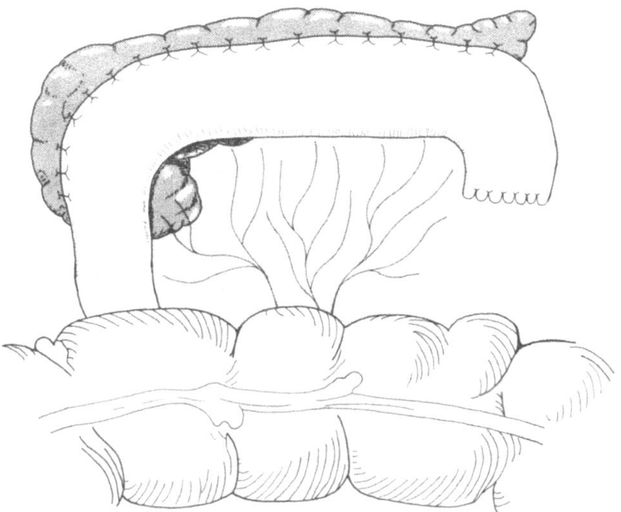

Abb. 2. Schemazeichnung der Pankreatojejunostomie: Die retrokolisch plazierte blind verschlossene Jejunumschlinge ist einreihig mit dem vollständig längs eröffneten Pankreasgang Seit zu Seit auf einer Länge von ca. 12–16 cm anastomosiert

Gelingt mit dieser Methodik die Entlastung des Pankreaskopfbereiches nicht befriedigend, so ist eine Resektion im Sinne einer Whipple-Operation angebracht. Ist die Entlastung ausreichend, wird die Spaltung des Ganges weiter nach distal bis in den Schwanzbereich fortgesetzt. Eine keilförmig längs verlaufende Exzision von Pankreasgewebe ist meist nicht notwendig, um eine ausreichende Eröffnung des Pankreasganges zur Anastomosierung zu erreichen. Die Anastomose wird einreihig mit resorbierbarem Nahtmaterial mit einer antimesenteriell ca. 12–16 cm lang geschlitzten Jejunumschlinge (Roux-Y) durchgeführt (s. Abb. 2). Die Fußpunktanastomose erfolgt nach ca. 50 cm bei retrokolisch plazierter Jejunumschlinge.

Ergebnisse

Von 1971–1988 wurden 252 Patienten mit chronischer Pankreatitis in unserer Klinik operiert (Pankreaspseudozysten sind hierbei ausgeschlossen). 104 Patienten (41,3%) wurden reseziert, 148 Patienten (58,7%) wurden einer Drainageoperation unterzogen. 75 Patienten (50,7% der drainierten Patienten) wurden transduodenal papillotomiert, 15 Patienten (10,1% der drainierten Patienten) wurden transpankreatisch papillotomiert.

Die Hospitalletalität lag bei der Resektionsoperation bei 4,8%, bei der Drainageoperation bei 3,4%. 2 der 5 verstorbenen resezierten Patienten verstarben im Rahmen einer Peritonitis bei Anastomoseninsuffizienz, ein Patient verstarb an einer am 5. postoperativen Tag aufgetretenen Arrosionsblutung der A. lienalis, und 2 Patienten verstarben nach 2 bzw. 4 Wochen im Rahmen einer vorbestehenden alkoholtoxischen Kardiomyopathie mit postoperativem ARDS. Bei den drainierten Patienten ereigneten sich 3 Todesfälle im Rahmen einer Oberbauchperitonitis (zweimal bei Nahtinsuffizienz der Duodenotomie, einmal bei Insuffizienz der Pankreatojejunostomie). 2 Patienten entwickelten postoperativ eine akute nekrotisierende Pankreatitis mit letaler Peritonitis, wobei ursächlich einmal Stanzbiopsien (die seitdem in unserer Klinik nicht mehr durchgeführt werden) aus dem Pankreasparenchym (zum Karzinomausschluß) und einmal ein sehr weiches Restparenchym angesehen werden können.

Der Verlauf der Schmerzsymptomatik war bei 112 Patienten im Zeitraum von 1981–1987 zu verfolgen (Tabelle 1). Die dargestellten Ergebnisse zeigen keinen signifikanten Unterschied in der Quote der Schmerzfreiheit nach 6 Monaten und 2 Jahren und keinen Unterschied zwischen den Ergebnissen der verschiedenen Operationsverfahren.

8 Patienten nach Drainageoperation ohne Papillotomie wurden wegen anhaltender Schmerzen nachoperiert, 3 dieser Patienten waren nach sekundärer Papillotomie beschwerdefrei. 4 Patienten mit Schmerzen und distaler Choledochusstenose waren erst nach einer Pankreaskopfresektion frei von Schmerzen. Bei einem Patienten fand sich bei sklerosierender Pankreatitis eine Vernarbung der Anastomose. 1 Patient nach Pankreaskopfresektion wurde nachreseziert, später wurde bei demselben Patienten eine Gangverblockung mit Prolamin durchgeführt, woraufhin Beschwerdefreiheit eintrat [14].

Die endokrine Funktion konnte bei 138 Patienten verfolgt werden. Ein behandlungspflichtiger Diabetes mellitus lag präoperativ bei 41,7% der später resezierten Patienten und bei 36,3% der drainierten Patienten vor. 6 Monate postoperativ war diese Quote bei den drainierten Patienten mit 41,2% kaum, bei den resezierten dagegen mit 77,7% deutlich erhöht (Tabelle 2). Zur Erklärung des relativ hohen Anteils der Diabetiker mit chronischer Pankreatitis sei angemerkt, daß eine konsequente diätetische Behandlung bei labilem Diabetes mellitus bei vielen der psychosozial unzuverlässigen Patienten nicht durchführbar war. Einige dieser Patienten wären bei ausreichender Kooperationsbereitschaft medikamentös nicht behandlungspflichtig gewesen. Die Patienten in den früheren Jahren wurden oft erst relativ spät einer Operation zugeführt, so daß sich in vielen Fällen ein Diabetes mellitus bei progredienter Pankreatitis entwickeln konnte.

Tabelle 1. Schmerzfreiheit nach operativer Behandlung der chronischen Pankreatitis (5 von 117 Patienten waren einer Nachuntersuchung nicht zugänglich)

Operation	n	Schmerzfrei[a] postoperativ nach:	
		6 Monaten	2 Jahren
Resektion	30	25/28 = 89%	23/26 = 88%
Drainageoperation	87	71/84 = 84%	61/78 = 78%

[a] 2 Monate ohne Analgetika

Tabelle 2. Prä- und postoperative endokrine Funktion des Pankreas mit chronischer Pankreatitis von 1980–1987 (9 von 147 Patienten waren einer Nachuntersuchung nicht zugänglich)

Operation	n	Diabetes mellitus							
		Präoperativ				6 Monate postoperativ			
		n	%	Insulin n	Oral n	n	%	Insulin n	Oral n
Resektion	36	15	41,7	9	6	28	77,7	15	13
Drainageoperation	102	37	36,3	22	15	43	41,2	22	21

Diskussion

Die Vorstellung, den Hauptentzündungsbereich bei chronischer Pankreatitis operativ zu entfernen, die unzureichende Möglichkeit bei Drainageoperationen Seitengänge mitzueröffnen sowie Beobachtungen von Anastomosenverschlüssen nach Drainageoperationen führten zur Empfehlung einer Pankreasresektion. Befürworter der Kopfduodenopankreatektomie sind neben anderen Autoren Cohen et al. [7]. Für eine Pankreaslinksresektion plädierten Malley-Guy [18], Du Val [9], Mercardier et al. [19] und Leger et al. [16]. Für eine totale Pankreatektomie als Ultima ratio haben sich Longmire et al. [17], Traverso et al. [29] und Gall et al. [12] ausgesprochen. Eine subtotale Pankreaslinksresektion haben Child [6] und Fry u. Child [11] empfohlen. Eine Kombination zwischen Pankreaslinksresektion und partieller Pankreasgangspaltung des Restparenchyms stellt die Methode von Puestow u. Gillesby [24] dar. Bei Anwendung dieser Methoden muß jedoch besonders bei vorbestehender endokriner Pankreasinsuffizienz mit einer Beeinträchtigung der endokrinen Funktion gerechnet werden [25, 26]. Auch eine erneute Schmerzsymptomatik kann nach Resektion auftreten, wenn sich im Restparenchym eine erneute Pankreatitis ausbildet. Dies wird v. a. durch Stenosierung des Ganges im Anastomosenbereich mit einer dann resultierenden Stase im Restparenchym möglich sein.

Ein Teil des Effektes einer resezierenden Behandlung der chronischen Pankreatitis beruht auf dem Drainageeffekt für das Restparenchym. Eine auf ein Segment oder einen Bereich des Pankreas begrenzte entzündliche Veränderung tritt nur in seltenen Fällen ganz isoliert auf. In der Regel zeigt auch das übrige Organ die morphologischen Veränderungen einer chronischen Pankreatitis. Ist durch verbleibende Konkremente im Pankreasgang oder durch Strikturen im Gangsystem der Drainageeffekt unzureichend, können auch nach einer Resektion wieder Schmerzen auftreten.

Aus diesen Gründen und um nach Möglichkeit das Pankreasparenchym zu erhalten, wurden die Drainageoperationen zur Therapie der chronischen Pankreatitis erarbeitet. Charakteristisch für die Entwicklung der Methode der Pankreasgangspaltung ist eine Zunahme der Drainagestrecke. War es bei Puestow und Gillesby [24] nur eine kurze Strecke im Bereich des Pankreaskörpers, die nach Resektion des distalen Pankreasschwanzes gespalten und mit einer Jejunumschlinge anastomosiert wurde, so wird nach dem Verfahren von Partington u. Rochelle [22] ein mehrere Zentimeter langer Abschnitt zum Pankreaskopf hin eröffnet. Unterschiedliche Ergebnisse der einzelnen Methoden, aber auch bei gleicher Methode sind verständlich, wenn man die sehr verschieden ausgeprägten morphologischen Pankreatitisveränderungen berücksichtigt. Bei einem isolierten Abflußhindernis kann eine kurzstreckige Drainage erfolgreich sein. Bei den typischen multiplen Hindernissen ist jedoch nur eine langstreckige Drainage im Sinne einer laterolateralen Pankreatojejunostomie auf Dauer effektiv.

Die Problematik der Drainageoperation liegt darin, daß der Pankreaskopf in den meisten Fällen der Hauptmanifestationsbereich der morphologischen Veränderungen ist und von den üblichen Drainageverfahren nicht direkt erreicht wird. Ist die Entlastung nicht ausreichend, können Rezidive im Kopfbereich entstehen. Dies sind die wesentlichen Gründe für Versager der konventionellen Drainageverfahren. Es stellt sich die Frage nach der Möglichkeit einer direkten Drainage der Pankreaskopfregion.

Zur Erreichung eines freien Pankreassekretabflusses ins Duodenum wurde erstmals 1913 von Archibald [2] die Sphinkterotomie beschrieben, die später von Doubilet u. Mulholland [8], von Campanale u. Gardner [5] sowie von Farrell et al. [10] empfohlen wurde. Eine direkte plastische Erweiterung durch eine Sphinkteroplastik wurde von Jones et al. [15], Bagley et al. [3] und Potts u. Moody [23] sowie von Nardi et al. [21] als Möglichkeit beschrieben, den Ductus Wirsungianus bei chronischer Pankreatitis direkt ins Duodenum zu drainieren. Rumpf u. Pichlmayr [25] haben die transduodenale Sphinkteroplastik mit gleichzeitiger Pankreasgangspaltung nach Partington u. Rochelle [22] als Drainageoperation der Wahl bei chronischer Pankreatitis angegeben.

Der Grundgedanke jeder Drainageoperation bei chronischer Pankreatitis ist eine Senkung des intraduktalen Druckes [23, 28]. Der schmerzbeseitigende Effekt des sog. „Ausbrennens" der Drüse, also des Sistierens der Sekretproduktion durch Zerstörung des Acinuszellapparates ist erklärbar, wenn man annimmt, daß durch den lokalen Sekretstau und seinen Folgen die Pankreatitisrezidive, d. h. die Schmerzattacken der Patienten, hervorgerufen werden [1, 28]. Nach den Untersuchungen von Bradley [4] und Sato et al. [28] ist bei Patienten mit chronischer Pankreatitis der Druck im Pankreasgang, verglichen mit Patienten ohne Pankreatitis, signifikant erhöht. Dieses stimmt mit eigenen Untersuchungen überein, bei denen durch intraoperative Messung des Druckes im Pankreasgangsystem bei 12 Patienten Werte zwischen 21 und 48 cm H_2O gefunden wurden ($34{,}3 \pm 8{,}7$ cm H_2O), ohne daß sich eine Korrelation mit der Weite des Pankreasganges ergab. Man kann annehmen, daß nicht nur die Entzündung des Pankreas eine Sklerosierung des Parenchyms mit segmentaler Stenosierung der Ausführungsgänge mit nachfolgender Stase und Konkrementbildung hervorruft, sondern die Stase mit Druckerhöhung im Pankreasgangsystem wiederum die Pankreatitis unterhält. Deshalb scheint eine Durchbrechung dieses Kreislaufes durch eine effektive Drainage im Sinne einer Druckentlastung sinnvoll.

Bei Patienten, bei denen eine vollständige und ausreichende Drainage des gesamten Pankreas, besonders der Kopfregion, gelingt, führt dieses organerhaltende operative Verfahren fast immer zur Schmerzbeseitigung und meist zu guter langfristiger Erholung.

Bei sklerosierender Pankreatitis ohne Verkalkungen und ohne Erweiterung des Pankreasgangsystems [14] hat eine Drainageoperation keinen therapeutischen Effekt [13, 30]. Eine Resektion ist nur in seltenen Fällen bei Duodenal- und Choledochusstenose indiziert. Im eigenen Vorgehen wurden diese Patienten ($n=8$) langfristig total parenteral ($38{,}5 \pm 6{,}8$ Tage) ernährt und mit Somatostatin (6 mg/24 h, $32{,}4 \pm 5{,}4$ Tage) dauerhaft erfolgreich behandelt.

Entscheidende Vorteile der Drainageoperation liegen in der günstigeren Situation der postoperativen endokrinen Funktion im Gegensatz zur Resektion. Um eine ausreichende endokrine Funktion des Pankreas aufrechtzuerhalten, ist es sinnvoll, eine organerhaltende Drainage durchzuführen, bevor durch fortschreitende Sklerosierung eine Zerstörung des Parenchyms stattgefunden hat. Andererseits muß jedoch bedacht werden, daß die Spaltung eines relativ weichen, noch nicht sklerotisch verhärteten Pankreasparenchyms mit der Gefahr einer durch diese Operation ausgelösten akuten nekrotisierenden Pankreatitis des Restparenchyms verbunden ist. Deshalb sollte eine Pankreasgangspaltung erst dann stattfinden, wenn es zu einem gewissen sklerotischen Umbau des Parenchyms mit röntgenologisch nachweisbaren Verkalkungen gekommen ist.

Insgesamt ist eine Drainageoperation des Pankreas weniger eingreifend als eine Resektion, besonders war die Entfernung von Nachbarstrukturen betrifft. Die operationstechnische Durchführung ist jedoch nicht unbedingt einfacher.

Aus unserer Sicht stellt die Drainageoperation die operative Behandlungsmethode der Wahl bei chronischer Pankreatitis dar (Tabelle 3). Hiervon muß jedoch individuell abgewichen werden, wenn Verdachtsgründe für das Vorliegen eines Karzinoms gegeben sind (intraoperative Feinnadelpunktion: Zytologie, Schnellschnitthistologie des Schnittrandes ventral der Pankreasgangeröffnung) oder der Eindruck einer ungenügenden Entlastung des Pankreaskopfes besteht. Von einer Drainageoperation kann eher abgegangen werden, wenn bereits ein manifester Diabetes mellitus über längere Zeit vorliegt, der dann kaum reversibel sein dürfte. Bei ausgeprägter Duodenalstenose oder Choledochuskompression ist zu entscheiden, ob eine Drainageoperation für die Entlastung ausreichend ist, oder ob weitere Anastomosen ergänzt werden sollten (primäre Dreifachableitung nach

Tabelle 3. Organerhaltende Drainageoperation bei chronischer Pankreatitis als Operationsverfahren der Wahl

Kontraindiziert:	• Karzinomverdacht • Unzureichende Entlastung • Technische Gefahren (z. B. weiches Pankreasparenchym)
Weniger indiziert:	• Manifester Diabetes mellitus • Duodenalstenose, Choledochusstenose

- Vollständige Längsspaltung des Pankreasganges
- Einbeziehung von Zysten und erweiterten Seitengängen
- Konkremententfernung
- Transpankreatische Papillotomie
- 50 cm lange Roux-Y-Schlinge
- Cholezystektomie

Tabelle 4. Verhältnis der resezierenden zu den organerhaltenden drainierenden Operationsverfahren bei chronischer Pankreatitis von 1971–1988

Operation	Gesamt		1971–1979		1980–1988	
	n	%	n	%	n	%
Resektion	104	41,3	65	71,3	39	24,2
Drainageoperation	148	58,7	26	28,7	122	75,8

Mercardier et al. [20] und Salembier [27]) oder eine partielle Duodenopankreatektomie nach Whipple vorgenommen werden soll.

Unter diesen Indikationsrichtlinien hat sich in den letzten Jahren das Verhältnis der resezierenden zu den Drainageverfahren zugunsten der organerhaltenden Vorgehensweise verschoben (Tabelle 4).

Literatur

1. Amman RW, Akovbiantz A, Largiader F, Schueler G (1984) Course and outcome of chronic pancreatitis: longitudinal study of a mixed medical-surgical series of 245 patients. Gastroenterology 86:820
2. Archibald E (1913) Some observations on the diagnosis and treatment of subacute and chronic pancreatitis. Can Med Assoc J 3:87
3. Bagley FH, Braasch JW, Taylor RW, Warren KW (1981) Sphincterotomy or sphincteroplasty in the treatment of pathologically mild chronic pancreatitis. Am J Surg 141:418
4. Bradley EL (1982) Pancreatic duct pressure in chronic pancreatitis. Am J Surg 144:313
5. Campanale RP, Gardner B (1961) "Fore and after" split pancreaticojejunostomy for chronic pancreatitis. Surgery 50:618
6. Child CG (1964) Subtotal pancreatomies. In: Cooper P (ed) The craft of surgery. Little, Brown, Boston, pp 1149–1167
7. Cohen JR, Kuchta N, Geller N, Shires GT, Dineen P (1983) Pancreaticoduodenectomy for benign disease. Ann Surg 197:68
8. Doubilet H, Mulholland JH (1956) Eight years study of pancreatitis and sphincterotomy. JAMA 160:521
9. Du Val MKjr (1954) Caudal pancreatico-jejunostomy for chronic relapsing pancreatitis. Ann Surg 140:775
10. Farrell JJ, Richmond KC, Morgan MM (1963) Transduodenal pancreatic duct dilatation and curettage in chronic relapsing pancreatitis. Am J Surg 105:30
11. Fry WJ, Child CG (1965) Ninety-five percent distal pancreatectomy for chronic pancreatitis. Ann Surg 162:543
12. Gall FP, Mühe E, Gebhard C (1981) Results of partial and total pancreatico-duodenectomy in 117 patients with chronic pancreatitis. World J Surg 5:269
13. Grodsinski C, Schumann B, Block MA (1977) Absence of pancreatic duct dilatation in chronic pancreatitis: Surgical significance. Arch Surg 112:444
14. Hünefeld G, Niehaus KJ, Bunzendahl H, Pichlmayr R (1988) Chirurgische Therapie der chronischen Pankreatitis 1980–1987. In: Häring R (Hrsg) Postoperative Folgezustände. Ueberreuter Wissenschaft, Wien, S 121–127
15. Jones SA, Steadman RA, Keller TB (1969) Transduodenal sphincteroplasty for biliary and pancreatic disease. Am J Surg 118:292

16. Leger L, Lenriot JP, Lemaigre G (1974) Five to twenty years follow up after surgery for chronic pancreatitis in 148 patients. Am J Surg 180:185
17. Longmire WP, Jordan PH jr, Briggs JD (1956) Experience with resection of the pancreas in the treatment of chronic relapsing pancreatitis. Ann Surg 144:681
18. Malley-Guy P (1936) La pancreatectomy gauche. J Chir 47:771
19. Mercardier M, Clot J-P, Chauplez P (1967) Les exereses dans le pancreatites chronique. Ann Chir 21:633
20. Mercardier M, Clot J-P, Chigot J-P, Calmat A, Shafir M (1974) La triple derivation dans les pancreatites chronique. Ann Surg 28:473
21. Nardi GL, Michelassi F, Zannini P (1983) Transduodenal sphincteroplasty. 5–25 years follow up of 89 patients. Ann Surg 198:453
22. Partington PF, Rochelle REC (1960) Modified Puestow procedure for retrograde drainage of the pancreatic duct. Ann Surg 152:1037
23. Potts JR, Moody FG (1981) Surgical therapy for chronic pancreatitis: selecting the appropriate approach. Am J Surg 142:654
24. Puestow B, Gillesby WJ (1958) Retrograde surgical drainage for chronic pancreatitis. Arch Surg 53:898
25. Rumpf KD, Pichlmayr R (1982) Die chirurgische Behandlung der chronisch-calcifizierenden Pankreatitis. Chirurg 53:113
26. Rumpf KD, Pichlmayr R (1983) Eine Methode zur chirurgischen Behandlung der chronischen Pankreatitis: Die transduodenale Papilloplastik. Chirurg 54:722
27. Salembier Y (1976) Traitment de la pancreatite chronique par la triple derivation totale. Acta gastroenterol Belg 39:603
28. Sato T, Miyashita E, Matsuno S, Yamauchi H (1985) The role of surgical treatment for chronic pancreatitis. Ann Surg 203:266
29. Traverso LW, Tompkins RK, Urrea PT, Longmire WP (1979) Surgical treatment of chronic pancreatitis: 22 years' experience. Ann Surg 190:312
30. Way LW, Gadacz T, Goldmann L (1974) Surgical treatment of chronic pancreatitis. Am J Surg 127:202

Die Pankreaszyste – eine chirurgische Aufgabe?

R. Häring [1] und P. Dollinger [1]

Aus dem Titel läßt sich ein gewisser Zweifel herauslesen, ob die Behandlung der Pankreaszysten noch ausschließlich eine chirurgische sei. In der Tat gibt es heute CT- oder Sonographie-gesteuerte Punktions- und Drainageverfahren, die eine Entleerung der Zyste ermöglichen. Damit stellt sich zwangsläufig die Frage, ob die Operation nun überflüssig geworden ist.

Überblick über das eigene Krankengut (Abb. 1 und 2)

Wir haben an unserer Klinik von 1975 bis Januar 1988 112 Patienten mit einer Pankreaspseudozyste operiert. Es handelte sich um 81 Männer und 31 Frauen. Durchschnittsalter: 44,6 Jahre. Die Aufteilung der Operationsverfahren (Ergebnisse s. unten) zeigt Abb. 2.

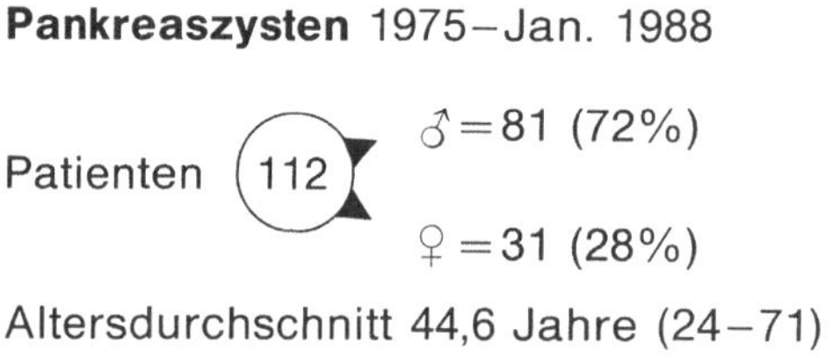

Pankreaszysten 1975–Jan. 1988

Patienten (112) ♂ = 81 (72%)
♀ = 31 (28%)

Altersdurchschnitt 44,6 Jahre (24–71)

Abb. 1. Übersicht über das Krankengut der Chirurgischen Klinik Steglitz der Freien Universität Berlin

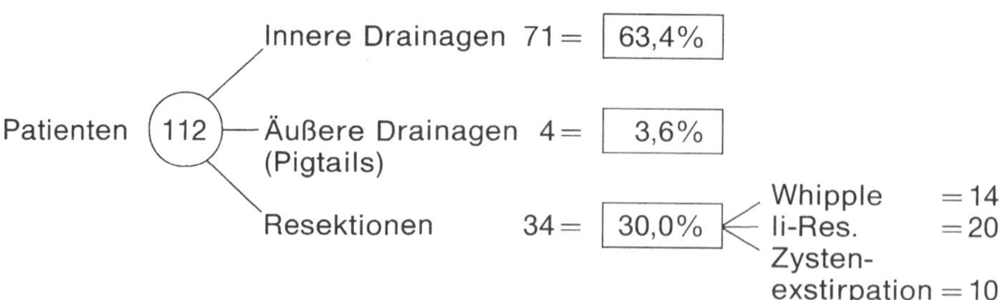

Abb. 2. Operative Eingriffe bei Pankreaszysten im Krankengut der eigenen Klinik

[1] Klinikum Steglitz der Freien Universität Berlin, Abteilung für Allgemein-, Gefäß- und Thoraxchirurgie, Hindenburgdamm 30, D-1000 Berlin 45.

M. Trede, H. D. Saeger (Hrsg.)
Aktuelle Pankreaschirurgie

Häufigkeit und Ursachen

Bei den Pankreaszysten unterscheidet man

- echte Zysten,
- Pseudozysten und
- zystische Neoplasien.

Im Mittelpunkt des Interesses stehen v. a. die Pseudozysten. Sie sind als flüssigkeitsgefüllte Hohlräume definiert, deren Wand aus Granulationsgewebe und benachbarten Gewebestrukturen gebildet wird. Sie weisen keine Epithelauskleidung auf. Die Häufigkeit der Pseudozysten liegt bei 1–4,5% aller Erkrankungen an chronischer oder akuter Pankreatitis. Am häufigsten sind die postnekrotischen Pseudozysten, wie aus einer Literaturübersicht von Warren et al. [19] hervorgeht (Abb. 3).

Ätiologie

Postnekrotisch-entzündlich
Retentionszysten
Neoplastisch
Posttraumatisch
Retentionszysten als Karzinomfolge
Sonstige

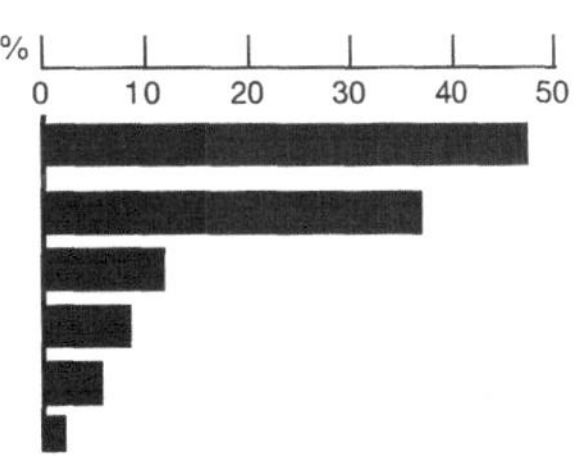

Abb. 3. Ätiologie der Pankreaszysten. (Nach [19])

Die ätiologische Unterscheidung zwischen postnekrotischen Pseudozysten oder solchen, die im Rahmen einer chronischen Pankreatitis auftreten, ist für Prognose und Wahl des Operationsverfahrens von Bedeutung. Die Zysten können intra- oder extrapankreatisch lokalisiert sein.

Komplikationen

Verlauf und Komplikationen stehen in Zusammenhang mit der Genese der Zysten, ihrer Größe und Lokalisation. Die postakuten Pseudozysten können sich in 10–40% innerhalb von 6–8 Wochen zurückbilden. Bei Zysten im Rahmen der chronisch rezidivierenden Pankreatitis ist damit kaum zu rechnen. Sie entwickeln – wie klinische Erfahrungen und auch experimentelle Untersuchungen [17] gezeigt haben – eine schwartenartige derbe Wand. Erst in diesem Stadium sind sie für eine chirurgische Naht geeignet.

Komplikationen treten in bis zu 55% der Fälle auf [4, 18, 21] (Abb. 4). Besonders zu erwähnen sind:

- Blutungen, überwiegend aus der A. lienalis,
- Arrosion von Duodenum, Magen, Kolon,
- Infektionen mit Abszeßbildung,
- Ruptur mit Aszites und Pleuraerguß,
- Kompression des Ductus choledochus, des Duodenum und Kolons mit entsprechenden Stenoseerscheinungen.

Diagnostik. CT und Sonographie zeigen Zahl, Lokalisation und Größe der Pseudozysten. Außerdem läßt sich die Wanddicke beurteilen, was für die Festlegung des Operationszeitpunktes nicht unwichtig ist (Abb. 5).

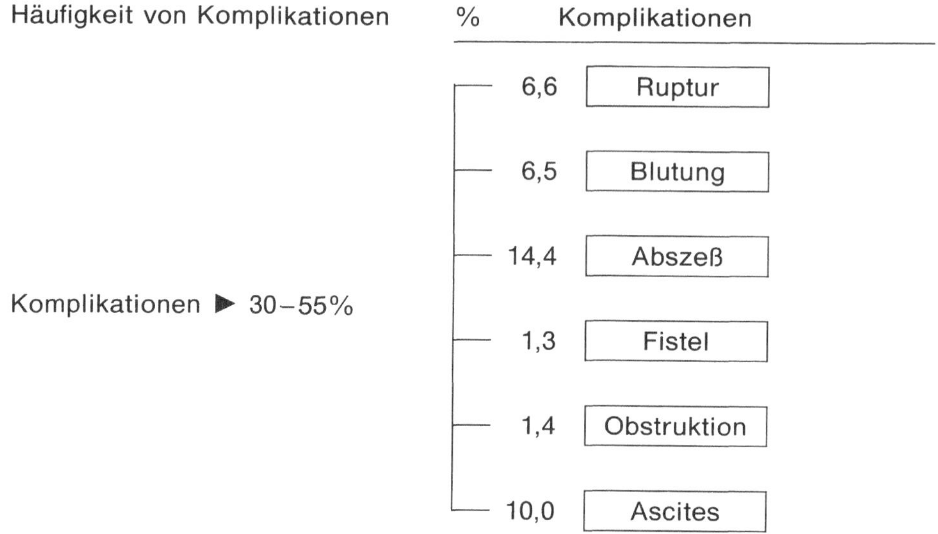

Abb. 4. Häufigkeit von Komplikationen bei Pankreaszysten. (Nach [18])

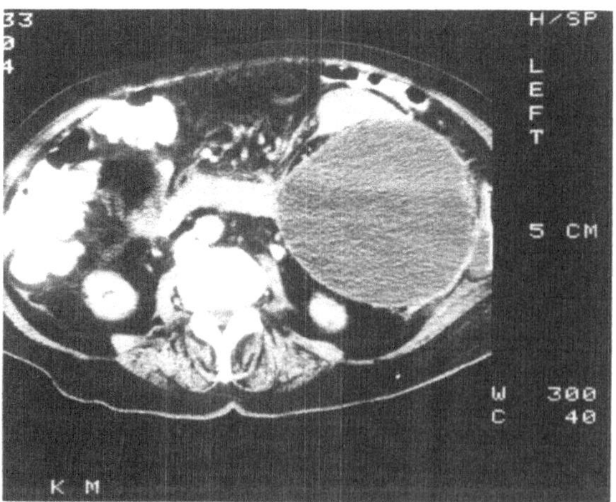

Abb. 5. Computertomogramm: Große Pankreaspseudozyste im Schwanzbereich mit derber Wand

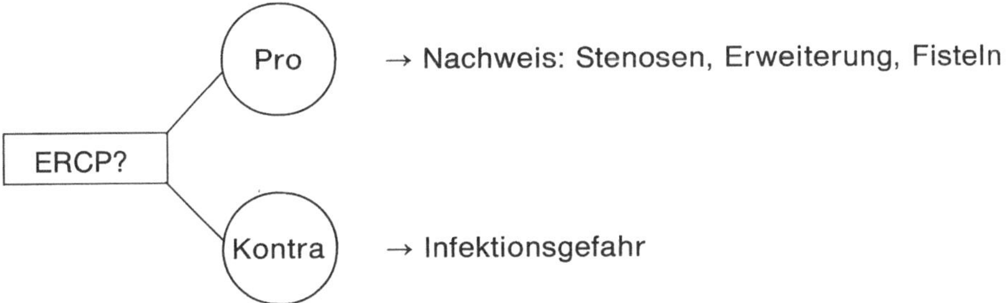

Abb. 6. Diagnostik bei Pankreaszysten pro und kontra der ERCP

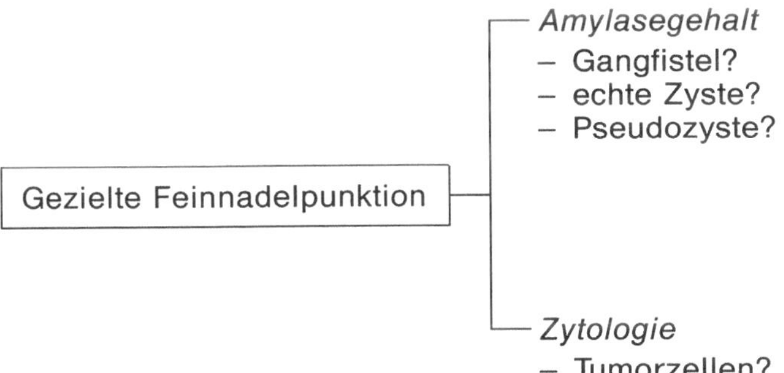

Abb. 7. Diagnostik bei Pankreaszysten: Gezielte Feinnadelpunktion

Es stellt sich die Frage, ob eine präoperative ERCP notwendig ist (Abb. 6). Von Vorteil ist die Übersicht über das Pankreasgangsystem, das meist Stenosen, Dilatationen und auch Fisteln aufweist, nachteilig aber ist die mit der Kontrastmittelinstillation evtl. verbundene Infektionsgefährdung. Wir führen präoperativ bei Zysten auf dem Boden einer chronisch rezidivierenden Pankreatitis stets eine ERCP durch. Sie erleichtert die Wahl zwischen Resektion oder Drainageoperation.

Die sonographisch geführte Feinnadelpunktion liefert Aufschluß über 2 Fragen (Abb. 7):

1. Die Differenzierung zwischen echter bzw. Pseudozyste durch Untersuchung des Pankreassekrets auf seinen Amylasegehalt. Hoher Amylasegehalt bedeutet Fistel zum Pankreasgang.
2. Die zytomorphologische Untersuchung des Punktats dient zum Ausschluß eines Zystadenokarzinoms oder eines zerfallenden soliden Tumors.

Operationsindikation und Operationszeitpunkt

Sofort operiert werden muß bei akuten Komplikationen wie Blutung, Perforation, Infektion.

Über den günstigsten Zeitpunkt der Elektivoperation sind die Meinungen geteilt [6]. Kann man abwarten oder soll man frühzeitig operieren? Das Pro und Kontra basiert auf folgenden Überlegungen:

1. Etwa die Hälfte der postakuten Zysten bildet sich innerhalb von 6 Wochen spontan zurück. In dieser Phase kann sich die Zystenwand stabilisieren, so daß sie für die Naht besser geeignet ist.
2. Die Letalität im Frühstadium ist höher.

Dagegen spricht:

1. Die hohe Komplikationsrate bis zu 40% und die damit verbundene höhere Operationsletalität.
2. Das Übersehen bzw. Verschleppen eines möglicherweise vorliegenden Zystadenokarzinoms.

Operationsverfahren

Es gibt drainierende und resezierende Operationen (Abb. 8). Die Wahl muß folgende Aspekte berücksichtigen:

1. Komplikationen der Pseudozyste,
2. den richtigen Zeitpunkt hinsichtlich der Wandstabilität,
3. Größe und v.a. die Genese der Zyste.

Zu den drainierenden Methoden zählen:

- die äußere Drainage und Marsupialisation,
- die innere Drainage: Gastrozystostomie, Duodenozystostomie und Zystojejunostomie.

Als resezierende Verfahren kommen die Pankreaslinksresektion und die partielle Duodenopankreatektomie in Frage.

Zu beachten ist die differenzierte Anwendung der verschiedenen Operationsmethoden: Eine Drainage nach außen ist u.E. nur angezeigt bei „frischen Zy-

Drainageverfahren

- äußere Drainage, Marsupialisation
- innere Drainage: Zysto-Jejuno- oder Gastro- oder Duodenostomie

Resektionen

- Linksresektion
- Kopfresektion
- Duodenumerhaltende Resektion

Abb. 8. Operationsverfahren bei Pankreaspseudozysten

sten", die infiziert sind. Eine Marsupialisation ist wegen Pankreasfistel, Hautmazeration und sehr langwierigem Krankheitsverlauf heute obsolet. Wenn aus den genannten Gründen ein inneres Drainageverfahren nicht in Frage kommt, legen wir heute eine Drainage in die Zyste ein. Zeigt sich später eine Pankreasfistel, so ist zu prüfen, ob der Abfluß des Ductus pancreaticus über die Papille frei ist. In diesem Falle wird sich die Fistel schließen, ansonsten muß man operieren.

Bei anastomosenfähiger Zystenwand – 6 Wochen Wartezeit, CT-Kontrolle – ist immer eine innere Drainage vorzuziehen. Methode der Wahl ist heute die Zystojejunostomie mit einer Roux-Schlinge [21]. Die Technik ist einfach, gefährliche Komplikationen sind selten. Sie hat die früher öfter angewandte Gastrozystostomie verdrängt. Diese führen wir nur noch aus, wenn die Zyste direkt hinter dem Magen liegt, so daß ein einfacher transgastraler Zugang möglich ist. Blutungen und Infektionen sind allerdings häufiger. Von manchen Chirurgen wird bei Kopfzysten und Duodenalwandzysten die Duodenozystostomie bevorzugt. Vor allem der transduodenale Zugang soll einfach und komplikationsarm sein.

Nach dem Vorschlag von Zirngibl et al. [21] sollte heute bei allen Pseudozysten, die als Komplikation einer chronisch-rezidivierenden Pankreatitis entstanden sind, eine Resektion erfolgen, und zwar aus folgenden Gründen:

1. Die innere Zystendrainage entspricht nur einer symptomatischen Therapie. Viele Patienten werden nicht beschwerdefrei.
2. Bis zum „Ausbrennen" der chronischen Entzündung entwickeln sich immer wieder neue Zysten.
3. Reoperationen sind schwieriger und gefährlicher.

Wichtig ist, bei jeder Operation grundsätzlich mehrere Biopsien aus der Zystenwand zu entnehmen, um ein Karzinom auszuschließen!

Die Häufigkeit der angewandten Operationsverfahren zeigen nach Literaturauswertung und Berücksichtigung des eigenen Krankengutes die Abb. 9 und 10.

Interventionelle Punktions- und Drainageverfahren

In den letzten Jahren wurden unter Zuhilfenahme der Sonographie, Computertomographie und Gastroskopie verschiedene nichtoperative Punktions- und Drainageverfahren für die Entleerung von Pankreaspseudozysten entwickelt:

1. Die sonographisch gesteuerte, perkutane Feinnadelpunktion. Sie dient v.a. zur Diagnostik und ermöglicht eine gleichzeitige Entleerung der Zyste.
2. Die perkutane Einlage eines Pigtailkatheters [8].
3. Die perkutane pankreatikogastrale Pseudozystendrainage [9–11]. Mit Hilfe der Sonographie und Gastroskopie wird ein Pigtailkatheter perkutan in den Magen vorgeschoben und gastroskopisch kontrolliert durch die Magenhinterwand in die Zyste plaziert. Der Katheter verbindet also Zyste und Magen, so daß der Zysteninhalt – ähnlich einer Zystogastrostomie – abfließen kann. Der Katheter wird je nach Situation nach 3–6 Monaten endoskopisch wieder entfernt.

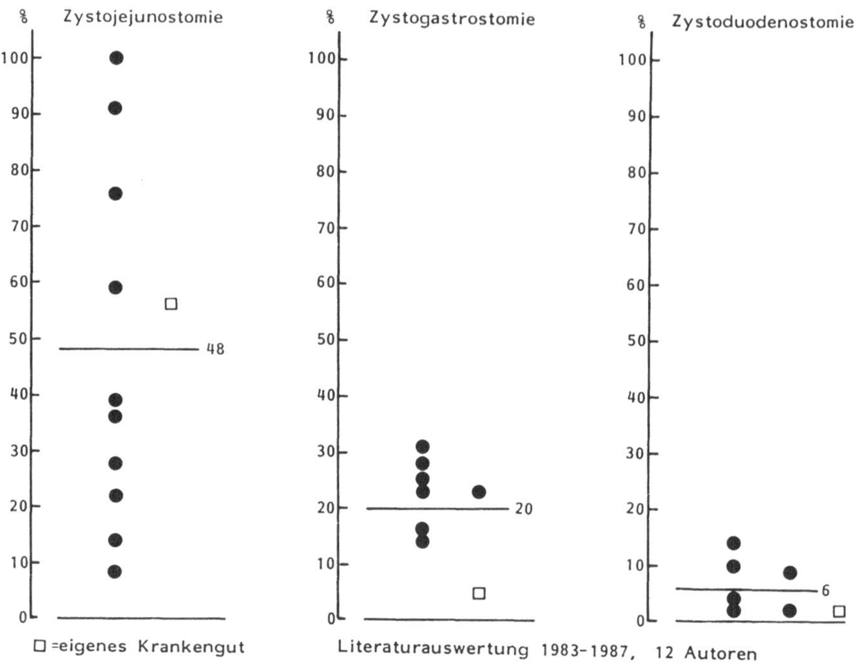

Abb. 9. Häufigkeit der angewandten Operationsverfahren bei Pankreaszysten nach Auswertung der Literatur und Berücksichtigung des eigenen Krankengutes: Resektionen und äußere Drainagen

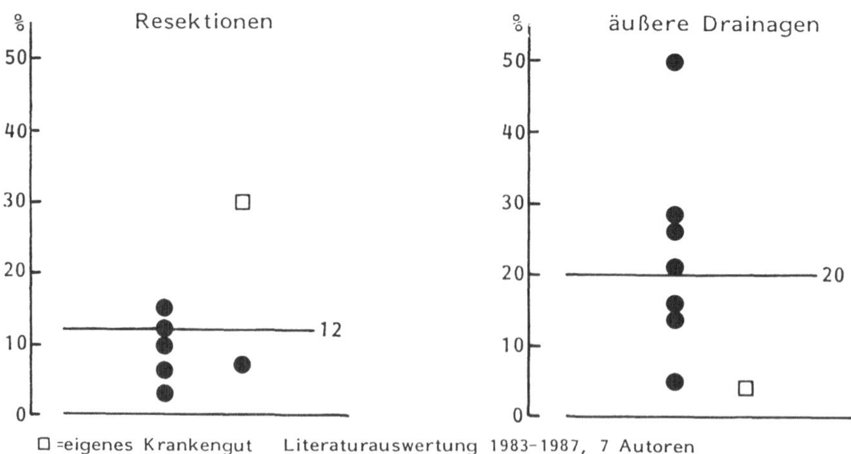

Abb. 10. Häufigkeit der angewandten Operationsverfahren bei Pankreaszysten nach Auswertung der Literatur und Berücksichtigung des eigenen Krankengutes: Drainageverfahren

Dieses letzte Verfahren, inauguriert in Kopenhagen von Hancke u. Henrikson [10], ist technisch aufwendig. Bisher liegen auch nur vereinzelte Mitteilungen vor. In der BRD haben Heyder u. Domschke [11] über 2 Fälle berichtet. Als Komplikation traten hohes Fieber und Leukozytose auf, die aber mit Antibiotika beherrschbar waren. Mahlke et al. [13] berichteten über eine schwere Infektion der Pseudozyste. Der Pigtailkatheter war in die Zyste abgeglitten. Die dänische Arbeitsgruppe hat inzwischen über 31 Patienten berichtet, bei 6 (19%) kam es zu Komplikationen: 3mal glitt der Katheter in die Zyste ab, 2mal trat eine Infektion, 1mal ein Cholaskos auf.

Die „interventionellen Gastroenterologen" sind ideenreich und mutig. Die interventionellen Drainageverfahren sind nur für Zysten in unmittelbarer Nähe der Magenhinterwand geeignet. Wir Chirurgen müssen die Entwicklung aufmerksam im Auge behalten.

Ergebnisse

Wir müssen zwischen Früh- und Spätergebnissen unterscheiden. Dazu einige Zahlen aus der Literatur und aus der eigenen Klinik. Bei den Frühergebnissen interessieren

- die postoperativen Komplikationen und
- die postoperative Letalität.

Die operationsspezifischen Frühkomplikationen liegen zwischen 4 und 40%, in unserer Klinik bei 17% [1–5, 7, 12, 14, 16, 20, 21]. Es handelt sich im wesentlichen um Wundheilungsstörungen, Pankreasfisteln, subphrenische Abszesse, intraluminale und intraabdominelle Blutungen und Peritonitis. Die Kliniketalität wird in der Literatur [1] zwischen 0 und 8,1% angegeben [1–5, 7, 12, 14–16], unsere eigene beträgt 3,6% (Abb. 11). Sie läßt sich weiter differenzieren nach der Art der Operation und nach der Genese der Pseudozysten (Abb. 12). Wir wissen, insbesondere aus der Erlanger Klinik [21], daß sie bei der chronischen Pankreatitis mit 8,4% doppelt so hoch liegt wie bei den postakuten Zysten mit nur 4,3% (Abb. 13).

Bei den Spätergebnissen interessieren folgende Fragen:

1. Ist der Patient beschwerdefrei?
2. Wie häufig sind Rezidive?
3. Wie viele Patienten müssen ein zweites Mal oder öfter operiert werden?
4. Wie hoch ist die Spätletalität?

Zur Beantwortung dieser Fragen kann ich aus dem eigenen Krankengut wenig beitragen, da wir unsere Patienten noch nicht alle systematisch nachuntersuchen konnten. Aus der Literatur liegen nur spärliche Informationen über Beschwerdefreiheit vor. Sie schwankt zwischen 23% und 47%, allerdings nicht differenziert zwischen postakuter und chronischer Pseudozyste. Die schlechteren Ergebnisse beruhen v.a. auf der weiterschwelenden chronischen Pankreatitis.

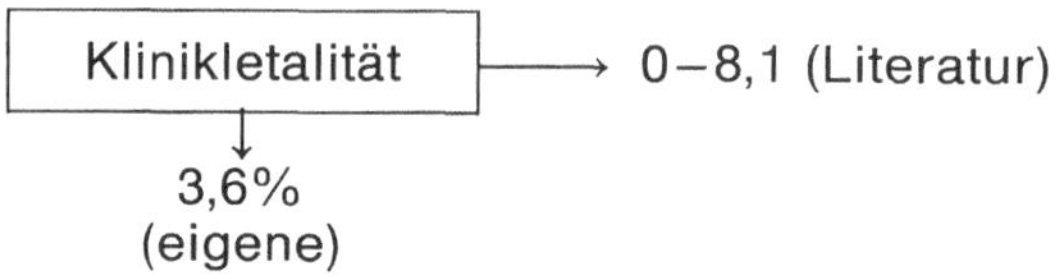

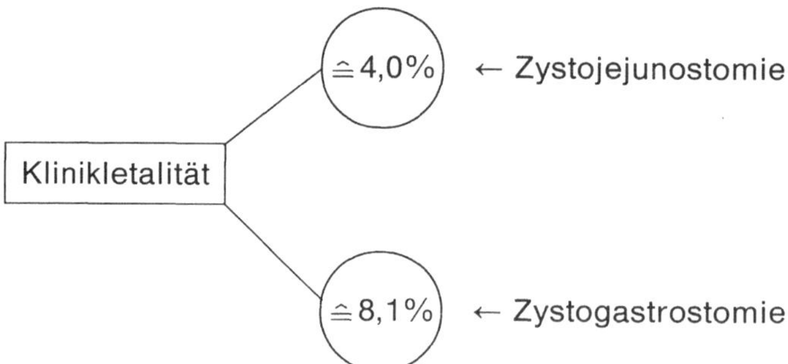

Abb. 11. Klinikletalität nach Operation von Pankreaspseudozysten

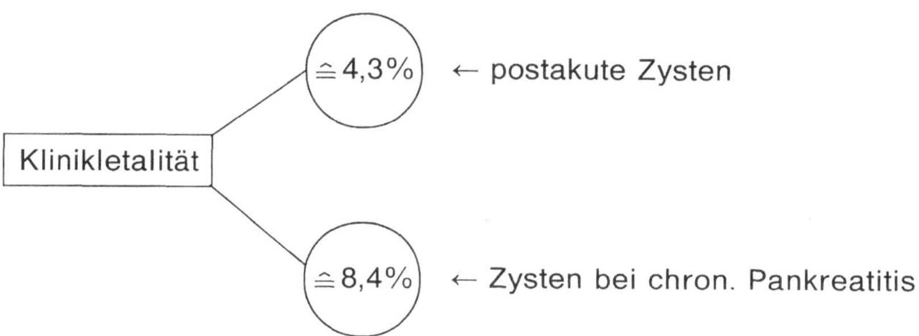

Abb. 12. Klinikletalität bei Pankreaspseudozysten differenziert nach Art der Operation und der Genese der Zysten

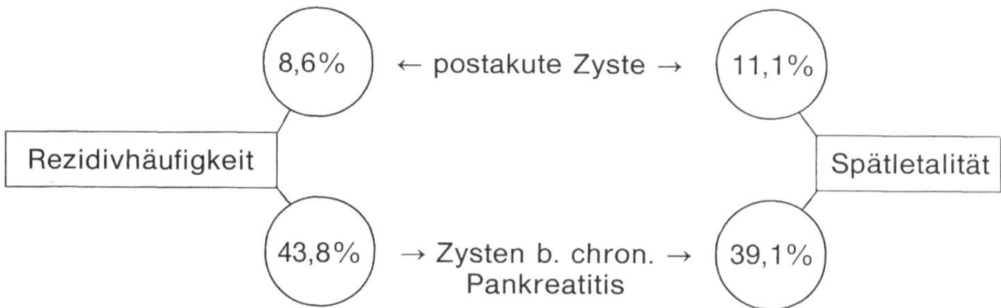

Abb. 13. Klinikletalität nach postakut entstandenen Zysten und bei Zysten nach chronischer Pankreatitis. (Nach [24])

Abb. 14. Rezidivhäufigkeit und Spätletalität bei Pankreaspseudozysten. (Nach [24])

Dies gilt auch für die Rezidivhäufigkeit. So beträgt im Krankengut der Erlanger Klinik die Rezidivquote bei der chronischen Pankreaspseudozyste 43,8%, bei den postakuten nur 8,6% [21]. Entsprechend verhält sich die Frequenz der Zweit- und Mehrfacheingriffe und ebenso die Spätletalität (Abb. 14). Daß hierbei auch Alkoholismus und Diabetes eine Rolle spielen, liegt auf der Hand. Aus diesen Feststellungen müssen wir Konsequenzen ziehen. Das bedeutet, bei der auf dem Boden der chronischen Pankreatitis entstandenen Pseudozyste ist die Resektion statt der Drainageoperation zu bevorzugen.

Abschließend möchte ich folgende „10 Gebote" oder Leitregeln empfehlen:

1. Bei symptomlosen Pankreaspseudozysten – insbesondere den postakuten – kann man in den ersten 6 Wochen den Spontanverlauf abwarten, allerdings unter klinischer und sonographischer Kontrolle.
2. Besteht die Zyste weiter, so ist eine Operation angezeigt.
3. Bei Pseudozysten infolge einer chronisch-rezidivierenden Pankreatitis ist eine Rückbildung nicht zu erwarten und deshalb ebenfalls die Operation indiziert.
4. Bei kleinen Pseudozysten (<4 cm) kann man – wenn sie keine Beschwerden verursachen – unter kontrollierten Bedingungen von einer Operation absehen.
5. Die perkutane Punktion und äußere Katheterdrainage kann bei der postakuten Zyste erfolgreich sein, wenn die Wand noch instabil und ein Kollaps der Zyste noch möglich ist.
6. Perkutane Entlastungspunktionen, evtl. mit Katheterdrainage, sind sinnvoll bei infizierter Zyste und schlechtem Allgemeinzustand des Patienten, v.a. dann, wenn eine operative innere Zystendrainage wegen der instabilen Wand nicht möglich ist.
7. Punktionen und äußere Drainage haben nur dann Erfolg, wenn die Amylasewerte im Zysteninhalt niedrig sind, also keine Fistel zum Pankreasgang besteht.
8. Die perkutane pankreatikogastrale Drainage mit Pigtailkatheter steckt noch in den Anfängen. Ob sich dieses Verfahren bewähren wird, bleibt abzuwarten.
9. Für Pankreaszysten bei chronischer Pankreatitis ist ein Resektionsverfahren besser als die innere Zystendrainage.
10. Auf die Frage: „Ist die Pankreaszyste eine chirurgische Aufgabe?", ist die Antwort ein klares JA mit der kleinen Einschränkung, daß wir uns jedoch der modernen Sonographie- bzw. CT-geführten Punktions- und äußeren Drainageverfahren bei geeigneten Indikationen bedienen sollten.

Literatur

1. Altimari A, Aranha GV, Greenlee HB, Prinz RA (1986) Results of cystoduodenostomy for treatment of pancreatic pseudocysts. Am Surg 52:438
2. Andrén-Sandberg A, Evander A, Isaksson G, Ihse I (1983) Management of pancreatic pseudocysts. Acta Chir Scand 149:203
3. Belinkie SA, Russell JC, Deutsch J, Becker DR (1983) Pancreatic pseudocyst. Am Surg 49:586
4. Bradley EL (1984) Cystoduodenostomy. Ann Surg 200:698
5. Da Cunha JEM, Bacchella T, De Barros Mott C, Machado MCC (1985) Management of pancreatic pseudocysts in chronic alcoholic pancreatitis with duct dilatation. Int Surg 70:53

6. Ephgrave K (1986) Presentation of pancreatic pseudocysts: Implications for timing of surgical intervention. Am J Surg 151:749
7. Fujita H, Konishi K, Miyaszaki I (1985) Management of pancreatic pseudocysts in 42 patients with inflammatory or traumatic cysts. Jpn J Surg 15:266
8. Gerzof SG, Johnson WC, Robbins AH, Spechler SJ, Nabseth DC (1984) Percutaneous drainage of infected pancreatic pseudocysts. Arch Surg 119:888
9. Hancke S, Pedersen JF (1976) Percutaneous puncture of pancreatic cysts guided by ultrasound. Surg Gynecol Obstet 142:551
10. Henriksen FW, Hancke S (1987) Ultrasound-guided percutaneous pancreatic cystogastrostomy. Digestion 38:24
11. Heyder N, Domschke W (1987) Perkutane pankreatiko-gastrale Pseudozysten-Drainage. Dtsch Med Wochenschr 112:546
12. Köhler H, Schafmayer A, Lüdtke FE, Lepsien G, Peiper H-J (1987) Surgical treatment of pancreatic pseudocysts. Br J Surg 74:813
13. Mahlke R, Lübbers H, Lankisch PG (1988) Komplikation nach perkutaner pankreatikogastraler Pseudozystendrainage. Dtsch Med Wochenschr 113:78
14. Munn JS, Aranha GV, Greenlee HB, Prinz RA (1987) Simultaneous treatment of chronic pancreatitis and pancreatic pseudocyst. Arch Surg 122:662
15. O'Connor M, Kolars J, Ansel H, Silvis S, Vennes J (1986) Preoperative endoscopic retrograde cholangiopancreatography in the surgical management of pancreatic pseudocysts. Am J Surg 151:18
16. O'Malley VP, Cannon JP, Postier RG (1985) Pancreatic pseudocysts: cause, therapy, and results. Am J Surg 150:680
17. Salinas A, Triebling A, Toth L, Dreiling DA (1985) The pathogenesis of pancreatic pseudocysts – a canine experimental model. Am J Gastroenterol 80:126
18. Wade JW (1985) Twenty-five year experience with pancreatic pseudocysts. Am J Surg 149:705
19. Warren KW, Athanissiades S, Frederick P, Kune GA (1966) Surgical treatment of pancreatic cysts: review of 183 cases. Ann Surg 163:886
20. Warshaw AL, Rattner DW (1985) Timing of surgical drainage for pancreatic pseudocyst. Ann Surg 202:720
21. Zirngibl H, Gebhardt C, Faßbender D (1983) Drainagebehandlung von Pankreaspseudocysten. Langenbecks Arch Chir 360:29

Pancreatico-duodenectomy for Chronic Pancreatitis

D. C. CARTER [1]

This contribution provides an overview of Whipple's operation for pancreatico-duodenectomy in cases of chronic pancreatitis, placing this operation in perspective against the other forms of treatment available for chronic pancreatitis, and paying particular attention to both the short- and the long-term results of such surgery. Detailed description of the surgical technique and discussion of the newer modifications are considered by other contributors. The indications for the operation have been discussed in detail elsewhere, but suffice it is to say in the present context that the outstanding indication for pancreatico-duodenectomy in patients with chronic pancreatitis is long-standing and severe pain that is not adequately controlled by non-surgical means.

Drainage Operations

To place Whipple's operation in context, Table 1 sets out the types of operation performed on patients with chronic pancreatitis in Glasgow Royal Infirmary in the years 1974–1985. In 6 of the 163 patients, operation took the form of trans-duodenal sphincteroplasty, an operation which in my view is now seldom indicated in this disease. I accept that there are reports claiming at least good short-term

Table 1. Operations undertaken in Glasgow Royal Infirmary on patients with chronic pancreatitis (1974–1985)

Transduodenal sphincteroplasty	6	
Biliary drainage	16	
Pancreatico-jejunostomy	21	
Pancreatic resection	68	
Distal pancreatectomy		41
Pancreatico-jejunostomy		13
Total pancreatectomy		14
Drainage of pseudocyst/abscess	52	
Operative mortality	4/163 (2.5%).	

[1] Department of Surgery, Royal Infirmary, Edinburgh, UK.

M. Trede, H. D. Saeger (Hrsg.)
Aktuelle Pankreaschirurgie

results in small numbers of patients treated by transduodenal sphincteroplasty with extraction of calculi [10], but I have grave doubts as to whether chronic pancreatitis actually results from obstruction of the termination of the main pancreatic duct. The same reservations apply to endoscopic techniques such as papillotomy and pancreatic duct stenting which are now being applied by some to patients who appear to have calculi obstructing the pancreatic duct. Much more convincing evidence will be required before sphincteroplasty in any form can be recommended for any patient with chronic pancreatitis. A possible exception might be made for those deemed to have chronic inflammation in association with pancreas divisum, but even here, following operative accessory papilla sphincteroplasty (performed after failure of endoscopic sphincterotomy) the majority of patients in one recent report had progressed to further surgery within a median follow-up of only 24 months [13].

The operation of pancreatico-jejunostomy has an established place in the treatment of chronic pancreatitis and remains my operation of choice in patients with duct dilatation. The operation conserves the pancreas, is relatively simple and safe, and carries a lower risk of inducing pancreatic endocrine and exocrine insufficiency than operations involving pancreatic resection. In theory, restoration of flow of pancreatic juice into the intestine might be expected actually to improve pancreatic exocrine function, but in practice there is good evidence that successful decompression of the duct system does not prevent continuing inflammation and destruction of glandular tissue [23, 3].

The mechanism by which pancreatico-jejunostomy relieves pain is far from clear. It is often assumed that duct dilatation reflects obstruction, and that the pancreatico-jejunal anastomosis merely allows effective decompression. However, cannulation of the duct and pancreatography is no more difficult in patients with dilated ducts, and Warshaw et al. [23] have suggested that duct dilatation could in fact result from atrophy of surrounding pancreatic tissue. Novis et al. [15] carried out endoscopic manometry in patients with alcoholic pancreatitis but found no significant differences between these patients and controls in terms of mean pancreatic duct pressure and basal or phasic pressures in the sphincter of Oddi. Furthermore, there were no manometric differences between patients with or without strictures. On the other hand, pancreatic tissue pressures were found to be high in a group of Danish patients with chronic pancreatitis and were reduced by a drainage operation [7]. However, long-term pain relieved after pancreatic duct drainage was not related to the eventual patency of the anastomosis as assessed by endoscopic retrograde pancreatography. Clearly, further study is needed to elucidate the basis of pain in chronic pancreatitis and its relationship to duct dilatation and drainage surgery.

The so-called Du Val procedure, or caudal pancreatico-jejunostomy, in which the cut end of the pancreas is anastomosed to the jejunum, is now discredited as such anastomoses are usually found to have closed off on reinvestigation [12]. On the other hand, longitudinal or lateral pancreatico-jejunostomy, appears to have a better long-term patency rate [23]. The major limitation to longitudinal pancreatico-jejunostomy is that only a minority of patients requiring surgery for chronic pancreatitis have sufficient dilatation of the main pancreatic duct. Most agree that duct diameter must be at least 7–8 mm, and in our own practice less than

20% of patients fulfil this criteria (Table 1). When performing the operation we consider that mucosa-to-mucosa apposition is important, that a Roux loop of jejunum is essential, and that the longer the window between jejunum and the pancreatic duct is the better. The operation does not involve hazardous pancreatic resection and Prinz and Greenlee [16] report an operative mortality of 4% in 100 patients treated over a 25-year period by duct drainage procedures, a figure identical to that reported in a literature review of 228 patients undergoing pancreatico-jejunostomy [6].

With regard to long-term results, Prinz and Greenlee [16] found that 86 patients available for follow-up after side-to-side or longitudinal pancreatico-jejunostomy, 31 (36%) were deemed to have obtained complete pain relief while 38 (44%) were considered to have had substantial pain relief. This figure is in keeping with results reported from other centres, and a comparable figure of 74% for satisfactory pain control was reported in the literature review conducted by Eckhauser et al. [6]. As mentioned above, pain relief is not synonymous with improved exocrine or endocrine function, but the operation does not appear to carry the same risks of diabetes and significant exocrine insufficiency as various forms of resection (Table 2). For example, 26% of the patients examined by Eckhauser et al. [6] were diabetic before operation, with only 50% needing insulin after operation, an incidence of post-operative insulin-dependent diabetes that is significantly better than that following 80%–95% distal pancreatectomy or Whipple's operation (62% and 64%, respectively). Prinz and Greenlee [16] also found that almost one-half of their patients had not become diabetic after pancreatico-jejunostomy, and that only 28% of patients had been placed on insulin therapy. In terms of exocrine insufficiency, only 12 of their 70 patients who were not receiving pancratic enzymes before operation eventually needed treatment thereafter.

Although I believe that pancreatico-jejunostomy is a good operation in patients with suitably dilated ducts, no one should be complacent about the long-term results. A sizeable minority of patients still come to resection because of continued or recurrent pain, and in general all patients with chronic pancreatitis have reduced life-expectancy despite effective surgery. As Prinz and Greenlee [16] point out, more than half of their patients died during follow-up, and almost 40% survived less than 5 years after pancreatico-jejunostomy. Inability to abstain from alcohol is the crucial determinant of survival; three-quarters of their patients who

Table 2. Comparison of pancreatico-jejunostomy and resection operations in chronic pancreatitis. (From Eckhauser et al. [6])

	n	Operative mortality (%)	Insulin-dependent diabetics (%)		Satisfactory pain control (%)
			Pre-op.	Post-op.	
Pancreatico-jejunostomy	228	4.3	26	50	74
80%–95% distal pancreatectomy	102	8.2	11	62	72
Pancreatico-duodenectomy	276	5.3	28	64	68

abstained were alive and well at follow-up as opposed to only one-third of those who continued to drink. Holmberg and Isaksson [11] also emphasise the importance of alcohol abuse, concluding that it is a much more important determinant of outcome than even long-term patency of the pancreatico-jejunostomy.

Distal Pancreatectomy

As shown in Table 1, distal pancreatectomy was a relatively popular form of pancreatic resection in Glasgow Royal Infirmary over the period 1974–1985. The extent of this left-to-right resection has varied, with 40%–90% of the gland being removed. Our hospital's practice over this time undoubtedly mirrored the wide popularity of the approach. However, as shown in Table 3, my personal practice over the more recent period of 1980–1988 reflects the move away from distal pancreatectomy in favour of Whipple's operation or even total pancreatectomy.

I accept that distal pancreatectomy may still be indicated in patients with disease localised to the left half of pancreas, but these patients constitute only a small minority of those presenting for consideration for surgery. For the great majority of patients who are deemed unsuitable for pancreatico-jejunostomy, I certainly agree with the concept advanced by Longmire that the head of the pancreas is in many ways to be regarded as a 'pacemaker' in this disease and is rarely spared. Thus, if extensive distal resection is performed, major painful disease may be retained in the head of pancreas, exocrine and endocrine function may be severely compromised, and complications due to involvement of the duodenum and bile duct may still ensue. Furthermore, such subtotal resection is far from easy, and its technical complexity is reflected in significant operative morbidity and mortality. As Frey et al. [8] have demonstrated, 80%–95% left-to-right resection is associated with clinically troublesome steatorrhoea and diabetes in twice as many patients as after 40%–80% resection, and the degree of severity of diabetes after extensive resection is undoubtedly greater. Unfortunately, less extensive resection is frequently associated with less effective pain relief, and all operations prove to have less satisfactory results with increasing passage of time (Table 4).

Table 3. Operations undertaken personally on patients with chronic pancreatitis (1980–1988)

Transduodenal sphincteroplasty		1
Biliary drainage		9
Pancreatico-jejunostomy		18
Pancreatic resection		39
Distal pancreatectomy	15	
Pancreatico-duodenectomy	14	
Total pancreatectomy	10	
Drainage of pseudocyst/abscess		24
Operative mortality		0/91.

Table 4. Results of various forms of resection for chronic pancreatitis

Reference	Extent of resection	n	Proportion with complete or partial pain relief (%)	Mean follow-up in years (range)
Frey et al. [8]	40%–80% distal	53	73	±5 (1–20)
	80%–95% distal	77	60	±5 (1–20)
	Pancreatico-duodenectomy	19	60	±5 (1–20)
Morrow et al. [14]	40%–80% distal	21	67	7 (4–13)
	85%–95% distal ±islet transplantation	18	100	9.5 (4–13)
Rossi et al. [18]	Pancreatico-duodenectomy	73	79	4.9 (1–20)
Taylor et al. [19]	50%–90% distal	40	20	(5–15)
Eckhauser et al. [6]	80%–95% distal	87	85	(1–25)
Braasch et al. [2]	Total	26	62	4.1 (1–12)
Cooper et al. [5]	Total	83	83	1.5 (0.25–10)

If distal pancreatectomy is to be performed, conservation of the spleen should be attempted, particularly in young patients. However, if this is thought to be adding significantly to the duration and risk of operation, the spleen should be removed to facilitate removal of the distal pancreas. If the pancreatic duct within the remaining pancreas is dilated, I perform a longitudinal pancreatico-jejunostomy; if it is not, I suture-ligate the duct and bury it within the fish-mouthed cut end of pancreas.

Pancreatico-duodenectomy

Pancreatico-duodenectomy has become more popular recently in the treatment of chronic pancreatitis. Reasons for this include the following.

1. Dissatisfaction with the results of distal pancreatectomy, fuelled by the concept that the head of the gland is rarely spared and may often be the seat of the worst disease, has led to increased use of Whipple's operation. This trend towards pancreatico-duodenectomy is certainly evident in my own practice (Table 3), and there is no doubt in my mind that the trend away from distal pancreatectomy will continue.

2. Whipple's operation conserves the body and tail of the pancreas, avoiding the brittle diabetes and malabsorption which can be so troublesome after total or near-total resection. This is not to say that these problems do not occur. In the series of 73 patients reported by Rossi et al. [18], 25% were diabetic pre-operatively whereas 5 years after pancreatico-duodenectomy the incidence had risen to 69%. To place this in context it should be remembered that diabetes may still

develop in patients not treated surgically and reflects the continuing pancreatic inflammation and destruction. For example, Amman et al. [1] report that in a series of 245 patients, diabetes developed in up to 56% of those receiving medical treatment alone. In the literature review by Eckhauser et al. [6], 28% of 276 patients undergoing pancreatico-duodenectomy were diabetic before operation, the figure rising to 64% after operation. Comparable figures for 80%–95% distal pancreatectomy were 11% and 62%, the rise in incidence of 51% after distal pancreatectomy being greater than the rise of 36% observed after Whipple's operation. Interestingly, the proportion of patients reporting satisfactory pain control was similar (72% and 68% for Whipple's operation and distal pancreatectomy, respectively) following these operations.

3. Increasing experience, higher standards of surgical skill and perioperative care, and centralisation of these patients in specialist hands now makes for acceptable operative mortality rates following pancreatico-duodenectomy. Rossi et al. [18] report an operative mortality rate of 2.7% in their series of 73 patients, and in my own practice we have yet to experience a death after any form of resection (Table 3). Literature review suggests an operative mortality of 5.3% following pancreatico-duodenectomy, a figure comparable to that following pancreatico-jejunostomy (4.3%) and better than that following 80%–95% distal pancreatectomy (8.2%; see Table 2). Given that many of these series cover periods going back over 20 years, the current figure for operative mortality following pancreatico-duodenectomy in experienced hands should be well beneath 5%. While detailed technical considerations are not within the scope of this paper, one must mention that the critical complications after this operation relate to failure of the pancreatico-jejunal and/or hepatico-jejunal anastomosis. Our current practice is to carry out a one-layer hepatico-jejunal and two-layer pancreatico-jejunal anastomosis, neither anastomosis being stented. We also advocate the use of total parenteral nutrition throughout the perioperative period so as to maintain nutritional status, rest the upper alimentary tract and avoid a premature return to oral intake before healing is complete.

4. When common bile duct stenosis or duodenal obstruction complicates chronic pancreatitis involving the head of the gland, this problem is dealt with effectively by pancreatico-duodenectomy.

5. Regarding malignancy in patients thought to have chronic pancreatitis, there seem to be two distinct problems. The first is posed by the patient in whom the diagnosis of chronic pancreatitis is uncertain from the outset (see Fig. 1), and in whom the clinical presentation, radiological findings and appearances at operation are actually the consequence of an underlying carcinoma. This problem may be particularly troublesome in patients who develop a distended pancreatic duct system as a consequence of malignant obstruction, and who may be considered suitable for pancreatico-jejunostomy in the mistaken belief that they have benign disease. We have certainly fallen into this trap on at least one occasion, and others have had similar experiences. For example, Prinz and Greenlee [16] report that three of their series of 100 patients died with autopsy-proven cancer within 1 year of pancreatico-jejunostomy, while White and Slavotinek [25] report that no fewer than nine of their 55 patients were found at autopsy to have carcinoma of the pancreas which had not been recognised at the time of pancreatico-jejunosto-

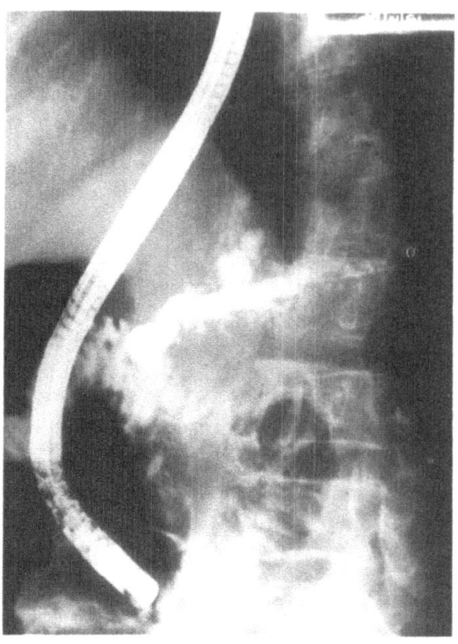

Fig. 1. Endoscopic retrograde pancreatogram of a 53-year-old man originally diagnosed as suffering from chronic pancreatitis. He was initially treated conservatively, but surgery became necessary because of the development of obstructive jaundice. At surgery 2 months later he was found to have a carcinoma of the head of the pancreas which had been responsible for all of his symptoms

my. There is no doubt that some of these patients with pancreatic cancer do have co-existing chronic pancreatitis, and that many even have pre-operative evidence of pancreatic calcification. Clearly, this problem is obviated by pancreatico-duodenectomy in that the main suspect area is removed entirely; Whipple's operation provides the pathologist with the biggest and best biopsy of the head of the pancreas that he is ever liable to receive.

The second problem is posed by the patient who develops carcinoma of the pancreas some years after conservative surgery for chronic pancreatitis. Again, we have experience of two patients originally diagnosed as having chronic pancreatitis who died from autopsy-proven carcinoma consistent with pancreatic origin, 6 and 9 years, respectively, after pancreatico-jejunostomy. Prinz and Greenlee [16] also report that two of their pancreatico-jejunostomy patients developed autopsy-proven pancreatic cancer, dying 6 and 10 years, respectively, after operation. The possibility that chronic pancreatitis predisposes to development of pancreatic malignancy remains controversial, but there seems little doubt that patients with chronic pancreatitis have a disease and often a life-style which curtails their life expectancy. In one recent study from Turin, 23 (13%) of 172 patients with chronic pancreatitis developed some form of cancer during a 14-year follow-up period, and the authors suggest that the risk of both pancreatic and extrapancreatic cancer may be increased in this patient population [17]. While these suggestions must still be regarded with caution, further work is clearly needed in this context. For the moment, pancreatico-duodenectomy resolves any doubt about the presence of malignancy in the head of the gland at the time of operation.

6. In recent years a number of modifications of Whipple's operation have been proposed in the hope of avoiding some of the nutritional and metabolic conse-

quences of pancreatico-duodenectomy. These modifications are considered by other contributors here, but we may mention that preservation of the pylorus [21] and of the duodenum [4] have both been strongly advocated. It may be that these operations result in improved nutritional status without any reduced efficacy in terms of pain relief when compared to the conventional form of Whipple's procedure. It is well recognised that jejunal ulceration can be a complication of standard pancreatico-duodenectomy, and this is reported to affect 6%–20% of patients in some series [8, 20]. Anxieties that this might be an even greater problem after pylorus-preserving pancreatico-duodenectomy appear to be ill-founded. Gastric hypersecretion does not occur [19], and, if anything, jejunal ulceration may be less common when the pylorus is preserved [19].

In the light of these considerations, Whipple's operation is now my procedure of choice in patients deemed unsuitable for pancreatico-jejunostomy and for those requiring further intervention after unsuccessful drainage procedures. The operation may also be indicated in patients with a mass in the head of the gland where cancer cannot be excluded and in patients in whom biliary and/or duodenal obstruction are present. Given the excellent results being reported following pylorus-preserving pancreatico-duodenectomy, we have now began to practise this modification of Whipple's operation.

Conclusions

When surgery is required in chronic pancreatitis my choice of operation is dictated by the appearance and diameter of the pancreatic duct system. When this is dilated, longitudinal pancreatic-jejunostomy is my operation of choice; other drainage procedures such as transduodenal sphincteroplasty are seldom, if ever, indicated. In the majority of patients needing operation the pancreatic duct system is not sufficiently dilated for pancreatico-jejunostomy, and some form of resection is required. In a small proportion of patients the disease may be sufficiently localised to the left side of the gland to justify 40% distal pancreatectomy, but in the majority of instances the entire gland is involved, and significant disease is present in the head of the gland. Under these circumstances, Whipple's operation is now my procedure of choice, and I have began to use a pylorus-preserving procedure whenever possible.

In my view, total pancreatectomy is seldom indicated as a primary procedure. Its inevitable consequences of total pancreatic endocrine and exocrine insufficiency pose major management problems and may prove lethal. In our practice, total pancreatectomy is now reserved as a measure of last resort in patients with incapacitating pain who have already undergone other surgical procedure, and who are already insulin-dependent diabetics.

Finally, it should be stressed that the results of any type of operation in chronic pancreatitis depend greatly on patient selection; individuals with stable personalities who can abstain from alcohol can usually expect to fare better than their less stable counterparts who continue to imbibe.

References

1. Amman RW, Akovbiantz A, Largiader F, Schueler G (1984) Course and outcome of chronic pancreatitis: longitudinal study of a mixed medical-surgical series of 245 patients. Gastroenterology 86:820–828
2. Braasch JW, Vito L, Nugent W (1978) Total pancreatectomy for end-stage chronic pancreatitis. Ann Surg 188:317–322
3. Bradley EL, Nasrallah SM (1984) Fat absorption after longitudinal pancreaticojejunostomy. Surgery 95:640–643
4. Beger HG, Krautzberger W, Bittner R, Büchler M, Limmer J (1985) Duodenum-preserving resection of the head of the pancreas in patients with severe chronic pancreatitis. Surgery 97:467–473
5. Cooper MJ, Williamson RCN, Benjamin IS, Carter DC, Cuschieri A, Linehan IP, Russell RGC, Torrance HB (1987) Total pancreatectomy for chronic pancreatitis. Br J Surg 74:912–915
6. Eckhauser FE, Strodel WE, Knol JA, Harper M, Turcotte G (1984) Near total pancreatectomy for chronic pancreatitis. Surgery 96:599–606
7. Ebbehøj N, Borly L, Madsen P, Svendsen LB (1986) Pancreatic tissue pressure and pain in chronic pancreatitis. Pancreas 1:556–558
8. Frey CF, Child CG, Fry W (1976) Pancreatectomy for chronic pancreatitis. Ann Surg (1979) 184:403–414
9. Grant CS, Van Heerden JA (1979) Anastomotic ulceration following subtotal and total pancreatectomy. Ann Surg 190:1–5
10. Hansell DT, Gillespie G, Imrie CW (1986) Operative transampullary extraction of pancreatic calculi. Surg Gynaecol Obstet 163:17–20
11. Holmberg JT, Isaksson G (1985) Long term results of pancreaticojejunostomy in chronic pancreatitis. Surg Gynaecol Obstet 160:339–346
12. Kugelberg CH, Wehlin L, Arnesjo B, Tylen U (1976) Endoscopic pancreatography in evaluating results of pancreatico-jejunostomy. Gut 17:267–272
13. Linehan IP, Russell RGC (1987) Follow-up of accessory sphincteroplasty for chronic pancreatitis associated with pancreas divisum. Gut 28:368
14. Morrow CE, Cohen JI, Sutherland DER, Najarian MD (1984) Chronic pancreatitis: long-term surgical results of pancreatic duct drainage, pancreatic resection, and near-total pancreatectomy and islet autotransplantation. Surgery 96:608–615
15. Novis BH, Bornman PC, Girwood AW, Marks IN (1985) Endoscopic manometry of the pancreatic duct and sphincter zone in patients with chronic pancreatitis. Dig Dis Sci 30:225–228
16. Prinz RA, Greenlee HB (1981) Pancreatic duct drainage in 100 patients with chronic pancreatitis. Ann Surg 194:313–320
17. Rocca G, Gaia E, Iuliano R, Caselle MT, Rocca N, Calcamuggi G, Emanuelli G (1987) Increased incidence of cancer in chronic pancreatitis. J Clin Gastroenterol 9:175–179
18. Rossi RL, Rothschild J, Braasch JW, Munson JL, ReMine SG (1987) Pancreatoduodenectomy in the management of chronic pancreatitis. Arch Surg 122:416–420
19. Rossi RL, Braasch TW (1989) Resection for chronic pancreatitis. In: Carter DC, Warshaw AL (eds) Pancreatitis. Churchill Livingstone, Edinburgh, p 166 (Clinical surgery international, vol 16)
20. Taylor RH, Bagley FH, Braasch JW, Warren KW (1981) Ductal drainage or resection for chronic panreatitis. Am J Surg 141:28–33
21. Traverso LW, Longmire WP Jr (1980) Preservation of the pylorus in pancreaticoduodenectomy: a follow-up evaluation. Ann Surg 192:306–310
22. Warren KW, Choe DS, Plaza J, Relihan M (1975) Results of radical resection for periampullary cancer. Ann Surg 181:534–540
23. Warshaw AL, Popp JW, Schapiro RH (1980) Long-term patency, pancreatic function, and pain relief after lateral pancreaticojejunostomy for chronic pancreatitis. Gastroenterology 79:289–293
24. Warshaw AL (1984) Pain in chronic pancreatitis: patients, patience and the impatient surgeon. Gastroenterology 86:987–989
25. White TT, Slavotinek AH (1979) Results of surgical treatment of chronic pancreatitis. Ann Surg 189:217–224

Die partielle Duodenopankreatektomie in Kombination mit der Pankreasgangokklusion durch Ethibloc

F. P. Gall [1]

Die Effektivität der einzelnen Operationsmethoden bei der chronischen Pankreatitis läßt sich durch die Früh- und Spätmorbidität und -letalität, dauerhafte Schmerzbefreiung, die Verhütung von Rezidiven, die Erhaltung der endokrinen Funktion und durch Arbeitsfähigkeit beurteilen.

Die Forderung von Ammann et al. [1], daß ein chirurgischer Eingriff bei chronischer Pankreatitis eine Letalität unter 2% aufweisen soll, haben wir seit 1982 erfüllt, da seit dieser Zeit die Letalität für alle operativen Eingriffe auf 1,2% abgesunken ist [4].

Leider sind alle heute üblichen Operationsverfahren mit einer unterschiedlich großen Rezidivrate belastet: die Duval-Operation mit 50%, die Pankreatikojejunostomie mit 37% und die Whipple-Operation mit 19% [5].

Diese *Rezidive* sind Ausdruck der Selbstperpetuation der chronischen Pankreatitis, d. h. die Entzündung unterhält sich in Schüben so lange, bis das exokrine Parenchym komplett ausgebrannt ist. Mit dem Erreichen dieses Stadiums erlischt der oft unerträgliche pankreatitische Schmerz. In diesem Endstadium ist dann nicht nur eine exokrine Funktionsstörung, sondern auch eine endokrine Insuffizienz vorhanden.

Rezidive haben die Langzeitergebnisse der chirurgischen Behandlung so stark belastet, daß daraus vorübergehend die Empfehlung zur totalen Duodenopankreatektomie abgeleitet wurde, mit dem Ziel, durch die Entfernung der Drüse auch zuverlässig Schmerzfreiheit zu erreichen. Wegen der hohen Früh- und Spätletalität mußte dieser Versuch aber von all seinen Befürwortern wieder verlassen werden.

Nach Versuchen von Gebhardt u. Stolte [6] wurde an unserer Klinik die *Pankreasgangokklusion* mit Prolamin (Ethibloc) in Kombination mit der partiellen Duodenopankreatektomie als alternatives Konzept in die operative Therapie der chronischen Pankreatitis zur Rezidivverhütung eingeführt. Die Pankreasgangokklusion wurde erstmals von Minkowsky 1889 in Straßburg und dann von Banting u. Best [2] durchgeführt. Tierexperimentelle Untersuchungen und Stanzbiopsien bei Zweiteingriffen weisen eindeutig die komplette exokrine Atrophie nach Pankreasgangokklusion nach, wobei der Inselzellapparat aber unbeschädigt erhalten bleibt. Aufgrund dieser Befunde schien es uns möglich, durch Okklusion des Gangsystems des Restpankreas mit Ethibloc kurzfristig ein komplettes Ausbrennen des exokrinen Parenchyms zu erreichen, um dadurch weitere pankreati-

[1] Chirurgische Klinik mit Poliklinik der Universität Erlangen-Nürnberg (Direktor: Prof. Dr. med. F. P. Gall), Maximilianplatz, D-8520 Erlangen.

M. Trede, H. D. Saeger (Hrsg.)
Aktuelle Pankreaschirurgie

tische Rezidive, die letztlich zur kompletten Zerstörung des Inselzellapparates führen müssen, zu vermeiden.

Auch erfahrene Pankreaschirurgen, wie Moossa und Warshaw, vertreten die Meinung, daß die *Erhaltung der exokrinen Funktion* für das Spätergebnis wichtig sei. Aus den Arbeiten von Ammann wissen wir, daß bei chronischer Pankreatitis nach 5 Jahren in 50% eine schwere exokrine Insuffizienz vorliegt. In der prospektiven Studie von Schneider [8] wurde an unserem Krankengut eine exokrine Insuffizienz mit Reduktion auf 30% der exokrinen Kapazität festgestellt. Da der Anteil der noch erhaltenen exokrinen Funktion zum Zeitpunkt der Operation zumindest in unserem Krankengut sehr hochgradig ist und dieses Defizit postoperativ leicht substituiert werden kann, stellt die Erhaltung der exokrinen Sekretion wohl kein überzeugendes Argument für die Pankreatikojejunostomie und gegen die Gangokklusion dar.

Alle Anastomosen der Bauchspeicheldrüse zum Dünndarm nach Pankreasoperationen sind verschlußgefährdet. In der Literatur werden für die Whipple-Operation von Hollender Verschlußraten von 50% angegeben. Reding hat nach der Pankreatikogastrostomie praktisch in all seinen Fällen einen Gangverschluß durch endoskopische Untersuchungen festgestellt und dies auch durch histologische Schnitte dokumentiert, auf denen man eindeutig die komplette exokrine Atrophie des Parenchyms erkennen kann. Es ist deshalb der Schluß erlaubt, daß durch diesen Spontanverschluß die komplette Atrophie des exokrinen Parenchyms erzeugt und damit Beschwerdefreiheit nach Operationen wegen chronischer Pankreatitis erreicht wird, d. h. die Natur erreicht durch Spontanverschluß der Anastomosen zum Gastrointestinaltrakt das effektive Prinzip, nämlich die Erzeugung einer kompletten exokrinen Atrophie (Ausbrennen der exokrinen Kapazität), das wir durch die Gangokklusion intraoperativ einleiten.

Weil die Pankreasgangokklusion zum exokrinen Sekretionsstop führt, verzichten wir seit 2 Jahren auf eine Pankreatikojejunostomie. Pankreasfisteln, mit täglichen Sekretmengen zwischen 300 und 600 cm^3 und Amylasewerten bis zu 1000 E sind dabei in etwa 10% aufgetreten, ohne daß dadurch nachteilige Folgen oder Komplikationen entstanden sind.

Als Argument gegen die Pankreasgangokklusion wird immer wieder die exzessive Vernarbung im Restpankreas angeführt, die letztlich durch Ischämie zum Untergang der Inselzellen führen würde. Die alkoholinduzierte chronische Pankreatitis aber unterscheidet sich nun ganz wesentlich von der Retentionspankreatitis, die durch Gangokklusion erzeugt wird.

Das *Stadium IV* der *metatryptischen Entzündung* der chronischen *alkoholinduzierten Pankreatitis* [3] ist gekennzeichnet durch *exzessive Vernarbung*, breite *Hyalin*einlagerung, Zerstörung der lobulusartigen Struktur, wobei *nur noch* einzelne versprengte exokrine Drüsenzellen in großen Narbenfeldern nachweisbar sind, den weitgehenden *Verlust der endokrinen Zellen* und durch das sog. *Kaiser-Phänomen*, das in der Ausbildung einer exzessiven Intimafibrose bis zum Gefäßverschluß der mittleren und kleineren Arteriolen besteht.

Demgegenüber ist die *Retentionspankreatitis* gekennzeichnet durch eine *reine Atrophie* der Acinusläppchen. Es liegen *keine tryptischen* Nekrosen vor, es kommt nur zur *perilobulären Vernarbung*, wobei ein geordnetes Narbenfeld entsteht, und es gibt an den Gefäßen keine Intimafibrose, die die Durchblutung behindern würde. Bei der Retentionspankreatitis fehlt deshalb auch die für das Stadium IV der metatryptischen Pankreatitis charakteristische Atrophie des Inselzellapparates. Im Langzeitversuch leben bei uns 6 Hunde 5 und mehr Jahre nach Pankreasgangokklusion ohne eine Veränderung des Kohlenhydratstoffwechsels. Auch unsere klinischen Befunde sprechen dafür, daß nach Whipple-Operation mit Pankreasgangokklusion im Langzeitversuch über 48 Monate postoperativ keine weitere Reduktion von C-Peptid und Insulin zu beobachten ist. Auch die Anwendung der Gangokklusion bei der Pankreastransplantation bestätigt unsere Befunde, weil auch hier in Langzeitbeobachtungen keine Reduktion der Insulinproduktion beobachtet werden konnte.

Ergebnisse

Bei der schweren destruierenden Pankreaskopfpankreatitis kam die partielle Duodenopankreatektomie in Kombination mit Pankreasgangokklusion durch Ethibloc vom 1. 1. 1978–10. 10. 1988 bei 318 Patienten (294 Männer und 24 Frauen) – Durchschnittsalter 41 Jahre bei einer Krankheitsdauer von 44 Monaten – zur Anwendung. Unsere *Indikationen* zu diesem Eingriff unterscheiden sich nicht von denen anderer Arbeitsgruppen, erkenntlich auch an der hohen Zahl von Voroperationen am Pankreas, den Gallenwegen, am Magen, endoskopischer Okklusion und Nekrosektomien in insgesamt 35,6% in unserem Kollektiv (Abb. 1). An erster Stelle der Operationsindikation steht der persistierende Schmerz (Tabelle 1). Er ist subjektiver Ausdruck einer großen Anzahl von objektiv nachweisbaren schweren destruierenden Prozessen im Pankreaskopf, wie sie der Pathologe an unserem Krankengut nachweisen konnte (Tabelle 2).

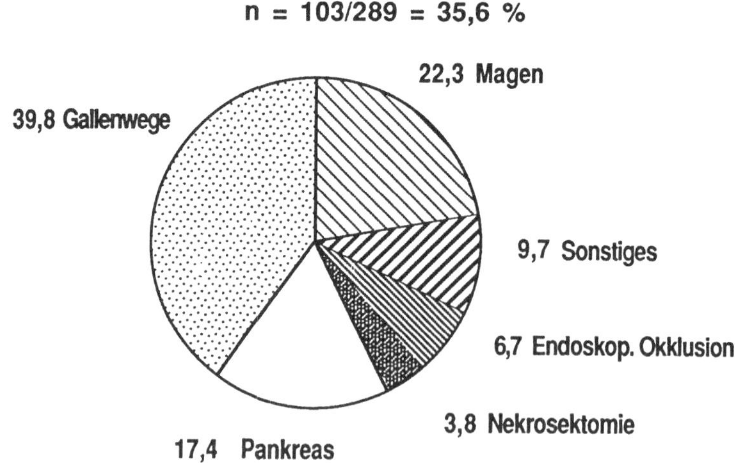

Abb. 1. Voroperationen bei 289 partiellen Duodenopankreatektomien mit Pankreasgangokklusion (1. 1. 1978–31. 12. 1986)

Tabelle 1. Operationsindikation bei partieller Duodenopankreatektomie mit Pankreasgangokklusion (n=289, 1.1.1978–31.12.1986)

Persistierender Schmerz	174
Verschlußikterus	41
Duodenalstenose	28
Karzinomverdacht	37
Pseudozystenkomplikationen	9

Chirurgische Klinik mit Poliklinik Universität Erlangen

Tabelle 2. Pathologische Befunde im Resektat nach partieller Duodenopankreatektomie bei der klinischen Indikation

Choledochusstenose	107 = 61,5%
Kalzifizierung	115 = 66,1%
Pseudozysten	116 = 66,7%
Duodenalzyste	62 = 35,6%
Duodenalstenose	60 = 34,5%
Echte Zyste	2 = 1,2%
Duodenaldivertikel	7 = 4,0%
Pankreasabszeß	2 = 1,2%

Chirurgische Klinik mit Poliklinik Universität Erlangen

Frühletalität

Postoperativ sind 4 von 318 Patienten verstorben, 2 Patienten infolge einer Arrosionsblutung aus der A. linealis, 1 Patient infolge Candidasepsis und einer an einem Myokardinfarkt. Alle Todesfälle innerhalb der ersten 60 Tage nach dem Eingriff wurden dabei postoperativ gewertet, die Todesursachen wurden durch Sektion ermittelt. Die postoperative Sterblichkeit beträgt somit 1,3%.

Zur Ermittlung des Langzeitergebnisses wurden 286 Patienten vom 1.1.1978–31.12.1986 nachuntersucht.

Rezidive sind insgesamt bei 6 Patienten (2,1%) aufgetreten. 2 Patienten entwickelten eine Pseudozyste, einmal kam es zu einem Pankreasabszeß und 3 Patienten erlebten einen akuten Schub einer Pankreatitis. Diese Komplikationen sind Ausdruck der inkompletten Pankreasgangokklusion, die auf ungenügende Ausspritzung infolge Stenosen oder Steinbildungen im distalen Gangsystem zurückzuführen sind. Wir haben versucht, diese Komplikationen durch Ausräumen des Hauptgangsystems vor der Verödung zu vermeiden.

Im Schrifttum wird die Rezidivrate der chronischen Pankreatitis nach Whipple-Operation im Mittel mit 19% angegeben. Im Vergleich dazu fällt in unserem Kollektiv eine Rezidivrate von nur 2% wesentlich niedriger aus.

Bei der *subjektiven Beurteilung* des Operationsergebnisses bezeichnen 80% der Patienten ihren Zustand als sehr gut oder gut, 16% als zufriedenstellend und 4% als schlecht. Schmerzfrei sind 88%, häufigere Beschwerden, aber leichter als vor der Operation, finden sich bei 11% und pankreatitische Schmerzen traten nur bei 1% der Patienten auf (Tabelle 3). Diese Spätergebnisse bei Whipple-Operation mit Gangokklusion sind denen bei gleicher operativer Taktik ohne Gangokklusion zweifelsfrei überlegen. Von unseren Patienten im arbeitsfähigen Alter sind 50% voll arbeitsfähig.

Bei der Analyse des *Glukosestoffwechsels* fand sich in unserem Kollektiv präoperativ in 53,9% ein Normalbefund.

Infolge der Reduktion der Inselzellmasse durch die Pankreasresektion reduzierte sich dieser Prozentsatz bei Entlassung auf 36,1%, wobei bei der letzten Nachuntersuchung am 31.12.1986 der Prozentsatz mit normalem Kohlenhydratstoffwechsel bei 34% im weiteren postoperativen Verlauf relativ unverändert blieb.

Tabelle 3. Spätergebnisse bei partieller Duodenopankreatektomie mit Gangokklusion (n = 201/272 überlebende Patienten 1. 1. 1978–31. 1. 1986 Lost rate: 7/201 = 3%)

Subjektives Befinden	n	%	
Schmerzfrei	103	53	88%
Selten Bauchschmerzen	67	35	
Häufige Beschwerden (leichter als vor OP)	21	11	
Pankreatischer Schmerz	2	1	

Chirurgische Klinik mit Poliklinik Universität Erlangen

Tabelle 4. Spätletalität nach partieller Duodenopankreatektomie mit Gangokklusion (n = 269, 1. 1. 1978–31. 1. 1986)

Spätletalität 68/269 (25,3%)

Nachbeobachtungszeit: median 4,7 Jahre (12 Mon. –8,9 J.)

– Leberzirrhose	n = 14	28%
– Karzinome	n = 7	14%
– Herz-/Kreislauferkrankungen (z. T. Kardiomyopathie)	n = 8	16%
– Lunge (Pneumonie, Tbc)	n = 4	8%
– Sepsis/Abszeß	n = 4	8%
– Ösophagusvarizenblutung	n = 3	6%
– Kachexie/Verwahrlosung	n = 3	6%
– Diabetes/Koma	n = 3	6%
– Pfortaderthrombose	n = 2	4%
– Sonstiges	n = 2	4%

Nur von 50 Patienten genaue Todesursache zu eruieren.

Chirurgische Klinik mit Poliklinik Universität Erlangen

Auch die prospektive Untersuchung von Schneider et al. [8] aus der Medizinischen Universitätsklinik Erlangen, der postoperativ die C-Peptidwerte und die Insulinreserven gemessen hat, ergibt unmittelbar postoperativ eine deutliche Reduktion, die aber dann über 48 Monate stabil und unverändert blieb. Somit zeigt sich auch im klinischen Befund, daß die Pankreasokklusion über viele Jahre hin nicht zu einer Beeinträchtigung der Inselzellen führt (Abb. 2).

Leider ist auch in unserem Krankengut die *Spätletalität* im Beobachtungszeitraum mit 25,3% hoch (Tabelle 4), wobei als die häufigste Todesursache die Leberzirrhose mit 28%, die intraoperativ bei keinem dieser Patienten nachweisbar war, Karzinome mit 14% und kardiopulmonale sowie septische Komplikationen in 16 bzw. je 8% zu verzeichnen sind.

Von dieser Spätletalität sind besonders Patienten mit weiterem Alkoholabusus betroffen, deren schlechtere Prognose gegenüber dem Nichtalkoholiker durch die Untersuchungen von White et al. bereits früher bewiesen wurde.

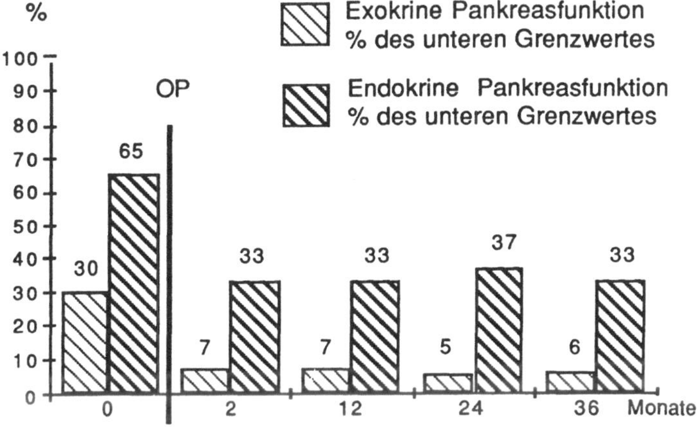

Abb. 2. Prospektive Untersuchung von Schneider et al. [8] zum Verhalten der exokrinen und endokrinen Pankreasfunktion nach partieller Duodenopankreatektomie mit Gangokklusion (n = 23, Jan. 1983 – Feb. 1984)

Zusammenfassung

Fortschreibung der früher mehrfach publizierten Früh- und Spätergebnisse nach partieller Duodenopankreatektomie in Kombination mit der Pankreasgangokklusion durch Ethibloc bei schwerer destruierender Pankreaskopfpankreatitis. Frühletalität bei 318 Patienten, operiert vom 1. 1. 1987 – 10. 10. 1988 = 1,3%.

Die Auswertung der Langzeitergebnisse liegt vor von 286 Patienten in dem Zeitraum vom 1. 1. 1978 – 31. 12. 1986. Rezidive sind insgesamt nur bei 6 Patienten (2,1%) aufgetreten. Sie sind Ausdruck einer ungenügenden Ausspritzung des Gangsystems infolge früher zurückgelassener Steine.

Bei der subjektiven Bewertung des Operationsergebnisses bezeichnen 80% der Patienten ihren Zustand als sehr gut oder gut, 16% als zufriedenstellend und 4% als schlecht.

Bei der Analyse des Glukosestoffwechsels besteht in unserem Kollektiv präoperativ in 53,9% ein Normalbefund. Unmittelbar postoperativ reduziert sich dieser Prozentsatz auf 36,1%, im späteren Verlauf nur auf 34,6%, so daß eine Beeinträchtigung des Inselzellapparates durch die Pankreasgangokklusion nicht erkennbar ist. Ähnlich günstig fallen auch die Bestimmungen der C-Peptid- und Insulinreserven in der prospektiven Studie von Schneider et al. [8] an unserem Krankengut aus.

Unbeeinflußt hoch ist die Spätletalität mit 25,3%, wobei als häufigste Todesursachen die Leberzirrhose, Karzinome und kardiopulmonale sowie septische Komplikationen zu verzeichnen sind.

Literatur

1. Ammann RW, Akovbiantz A, Largadier F, Schueler G (1984) Course and outcome of chronic pancreatitis. Gastroenterology 86:820–828
2. Banting FG, Best CH (1922) Internal secretion of the pancreas. J Lab Clin Med 7:251
3. Becker V (1984) Chronische Pankreatitis: Klinische Morphologie. In: Barthelheimer H (Hrsg) Gastroenterologie und Stoffwechsel, Bd 21. Thieme, Stuttgart
4. Gall FP (1987) Chronische Pankreatitis. Chirurgische Therapie. Langenbecks Arch 372:363–368
5. Gebhardt C (1984) Chirurgische Therapie der chronischen Pankreatitis. In: Gebhardt C (Hrsg) Chirurgie des exokrinen Pankreas. Thieme, Stuttgart, S 139–191
6. Gebhardt C, Stolte M (1978) Pankreasgangokklusion durch Injektion einer schnell härtenden Aminosäurelösung. Langenbecks Arch Chir 346:149–166
7. Mering J, Minkowski O (1980) Diabetes mellitus nach Pankreasexstirpation. Arch Exp Pathol Pharmak 26:371
8. Schneider MU, Meister R, Domschke S et al. (1987) Whipple's procedure plus intraoperative pancreatic duct occlusion for severe chronic pancreatitis: Clinical, exocrine and endocrine consequences during a 3-year follow-up. Pancreas 2:715–726

Pyloric-Preserving Pancreatectomy for Chronic Pancreatitis

J. W. BRAASCH [1]

Introduction

The operative treatment of chronic pancreatitis has proved to be far less than perfect. Within the past decade we have learned that procedures on the ampulla of Vater or sphincter of Wirsung's duct very seldom give pain relief [1]. Distal pancreatectomy when followed for up to 5 years shows a disappointing decline in the percentage of adequate results after the first 1–2 years [2]. Total pancreatectomy in earlier years at the Lahey Clinic was followed by a very high late morbidity and mortality [3]; since the time of this report, we have learned to select patients with greater care and now advise this procedure only for patients who have relatively stable life-styles and are self-disciplined. Puestow's procedure, or pancreatojejunostomy, is useful for patients with pancreatic ducts dilated more than 7 mm in diameter. But even these patients have an approximately 20% rate of failure at 2–4 years [2].

Pancreatoduodenectomy, or Whipple's procedure, for chronic pancreatitis has a definite usefulness as a primary resective procedure and also as a secondary procedure after failure of Puestow's or ampullary procedures. In the past, criticism of Whipple's procedure has centered mainly on postoperative mortality, problems with nutrition, and a definite although small incidence of jejunal ulceration with attendant complications. In 1978 Traverso and Longmire [4] reported the use in two patients with chronic pancreatitis of a variation of Whipple's procedure in which the entire stomach, pylorus, and a short segment of proximal duodenum were preserved. With the preservation of the stomach and the pyloric mechanism one would expect the preservation of gastric capacitance and gastric mixing and the prevention of dumping along with reflux bile gastritis. In addition, this variation on Whipple's procedure promised to simplify the technical aspects of the procedure immensely since no gastric resection or vagotomy is necessary, and since the anastomosis of the duodenal stump to the jejunum is a very simple and quick procedure. Because of these possible advantages, we determined in 1979 to use the pylorus-preserving procedure on most subsequent pancreatoduodenectomies and total pancreatectomies including those of neoplasms not immediately adjacent to the proximal duodenum.

[1] Lahey Clinic, Burlington, Massachusetts, USA.

M. Trede, H. D. Saeger (Hrsg.)
Aktuelle Pankreaschirurgie

Methods and Materials

Patients. A total of 43 patients had a pyloric-preserving pancreatoduodenectomy (31 cases) or total pancreatectomy (12 cases) for chronic pancreatitis during the period from 1979 to May 1988. There were 26 men and 17 women; median age was 48 (range, 25–72). Our experience with these patients was surveyed for short-term results. Another group of patients with chronic pancreatitis, who had pancreatoduodenectomy between 1960 and 1985 were reviewed for long-term results [5]. This group was composed of 73 consecutive patients operated for chronic pancreatitis. Some of these patients had the pylorus-preserving procedure and others the standard Whipple's procedure. It seems likely that each type of operation would give similar results in terms of pain relief.

Indications for Resection. The indications for pancreatoduodenal resection for chronic pancreatitis are: chronic pain, normal pancreatic duct diameter, disease concentrated in pancreatic head, and definite pathological changes; other factors to be considered include the presence of diabetes, possibility of carcinoma of pancreas, biliary and duodenal obstruction, and the availability of an experienced surgeon. Of these considerations those of intractable pain, normal pancreatic duct diameter, and availability of an experienced surgeon are the most important.

Technical Points. The duodenum is severed approximately 1 cm distal to the pylorus. If possible, the supraduodenal artery should be preserved as it arterializes the retained portion of the duodenum. In our experience there is no right gastric artery present, and the supraduodenal artery has small collateral connections with the left gastric artery along the lesser curvature of the stomach.

The pancreatic anastomosis is the most important part of the procedure and largely defines the postoperative course of the patient. With chronic pancreatitis most often a two-layer anastomosis can be accomplished, and this requires that the pancreatic duct be in the center of the cut edge of the pancreas. Frequently at the neck of the pancreas this duct is very far posterior; therefore, more pancreas should be removed by serial sectioning until the duct assumes the central position. The anastomosis is one connecting the end of the pancreas to the side of the jejunum, and there is an outer layer of serosal muscularis sutures on the jejunum to the capsule of the pancreas placed in an interrupted fashion using permanent sutures. The inner layer is interrupted 4 or 5-0 permanent sutures placed in the duct of the pancreas to a stab wound of the jejunum. A dunking type anastomosis is seldom required.

All anastomoses should be drained widely by sump tubes placed behind them.

Complications. A total of 39 complications occurred in 21 patients. These included postoperative death in 2, gastric delay in 14, intra-abdominal complications in 14, and extra-abdominal in 9. The intra-abdominal complications were mostly results of gastric delay which was defined as a necessity for nasogastric tube to be on suction for more than 7 days. Other complications in one or two patients included hemorrhage, liver abscess, intra-abdominal abscess, and biliary fistula. It is our view that pancreatic fistulas occur in most patients; however, they are not easily detected unless routine examinations of suction aspirates from sump tubes in the abdomen are tested for amylase. In this series, there were no major pancreatic fistulas observed.

Results

There were two deaths postoperatively in the pylorus-preserving group. One was due to multisystem organ failure and the other was due to an aortoduodenal fistula in a patient who had had an aortic prosthesis placed previously, and in whom management of the duodenum, which was strongly adherent to the prosthesis, was most difficult.

Follow-up for over 1 year disclosed that 103% of preoperative weight was regained, and that 92% of preillness weight was regained. None of these patients had any digestive symptoms such as dumping or the symptoms of bile gastritis.

Ulcer disease was seen in 5 patients of 43 with the pylorus-preserving procedure; in three of these an ulcer was visualized and in two only gastrojejunitis. Only two of the five patients required further surgery for peptic ulcer disease.

Pain relief in the patients who had pancreatoduodenectomy from 1960 to 1985 is presented in Table 1. Note the decline in proportion of patients at 5 years who had no pain to 61%. The incidence of pre- and postoperative diabetes after Whipple's procedure is indicated in Table 2; this shows a progressive increase to 66% on insulin at 5 years.

Late deaths occurred in 17 of the 73 long-term follow-up cases of Whipple's procedure. Of these, 6% were related to diabetes, malnutrition, or alcoholism, and 18% were unrelated to the operation or the disease and generally involved deaths from myocardial infarction, malignancies of the respiratory tract, or cerebrovascular accidents.

Table 1. Pain relief after pancreatoduodenectomy

Length of follow-up	*n*	Worse	No change	Some better	No pain
6 Months	61	0%	11%	16%	72%
2 Years	44	2%	11%	25%	61%
5 Years	33	6%	15%	18%	61%

Table 2. Pre- and postpancreatoduodenectomy diabetes

Length of follow-up	*n*	No diabetes	Diabetic treated	
			Diet or oral	Insulin
Preoperative	73	75%	10%	15%
6 Months	54	63%	6%	31%
2 Years	42	55%	7%	38%
5 Years	29	31%	3%	66%

Discussion

As might be expected, the most common postoperative complication following pylorus-preserving procedure was a delay in gastric emptying. The blood supply to the first portion of the duodenum is not always well preserved. Some of our anastomoses have been made using duodenums which were somewhat cyanotic. In over 140 pylorus-preserving procedures to date, we have experienced no known leaks at this anastomosis.

In follow-up the absence of digestive symptoms such as dumping, nausea, vomiting, and bile gastritis has been striking, and certainly this result is an advantage over the standard Whipple's Procedure. There are no data available comparing in a prospective blinded study those patients having the pylorus-preserving procedure with the standard Whipple's procedure regarding weight gain. Our results in regard to weight gain, however, are satisfactory as noted.

One would not expect the results regarding pain relief to differ in the pylorus-preserving procedure from those in the standard Whipple's procedure. The same goes for the incidence of diabetes postoperatively after pancreatoduodenectomy, which is seen to be a little higher than that experienced after Puestow's pancreatojejunostomy. Amman et al. [6] have noted that 45% – 50% of patients with chronic pancreatitis who are untreated at five years or later develop diabetes mellitus. This figure should be kept in mind when viewing our incidence of diabetes of 69%.

Perhaps the greatest advantage of the pylorus-preserving procedure is its simplicity and its shortening of the time required for Whipple's procedure, and certainly patients who do not experience digestive symptoms are grateful for this.

Summary

Pancreatoduodenectomy is useful for the treatment of chronic pancreatitis especially if the major portion of the disease is lateralized to the head of the pancreas. This procedure can be accomplished with less than a 5% postoperative mortality, and at 5 years some or complete pain relief can be expected in 75% of patients. The price paid is an increase in the incidence of diabetes from 25% preoperatively to 69% postoperatively at 5 years. One would expect with a normal course of disease that 45% – 50% of patients would become diabetic by this time if untreated. The mortality rate due to disease or operation is 5.6%, which is a satisfactory level. Many other deaths were experienced due to the undisciplined feature of these patients' lives.

References

1. Bagley FH, Braasch JW, Taylor RH et al. (1981) Sphincterotomy or sphincteroplasty in the treatment of pathologically mild pancreatitis. Am J Surg 141:418–422
2. Taylor RH, Bagley FH, Braasch JW et al. (1981) Ductal drainage or resection for chronic pancreatitis. Am J Surg 141:28–33
3. Braasch JW, Vito L, Nugent FW (1978) Total pancreatectomy for end-stage chronic pancreatitis. Ann Surg 188:317–322
4. Traverso LW, Longmire WP Jr (1978) Preservation of the pylorus in pancreatoduodenectomy. Surg Gynecol Obstet 146:959–962
5. Rossi RL, Rothschild J, Braasch JW et al. (1987) Pancreatoduodenectomy in the management of chronic pancreatitis. Arch Surg 122:416–420
6. Ammann RW, Akovbiantz A, Largiader F et al. (1984) Course and outcome of chronic pancreatitis: longitudinal study of a mixed medical-surgical series of 245 patients. Gastroenterology 86:820–828

Die duodenumerhaltende Pankreaskopfresektion bei chronischer Pankreatitis: Früh- und Spätergebnisse nach 17jähriger Anwendung

H. G. Beger [1]

Einleitung

Patienten mit chronischer Pankreatitis (CP) leiden an Oberbauchschmerzen, Verdauungsbeschwerden, Gewichtsverlust und Stoffwechselstörungen; im Spätstadium kann ein insulinpflichtiger Diabetes mellitus auftreten. Bei etwa 1/5 der Patienten entwickelt sich im Verlauf der chronischen Pankreatitis eine entzündliche Vergrößerung des Pankreaskopfes; Patienten mit entzündlichem Pankreaskopftumor haben häufig medikamentös schwer beeinflußbare Oberbauchschmerzen. Der entzündliche Tumor bewirkt bei 50–70% ein Cholestasesyndrom bzw. Stenosierung des Ductus choledochus; 5–10% zeigen eine schwergradige Duodenumstenose, die mit dem Endoskop nicht überwindbar ist. Der Pankreashauptgang zeigt nahezu bei jedem Patienten im Pankreaskopfbereich einen Abbruch bzw. eine längerstreckige Stenose, die Pfortader ist bei 5% der Patienten komprimiert, stenosiert oder thrombosiert [4].

Patienten mit entzündlichem Pankreaskopftumor bei chronischer Pankreatitis sind daher einer besonderen Verlaufsgruppe zuzuordnen; 80% der Patienten weisen eine alkoholinduzierte chronische Pankreatitis auf; es sind ganz überwiegend Männer befallen; die Krankheit wird im Durchschnitt im 3. und 4. Lebensjahrzehnt klinisch manifest (Tabelle 1).

Makro- und mikromorphologisch finden sich im Bereich des entzündlichen Pankreaskopftumors häufig Parenchymverkalkungen, Pankreasgangsteine und kleine, zystische/pseudozystische Hohlräume bzw. Nekroseareale [1]. Im histolo-

Tabelle 1. Chronische Pankreatitis (CP) mit entzündlichem Pankreaskopftumor

10–20% aller Patienten mit CP
- >80% alkoholinduzierte CP
- Vorwiegend bei männlichen Patienten
- Durchschnittsalter <45 Jahre
- ~80% intensive, medikamentös schwer beeinflußbare Schmerzen
- Stenose des Ductus choledochus ~50%
- Stenose des Pankreashauptganges im Pankreaskopf >95%
- Schwergradige Duodenumstenose ~5%
- Portaler Hypertonus ≤5%

[1] Chirurgische Universitätsklinik, Steinhövelstraße 9, D-7900 Ulm.

M. Trede, H. D. Saeger (Hrsg.)
Aktuelle Pankreaschirurgie

gischen Bild überwiegt eine Atrophie des exokrinen Pankreasgewebes bei lokaler, knotiger Vermehrung des Bindegewebes. Die Nerven zeigen im Bereich des entzündlichen Pankreasgewebes charakteristische Veränderungen im Sinne der Pankreatitis-assoziierten Neuritis [7, 8]. In den letzten Jahren konnten Beweise erbracht werden, daß – neben der Druckerhöhung im Gangsystem und einem erhöhten Gewebedruck – der lokalen Freisetzung von Schmerzhormonen im Sinne einer pankreatitis-assoziierten Neuritis eine wesentliche, lokale Schmerzverursachung zukommt [9].

Bisher gilt die partielle Duodenopankreatektomie – ein Operationsverfahren, das 1909 erstmals erfolgreich von dem Berliner Chirurgen Kausch [22] und später von dem amerikanischen Chirurgen Whipple [30] zur Therapie von malignen Erkrankungen im Pankreaskopf ausgearbeitet bzw. weiterentwickelt wurde – als Standardverfahren auch bei benignen Tumoren im Pankreaskopf. Die Whipple-Operation ist jedoch auch heute noch mit einer beträchtlichen Krankenhausletalität und einer hohen Spätmorbidität und -letalität belastet. Da bei chronischer Pankreatitis weder Magen, Duodenum noch Gallenwege in den entzündlichen Prozeß der Bauchspeicheldrüse einbezogen sind, erscheint die Anwendung einer partiellen Duodenopankreatektomie als ein zu groß bemessener Eingriff, d. h. als Übertherapie [12]. Diese allgemein anerkannten Nachteile der Whipple-Operation bei chronischer Pankreatitis haben in den letzten Jahren zur Anwendung organschonender Operationsverfahren, wie z. B. der pyloruserhaltenden Pankreaskopfresektion, geführt [26]. Die duodenumerhaltende Pankreaskopfresektion, basierend auf tierexperimentellen Untersuchungen und Studien über die Blutversorgung des Duodenums an humanen Resektaten, wurde seit 1972 regelmäßig bei der oben angeführten Indikationsstellung bei Patienten mit chronischer Pankreatitis angewandt [2]. Die duodenumerhaltende Pankreaskopfresektion zielt auf die subtotale Entfernung des entzündlichen Pankreaskopftumors bei weitestgehender Erhaltung des linken Pankreas. Durch diese sparsame Resektion des Pankreaskopfes kann das Duodenum erhalten, die Stenosierungen des Ductus choledochus und der Pfortader unter Vermeidung eines großen resezierenden Eingriffes beseitigt werden.

Operationsindikation und Häufigkeit des Eingriffs

Die operative Therapie ist bei chronischer Pankreatitis und entzündlichem Pankreaskopftumor erforderlich, wenn medikamentös nicht oder schwer beherrschbare Schmerzen bestehen, eine Choledochusstenose zum Cholestasesyndrom geführt hat, eine hochgradige Stenose des Duodenums die Magenentleerung behindert und der entzündliche Tumor eine Kompression der Pfortader mit der Folge eines portalen Hypertonus bewirkt [3]. Darüber hinaus ist eine Indikation zur operativen Therapie gegeben, wenn trotz invasiver Diagnostik ein maligner Prozeß im Pankreaskopf bei chronischer Pankreatitis nicht sicher ausgeschlossen werden kann.

Die duodenumerhaltende Pankreaskopfresektion ist in der Ulmer Klinik in den letzten 10 Jahren das Standardverfahren bei CP mit entzündlichem Pankre-

Tabelle 2. Chronische Pankreatitis – operative Therapie. Häufigkeit eines entzündlichen Pankreaskopftumors

Operierte Patienten[a]	Drainageoperation Puestow-/Pseudozysten-operation *n*	Resektionen: Links-subtotal *n*	Kopf *n*
541	148 (26%)	258 (48%)	135 (26%)

[a] 11/1969–4/1982 Chirurgische Klinik, FU Berlin, Klinikum Charlottenburg, 5/1982–1/1987 Chirurgische Universitätsklinik Ulm, Allgemeinchirurgie.

Tabelle 3. Präoperative Morbidität bei 128 Patienten mit schwerer chronischer Pankreatitis und entzündlichem Pankreaskopftumor

		n	Häufigkeit (%)
Bauchschmerzen[a]	Häufig	43	33,6
	Täglich	50	39,0
	Täglich stark	31	24,2
Choledochusstenose/Cholostase		77	60,1
Duodenumstenose	Leicht/mäßig	39	30,5
	Hochgradig	14	10,9
Portaler Hypertonus	Wegen Pfortaderkompression	18	14,0
	Wegen Zirrhose	7	5,5

[a] Dauer der medikamentösen Behandlung der Pankreasschmerzen: 3,4 Jahre (median) (2 Monate – 16 Jahre).

askopftumor geworden; die partielle Duodenopankreatektomie wird ausschließlich bei malignen Erkrankungen im Pankreaskopfbereich angewandt [4]. Im Krankengut des Autors wurden 26% der wegen CP chirurgisch behandelten Patienten mit der Indikation: entzündlicher Pankreaskopftumor operiert (Tabelle 2). Bei 128 Patienten wurde eine duodenumerhaltende Pankreaskopfresektion und nur bei 7 Patienten eine Whipple-Operation ausgeführt. Wie Tabelle 3 zeigt, hatten im Krankengut des Autors 63% der Patienten täglich Oberbauchschmerzen – in schweren Fällen immer mit Ausstrahlung in den Rücken. Ein Cholestasesyndrom mit Verschlußikterus und korrespondierender Stenose in der ERCP fand sich bei 60%; 10% hatten eine hochgradige Stenose im suprapapillären Duodenum und 14% klinische Zeichen eines portalen Hypertonus. Bei Patienten mit entzündlichem Pankreaskopftumor und erhöhtem CA 19-9 im peripheren Blut wurde präoperativ jeweils eine ultraschallgesteuerte Punktion des Pankreaskopftumors zum Ausschluß eines Malignoms ausgeführt; nur bei $<5\%$ der Patienten konnte trotz invasiver Diagnostik ein Malignom nicht sicher ausgeschlossen werden.

Operationstechnik

Die duodenumerhaltende Pankreaskopfresektion besteht aus 3 chirurgisch-technisch unterschiedlichen Operationsschritten:

1. ventrale und dorsale Exposition des Pankreaskopftumors,
2. subtotale Resektion des Pankreaskopftumors,
3. Rekonstruktion mit einem Jejunuminterponat.

Nach ventraler Freilegung wird der Pankreaskopf am Übergang zum Corpus vor der Pfortader untertunnelt. Dies gelingt häufig durch stumpfes Präparieren. Am Oberrand des Pankreas muß die A. hepatica communis identifiziert und umschlungen werden; im Lig. hepatoduodenale sollte der Ductus choledochus ebenfalls angezügelt werden. Die Durchtrennung des Pankreaskopfes erfolgt duodenumwärts von der Pfortader (Abb. 1).

Der Pankreaskopf wird nach Abtrennung vom Corpus an Haltefäden in ventrodorsale Richtung rotiert; dabei müssen Venen – vom Pankreaskopf zur Pfortader ziehend – durchstichligiert und durchtrennt werden. Die subtotale Resektion des Pankreaskopfes wird am ventrodorsal rotierten Pankreaskopfsegment ausgeführt, indem am Oberrand die Resektion bis zum Ductus choledochus erfolgt und im Bereich des Processus uncinatus ebenfalls ein schalenartiger Rest erhalten bleibt. Die Erhaltung der A. gastroduodenalis zur Gewährleistung einer optimalen Duodenumdurchblutung hat sich als nicht notwendig erwiesen, da die supraduodenalen Gefäße und die duodenopankreatischen Gefäßarkaden sowie die Gefäße im Mesoduodenum eine volle Vaskularisation der Duodenumwand gewährleisten.

Der Parenchymdefekt im Pankreaskopf wird durch Interposition einer ausgeschalteten Jejunumschlinge überbrückt; es kann damit die Ableitung des Sekretes vom linken Pankreas in das obere Jejunum gewährleistet und gleichzeitig die Deckung der Schnittfläche des Pankreaskopfrestes an der Duodenumwand sichergestellt werden; Pankreasfisteln, wie sie bei subtotaler Pankreaslinksresek-

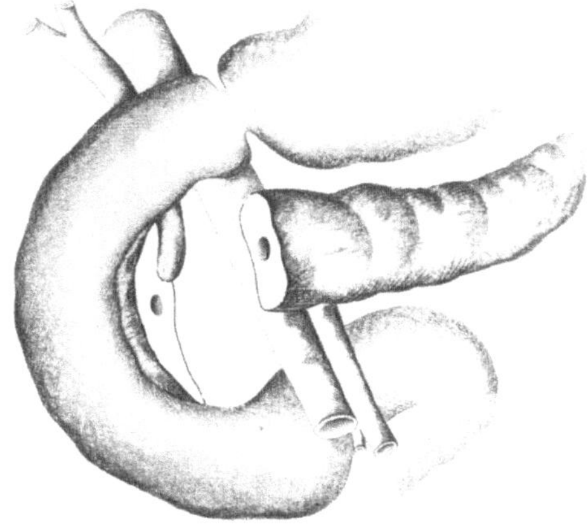

Abb. 1. Zustand nach subtotaler Resektion des entzündlich vergrößerten Pankreaskopfes bei chronischer Pankreatitis. Das intrapankreatische Choledochussegment ist freigelegt und damit dekomprimiert. Am Duodenum verbleibt ein schalenartiger Pankreaskopfrest zwischen Ductus choledochus und Duodenumwand und ein 5–8 mm breiter Saum am Processus uncinatus, um die Gefäße im Mesoduodenum zu schonen

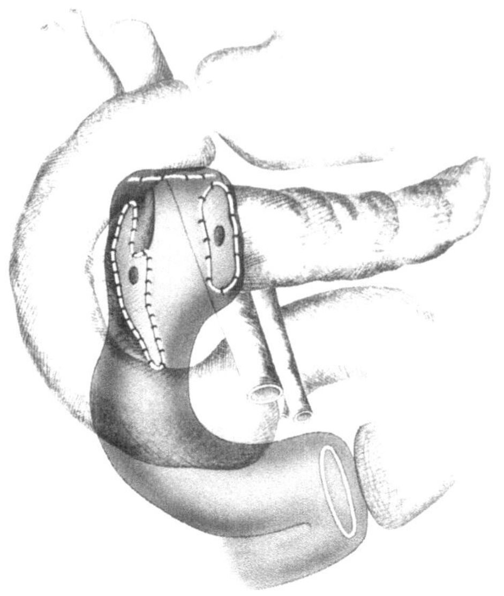

Abb. 2. Nach Resektion des Pankreaskopfes wird der Pankreasparenchymdefekt durch ein Interponat überbrückt. Das Sekret des linken Pankreas gelangt so in den oberen Gastrointestinaltrakt

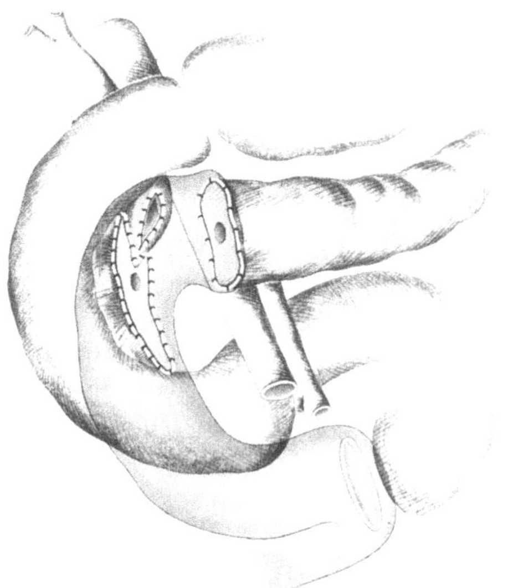

Abb. 3. Bei Wandeinengung des Ductus choledochus durch intramurale Entzündung muß mit dem Interponat eine Choledochojejunostomose ausgeführt werden. Mit dem prästenotischen dilatierten Choledochussegment wird eine Seit-zu-Seit-Anastomose zum Jejunuminterponat im Sinne einer einreihigen Anastomose genäht

tion in 40% beobachtet werden [15], sind damit sicher vermeidbar (Abb. 2). Bei Patienten mit Stenosierung des intrapankreatischen Choledochussegmentes gelingt es in der Regel, durch die subtotale Resektion des Pankreaskopftumors eine Dekompression zu erreichen, da die Stenosierung meistens durch Kompression von außen bedingt ist. Bei einer kleinen Gruppe von Patienten bestand eine intramurale Wandinfiltration im Sinne einer Striktur; die Resektion des entzündlichen Pankreaskopftumors führte nicht zur Dekompression, es mußte eine Anastomose zwischen prästenotischem Ductus choledochus und Jejunuminterponat zur Wiederherstellung eines ungestörten Galleflusses ausgeführt werden (Abb. 3). Bei

Tabelle 4. Zusätzliche Operationen bei duodenumerhaltender Pankreaskopfresektion: 128 Patienten mit chronischer Pankreatitis und entzündlichem Pankreaskopftumor

	Patienten	
	n	%
Pankreatikojejunostomie (laterolateral)	25	19,5
Choledochojejunostomie (laterolateral, linksseitig)	13	10,4
Cholezystektomie	25	19,5
Pfortaderthrombektomie, Naht	5	3,9
Resektion einer Pankreaspseudozyste	9	5,5
Dekompression des Duodenums	14	11,0
Dünndarmsegmentresektion	9	7,0

⅓ der Patienten war der Pankreasgang im linken Pankreas nicht einheitlich erweitert, es bestanden multiple Gangstenosen bis zum Pankreasschwanz. Bei diesen Patienten wird der Pankreasgang bis in den Pankreasschwanz inzidiert. Das Interponat wird im Sinne einer laterolateralen Anastomose an das linke Pankreas anastomosiert. Bei Patienten mit Kompression der Pfortader und intraoperativ deutlichen Zeichen einer portalen Hypertension bewirkt allein die Resektion des Pankreaskopfes eine intraoperativ sichtbare Dekompression des Pfortaderblutflusses zur Leber. Bei 2 Patienten bestand eine entzündliche Infiltration der Pfortaderwand mit Pfortaderthrombose und portalem Hypertonus; bei diesen Patienten war es ohne Schwierigkeiten möglich, durch lokale Thrombektomie einen normalen hepatozentralen Pfortaderblutfluß wiederherzustellen (Tabelle 4). Die Beseitigung der Duodenumstenose gelingt immer ohne Duodenumwandresektion oder Eröffnung des Lumens, da die Stenose durch fibröse, narbige, häufig ödematös verdickte Bänder bedingt ist, die die Duodenumwand vom Pankreaskopf ausgehend von außen einengen.

Früh- und spätpostoperativer Verlauf

Die mittlere Krankenhausliegezeit war 15,5 Tage (Tabelle 5). 7 von 128 Patienten mußten reoperiert werden: obere gastrointestinale Blutung (2 Patienten), Duodenumfistel (1 Patient), intraabdomineller Abszeß (1 Patient), Persistieren einer Stenose des Ductus choledochus (2 Patienten) und mechanischer Dünndarmileus (1 Patient). Einer von 128 Patienten verstarb an einer foudroyanten Lungenarterienembolie am 9. postoperativen Tag, dies entspricht einer Krankenhausletalität von 0,8%. Im Nachbeobachtungszeitraum von 0,5 bis zu 16 Jahren verstarben weitere 6 Patienten unmittelbar oder mittelbar im Zusammenhang mit der Grundkrankheit, dies entspricht einer Spätletalität von 4,7%.

Das Schmerzsyndrom war bei 89% der Patienten eindeutig und dauerhaft verbessert, davon waren 77% völlig schmerzfrei (Tabelle 6). Nur 11% der Patienten klagten dagegen über fortbestehende Schmerzen [4]. Im Nachbeobachtungszeitraum mußten 12 von 109 Patienten wegen erneuter Pankreatitisschübe statio-

Tabelle 5. Ergebnisse nach duodenumerhaltender Pankreaskopfresektion bei chronischer Pankreatitis – 128 Patienten

Reoperation	7/128 Patienten	5,5%
Kliniketalität	1/128 Patienten	0,8%
Spätletalität[a]	6/127 Patienten	4,7%

[a] Bis Zeitpunkt 31.12.1987

Tabelle 6. Spätergebnisse nach duodenumerhaltender Pankreaskopfresektion, 128 Patienten mit chronischer Pankreatitis. (Stichtag 31.12.1987: Klinikletalität 1/128 Patienten, Spätletalität 6/127; von 121 Patienten, 7 Patienten nicht einbezogen, da innerhalb der ersten 3 postoperativen Monate, 5 Patienten nicht nachuntersuchungsbereit = Follow-up 109 von 114 Patienten = 96%)

			%
Bauchschmerzen	Frei	84/109	77
	Selten	13/109	12
	Fortbestehend	12/109	11
Pankreatitisschübe mit Krankenhausbehandlung		12/109	11
Körpergewicht	Anstieg	87/109	80
	Unverändert	20/109	18
	Abfall	2/109	2

när behandelt werden. Diese außerordentlich niedrige postoperative Hospitalisationsrate bei chronischer Pankreatitis als Grundkrankheit ist auffällig, da nach unserem bisherigen Wissen über den natürlichen Verlauf der chronischen Pankreatitis mindestens jeder 2. Patient weitere schwere Pankreatitisattacken durchmacht. Die operative Entfernung des Entzündungsprozesses bewirkt offenbar die Umwandlung einer klinisch manifesten in eine klinisch stumme, chronische Pankreatitis. Bei 80% der Patienten kam es im postoperativen Verlauf zu einer deutlichen Gewichtszunahme, im Mittel von 8,7 kg. 67% der Patienten waren zum Zeitpunkt der Nachuntersuchung voll berufsfähig, 13% arbeitslos und 20% zeitlich begrenzt oder voll berentet.

Die endokrine Funktion nach duodenumerhaltender Pankreaskopfresektion

Die subtotale, duodenumerhaltende Resektion des Pankreaskopfes führt bei Patienten mit chronischer Pankreatitis nicht zu einer Verschlechterung des Glukosestoffwechsels; im Vergleich zum präoperativen Status war der Glukosestoffwechsel bei 82% unverändert, bei 8% verbessert und nur bei 10% verschlechtert. Die spätpostoperative Kontrolle nach duodenumerhaltender Pankreaskopfresektion läßt erkennen, daß der Anteil an Patienten mit normaler Glukoseregulation im Rahmen der Grunderkrankung abnimmt und latenter wie manifester Diabetes zunehmen (Tabelle 7). Bei einer Gruppe von 15 Patienten wurde nach standardisierter, intravenöser Glukosebelastung der Glukoseassimilationskoeffizient präoperativ sowie früh- und spätpostoperativ gemessen (Abb. 4). Während präoperativ bei allen Patienten der Glukoseassimilationskoeffizient deutlich im pathologischen Bereich lag, kommt es spätpostoperativ zu einem signifikanten Anstieg mit einem medianen K-Wert im Normbereich [6]. Die Glukosetoleranz zeigt sich demnach als Folge der duodenumerhaltenden Pankreaskopfresektion spätpostoperativ deutlich verbessert bzw. normalisiert. Die Insulinsekretion war prä- und spätpostoperativ etwa gleich; dies ist im Zusammenhang mit der spätpostoperativ verbesserten Glukosetoleranz nur ein scheinbarer Widerspruch, da die Operation eine Normalisierung der präoperativ signifikant gesteigerten Glukagonsekretion bewirkt. Die postoperative Normalisierung des Glukagonspiegels bedingt bei gleichbleibender oder sogar leicht verminderter Insulinsekretion eine spätpostoperativ deutlich verbesserte, normale Glukosetoleranz.

Tabelle 7. Endokrine Pankreasfunktion nach DEPKR

	Präoperativ ($n = 128$)	Früh postoperativ ($n = 127$)	Spät postoperativ ($n = 109$)
Normal	76 (59%)	77 (61%)	52 (48%)
Latenter Diabetes	27 (21%)	24 (19%)	28 (26%)
Manifester Diabetes	25 (20%)	26 (20%)	29 (26%)

Frühpostoperativ verbessert 8%; verschlechtert 10%; unverändert 82%.

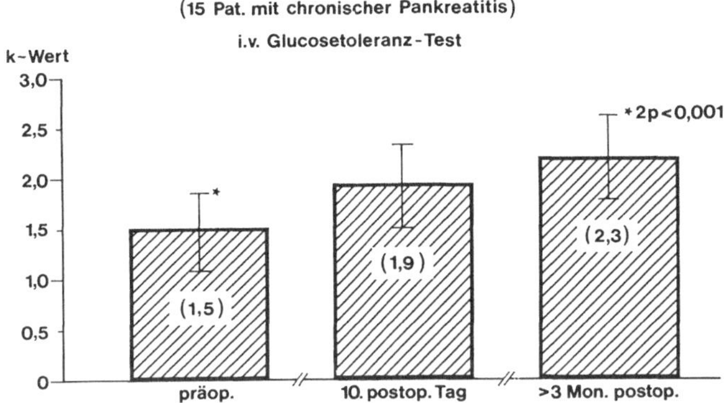

Abb. 4. Glukoseassimilationskoeffizient nach standardisierter Glukosebelastung bei 15 Patienten präoperativ, frühpostoperativ und spätpostoperativ. Die duodenumerhaltende Pankreaskopfresektion bewirkt eine signifikante Verbesserung der Glukoseassimilation

Vorteile der duodenumerhaltenden Pankreaskopfresektion gegenüber der Whipple-Operation

Ziel der Anwendung der duodenumerhaltenden Pankreaskopfresektion bei chronischer Pankreatitis mit entzündlichem Pankreaskopftumor ist die Entfernung des Entzündungsprozesses mit Wiederherstellung eines schmerzfreien postoperativen Status. Bei einem großen Teil der Patienten ist auch die Dekompression des Ductus choledochus ein Operationsziel. Da das linke Pankreas bei chronischer Pankreatitis mit entzündlichem Pankreaskopftumor makromorphologisch auffallend weniger verändert ist als das Pankreasparenchym im Pankreaskopfbereich, kommt der Wiederherstellung des Pankreassekretflusses in das Duodenumjejunum eine große Bedeutung zu. Darüber hinaus bewirkt die isolierte Resektion des entzündlichen Pankreaskopftumors eine weitestgehende Erhaltung der endokrinen Kapazität des Pankreas und des Duodenums [5]. Gegenüber der Whipple-Operation hat die duodenumerhaltende Pankreaskopfresektion den Vorteil, daß Magen, Gallenwege und das Duodenum als Organ und als Funktionseinheiten für die Nahrungsassimilation erhalten bzw. unbeeinträchtigt bleiben.

Vom chirurgischen Standpunkt her ist die Whipple-Operation ein großer operativer Eingriff, da Magenteilresektion, Duodenektomie und Gallenwegsresektion erfolgen. Dies spiegelt sich in den deutlich erhöhten früh- und spätpostoperativen Letalitätszahlen der Whipple-Serien wider (Tabelle 8). Die Spätmorbidität wird nach Whipple-Operation verursacht von einem Ulkus an der Magen-Darm-Anastomose [18], einer Cholangitis und dem Diabetes mellitus, der an Häufigkeit und Schweregrad postoperativ zunimmt [11, 14, 25]. Die Erhaltung der Duodenumpassage, die für den Kohlenhydratstoffwechsel durch die alimentär-enteral geregelte, hormonale Stimulation der Insulinsekretion (enteroinsuläre Achse) von wesentlicher Bedeutung ist, bleibt bei duodenumerhaltender Pankreaskopfresektion im Gegensatz zur Whipple-Operation intakt. Im Duodenum finden sich wichtige Resorptionsstätten für Kalzium und Eisen; zudem hat das Duodenum eine wichtige Rolle in der Regulation sowohl der motorischen als auch der sekretorischen Funktion des Magens, der Leber und des Dünndarms [5].

Tabelle 8. Whipple-Operation bei chronischer Pankreatitis (Ergebnisse wurden in den letzten 10 Jahren von international bekannten Zentren publiziert [13, 16, 17, 19–21, 23–25, 27–29]). Postoperative Letalität und Morbidität

Letalität	Früh	0,9–12%
	Spät	3,4–50%
Morbidität	Anastomosenulkus	2–38%
	Gastrointestinale Blutung	5–14%
	Cholangitis	6– 8%
	Gewichtsverlust	25%
	Steatorrhöe	55%
	Diabetes mellitus	10–15%
	Berufsunfähigkeit	60%

Die duodenumerhaltende Pankreaskopfresektion führt nicht zu einer vollständigen Wiederherstellung der eingeschränkten exokrinen und endokrinen Pankreasfunktion, da der Schaden durch die chronische Pankreatitis durch einen operativen Eingriff nicht kompensiert werden kann. Das begrenzte operative Trauma bewirkt jedoch keine wesentliche, operativ bedingte Einschränkung der exokrinen und endokrinen Pankreasfunktion.

Zusammenfassung

Die duodenumerhaltende Pankreaskopfresektion ist bei Patienten mit chronischer Pankreatitis und entzündlichem Pankreaskopftumor eine risikoarme und organerhaltende Operation. Die subtotale Entfernung des Pankreaskopfes bewirkt keine Verminderung der exokrinen und endokrinen Funktion des Pankreas. Die Krankenhausletalität ist infolge des begrenzten operativen Traumas niedrig (<1%), die Spätletalität lag bei 5% nach einer Follow-up-Zeit von maximal 16 Jahren (im Durchschnitt 3,5 Jahre). 80% der Patienten werden durch die Operation völlig schmerzfrei. Im Vergleich zur Whipple-Operation erspart die duodenumerhaltende Pankreaskopfresektion den Patienten eine Magenresektion, die Entfernung des Duodenums und die Resektion der Gallenwege.

Literatur

1. Beger HG (1987) Die duoenumerhaltende Pankreaskopfresektion bei chronischer Pankreatitis. Langenbecks Arch Chir 372:357
2. Beger, HG, Witte C, Kraas E, Bittner R (1980) Erfahrung mit einer das Duodenum erhaltenden Pankreaskopfresektion bei chronischer Pankreatitis. Chirurg 51:303
3. Beger HG, Krautzberger W, Bittner R, Büchler M, Limmer J (1985) Duodenum-preserving resection of the head of the pancreas in patients with severe chronic pancreatitis. Surgery 97:467
4. Beger HG, Büchler M, Bittner R, Oettinger W, Roscher R (1989) Duodenum-preserving resection of the head of the pancreas in severe chronic pancreatitis – Early and late results. Ann Surg 209:273
5. Bittner R, Beger HG (1979) Significance of the duodenum for carbohydrate metabolism. In: Herfarth C (ed) Gastric cancer. Springer, Berlin Heidelberg New York, pp 242–246
6. Bittner R, Butters M, Büchler M, Nägele S, Roscher R, Beger HG (1988) Glucose homeostasis and endocrine pancreatic secretion in patients with chronic pancreatitis before and after surgical therapy. Biomed Res [Suppl] 1:28
7. Bockman D, Büchler M, Malfertheiner P, Beger HG (1988) Analysis of nerves in chronic pancreatitis. Gastroenterology 94:1459
8. Büchler M, Bockman D, Bittner R, Beger HG (1988) Ultrastruktur der Nerven im menschlichen Pankreas. Morphologische Belege zur Schmerzpathogenese bei chronischer Pankreatitis. Langenbecks Arch Chir, Chir Forum, 187–193
9. Büchler M, Weihe E, Müller S, Malfertheiner P, Frieß H, Beger HG (1989) Neurotransmitter in Pankreasnerven: Ein Beitrag zur Schmerzgenese bei chronischer Pankreatitis. Langenbecks Arch Chir, Chir Forum, 375–379
10. Chey WY, Brook FP (1974) Endocrinology of the gut. Thorofare, Slack Inc.
11. Christiansen J, Olsen JH, Worning H (1971) The pancreatic function following subtotal pancreatectomy for cancer. Scand J Gastroenterol 6:189

12. Creutzfeld W, Lankisch PG (1980) Totale Duodenopankreatektomie bei chronischer Pankreatitis. Z Gastroenterol 18:641
13. Doutre LP, Perissat J, Pernot F, Houdelette P (1977) Réflexions statistiques sur une série de 142 interventions pour pancreatite chronique primitive. Chirurgie 103:169
14. Fish JC, Lindsay BS, William RD (1969) Digestive function after radical pancreatico-duodenectomy. Am J Surg 117:40
15. Frey CF, Child CG, Frey W (1979) Pancreatectomy for chronic pancreatitis. Ann Surg 190:1
16. Gall FP (1987) Chirurgische Therapie durch Resektionsverfahren. Langenbecks Arch Chir 372:363
17. Gall FP, Mühe E, Gebhardt C (1981) Results of partial and total pancreatico-duodenectomy in 117 patients with chronic pancreatitis. World J Surg 5:269
18. Grant CSJ, van Heerden JA (1979) Anastomotic ulceration following subtotal and total pancreatectomy. Ann Surg 190:1
19. Guillemin G, Cuilleret J, Michel A, Berard P, Foroldi J (1971) Chronic relapsing pancreatitis. Surgical management. Including 63 cases of pancreatico-duodenectomy. Am J Surg 122:802
20. Hoffmeister WH, Trede M (1982) Chronische Pankreatitis: Chirurgische Therapie individuell planen. Klinikarzt II:272
21. Hollender LF (1977) Chronische Pankreatitis. Dtsch Med Wochenschr 102:543
22. Kausch W (1912) Das Carcinom der Papilla duodeni und seine radikale Entfernung. Beitr Klin Chir 78:439
23. Kümmerle F, Mangold D, Rückert K (1978) Leben und Lebenserwartung nach Eingriffen an der Bauchspeicheldrüse. Lebensversicherungsmedizin 2:34
24. Leger L, Lenriot JP, Lemaigre G (1980) L'hypertension et la stase postale ségmentaire dans les pancréatites chroniques. J Chir (Paris) 95:599
25. Proctor HJ, Mendes OC (1979) Surgery for chronic pancreatitis. Ann Surg 189:664
26. Traverso LW, Longmire WP (1978) Preservation of the pylorus during pancreatico-duodenectomy. Surg Gynecol Obstet 146:959
27. Trede M (1987) Therapie der chronischen Pankreatitis – Schlußkommentar. Langenbecks Arch Chir 373:379
28. Warren KW (1969) Surgical management of chronic relapsing pancreatitis. Am J Surg 117:24
29. Warren KW (1976) Changing patterns in surgery of the pancreas. Surg Clin North Am 56:615
30. Whipple AO, Pearson WB, Mullius CR (1935) Treatment of carcinoma of the ampulla of Vater. Ann Surg 102:763

Duodenum-Preserving Total Pancreatectomy for Chronic Pancreatitis

R. C. G. Russell [1]

Introduction

The role of surgery in the management of chronic pancreatitis is a subject of debate [1]. Most would agree that the place for surgery is clear when there is a complication of chronic pancreatitis which is amenable to surgical intervention. Unfortunately, the problem often facing the clinician is that of a patient with chronic pain, on an increasing dose and strength of analgesia, and whose quality of life is destroyed by the effects of both pain and analgesia. There is a group of patients who fail to respond to, or who relapse after, non-surgical procedures such as nerve blocks and endoscopic sphincterotomies; of these there are some whose symptoms are not relieved by pancreatic drainage procedures or partial pancreatectomies. In the patient with intractable pancreatic pain the lesser operative procedures have usually been tried but have failed. This type of patient is usually on high doses of a narcotic analgesic, but still incapacitated by unremitting pain; for such patients there is little to offer other than total pancreatectomy.

In the management of a benign disease it is appropriate, when considering major ablative resection, to try to minimise the consequences that may follow such an operation. For instance, when Whipple in 1946 [2] introduced resection of the head of the pancreas, he resected the pylorus and left the antrum and stomach largely intact. Warren [3] showed that the original procedure had a 17% incidence of anastomotic ulceration, and that by incorporating a more radical gastrectomy, with or without vagotomy, the duodenal ulceration rate was reduced to 7.5%. Unfortunately, partial gastrectomy is associated with significant morbidity in terms of dyspepsia, diarrhoea and the dumping syndrome.

Traverso and Longmire [4, 5] argued that when pancreatoduodenectomy is performed for benign disease, resection of the stomach and pylorus is inappropriate. Hence, they introduced the pylorus-preserving pancreato-duodenectomy to reduce the nutritional disability, which they said followed Whipple's procedure, and to preserve a normal gastric emptying pattern. However, pylorus-preserving pancreatoduodenectomy involves duodenal resection with loss of the alkaline duodenal secretions, which may prevent jejunal ulceration; both Traverso et al. [6] and Newman et al. [7] have reported patients suffering acute upper gastro-intestinal bleeding following the pylorus-preserving procedure.

[1] The Middlesex Hospital, London, W1N 8AA, UK.

M. Trede, H. D. Saeger (Hrsg.)
Aktuelle Pankreaschirurgie

Recently Beger et al. [8] have reported a subtotal resection of the head of the pancreas with duodenal preservation, showing that the duodenum remained viable despite ligature of vessels close to the duodenal wall. However, 14% of these patients have gone on to have further attacks of pancreatitis.

It was Whipple [2], in one of his original articles, who said that it was necessary to resect the duodenum because "complete removal of the head of the pancreas so compromises the blood supply to the duodenum as to favour necrosis and fistula formation." Nevertheless, work in children with nesidioblastosis has shown that a 98% pancreatectomy could be performed with preservation of the duodenum.

Eloy et al. [9], who were engaged in experimental research on pancreatic transplantation in dogs, wished to simplify the total pancreatectomy animal model and described a method of excising the pancreas in the dog by meticulous dissection of the pancreas off the duodenum leaving the duodenum intact. This simplified the animal model as it avoided the usual duodenal resection and major reconstruction involved. Biochemical study of the animals showed no detectable insulin or insulin activity, thereby indicating the completeness of the pancreatectomy. Further, the duodenum appeared to remain vascularised and to function normally.

Harkin et al. in 1971 [10] described a total pancreatectomy performed in infants with idiopathic hypoglycaemia in whom a 50% pancreatectomy had already failed to control the symptoms. All the identifiable pancreatic tissue within the C loop of the duodenum was removed. The spleen was preserved, relying on the blood supply via the short gastric vessels. It was apparent that the duodenum would survive after sacrifice of both the superior and inferior pancreatoduodenal arteries. Subsequent descriptions of this procedure by Gough [11] confirmed that this procedure is safe in infants and is in fact the only procedure which satisfactorily relieves the symptoms of infantile hyperinsulinism. My own experience with this procedure in nine infants [12] confirmed that the duodenum could be well separated from the pancreas in the infantile state, and that a plane of cleavage could be developed along the pancreatic border of the duodenum by careful dissection. In the infant, the colour of the pancreas was completely normal at the end of the operation. Further, the growth of these children has remained normal over a 4-year observation period, indicating that there are no major long-term sequelae from this procedure.

Injection studies in the human suggest that there is an arcade of vessels within the submucosa of the duodenum similar to those vessels in the stomach [13]. These injection studies suggested that contrast injected at the superior pancreatoduodenal artery would perfuse through this submucosal plexus down to the fourth part of the duodenum [14]. On the basis of these procedures, it was felt appropriate to proceed in the young adult with a duodenum-preserving total pancreatectomy in order to reduce the incidence of dumping, malabsorption and disorganised gastro-intestinal function, which can be features of the traditional total pancreatectomy. At the outset, it was decided that the patients for this operation should be carefully selected, and that the ideal subject was the person with a long history of severe pancreatitis with much fibrosis and minimal inflammatory change around the head of the pancreas. With the patient who has a fibrosing reaction to his pancreatic disorder, the pancreas occasionally contracts away from the duodenal loop, giving the surgeon room for dissection. The typical patient who has chronic pancreatitis from alcohol excess and has a large inflammatory mass in the head of the pancreas is unsuitable for this procedure, for in this instance the vessels cannot be identified, and an accurate dissection is not possible. There are patients who have minimal-change pancreatitis with severe pain. Such patients, if they cannot be managed by conservative means, are ideal candidates for a preservation procedure.

Operative Technique

The pancreas is approached through a long upper transverse incision and a full laparotomy undertaken to assess the extent of the disease. The pancreas is exposed throughout its length by dividing the gastrocolic omentum within the epiploic arch and so opening the lesser sac. If a distal pancreatectomy had not been previously performed, the body and tail of the pancreas are mobilised in the usual manner. Having assessed and mobilised the distal pancreas, attention is turned to the head of the pancreas, and an assessment is made as to whether the vessels to the pancreas can be clearly identified and separated from the duodenum. The superior mesenteric vein and the portal vein should be clearly identified at this stage. The middle colic and left colic vessels should be defined and separated from the inferior border of the pancreas and uncinate process so that they do not become damaged during the procedure. The omentum is cleared from the head of the pancreas by dividing the right gastro-epiploic artery and vein. By this technique, the hepatic flexure and mesocolon is easily pushed inferiorly away from the third and fourth parts of the duodenum, so exposing the front of the pancreas.

With the front of the pancreas clearly exposed, a further assessment is made to ensure that a preservation procedure is practical, and that there is no inflammatory mass preventing ease of dissection between the duodenum and the pancreas itself. In order to ease dissection, if the body and tail of the pancreas are still present, it is useful to divide the neck of the pancreas with a GIA stapler to ease exposure of the portal vein and superior mesenteric artery. The portal vein and superior mesenteric vein are cleared of branches down to the fourth part of the duodenum. The uncinate process at the junction of the duodenum and mesenteric vessels is lifted forward with a pair of tissue-holding forceps. Using mosquito forceps, each vessel between the pancreas and duodenum or mesenteric vessels is dissected out and tied as near to the pancreas as possible; ties are preferable to Ligaclips as they are less prone to slip during handling. The dissection is then continued upwards for 3 cm along the mesenteric vessels and to the right along the fourth part of the duodenum so that the tip of the uncinate process can be mobilised and a finger inserted onto the posterior surface of the uncinate process.

Once this step has been achieved, dissection of the small vessels between the duodenum and the pancreas is easier and preservation of the inferior pancreatoduodenal artery more secure, for the main trunk of this vessel should not be tied although its branches will eventually be tied one by one. However, with careful dissection 3–4 cm of this vessel can be preserved and a good blood supply to the fourth part of the duodenum obtained. The dissection along the fourth and third parts of the duodenum is continued taking each vessel individually and tying each vessel with care until the ampulla of Vater is reached. The plane between the pancreas and the inferior vena cava is developed at this stage so that the pancreas can be lifted further forward away from the vessels on the posterior wall of the duodenum. The duodenum is not mobilised, and the peritoneum on the outer border of the duodenum should not be divided. Near the fourth part of the duodenum there is a good plane of cleavage between the duodenum and the pancreas, but as the dissection nears the third part of the duodenum, so this plane becomes less defined and is absent 1 cm from the ampulla.

The absence of this plane of cleavage is a warning of the approach of the ampulla and a more profuse blood supply. It is preferable at this point to turn attention to the attachment of the pancreas to the superior mesenteric artery and vein to reduce the bleeding from the pancreas. Therefore, with the finger behind the pancreas lifting it forward, the vessels from the superior mesenteric vein and artery are dissected out individually, tied and divided until the first part of the duodenum is reached. In the angle between the first part of the duodenum, the pancreas and the portal vein lies the bile duct, which if lying posterior to the pancreas can easily be seen and dissected out at this point, great care being taken not to destroy the blood supply of the bile duct. The pancreatoduodenal artery is next dissected and its branches to the first part of the duodenum preserved before tying the vessel as it enters the pancreatic substance. The dissection is then continued along the first and second parts of the duodenum until the probable site of the ampulla is reached. Great care is necessary at this point to dissect the bile and pancreatic duct with care. Attention is then turned to the third part of the duodenum, and the ampulla of Vater is dissected. Occasionally, if the bile duct is easily identified on the posterior wall of the pancreas, dissection from behind can lead to the ampulla of Vater, which then enables the bile duct to be dissected away from the pancreas. It is usually easier to define the bile duct as it enters the duodenum and in a plane of cleavage on the posterior surface to dissect the bile duct away from the pancreas and free the bile duct completely, by lifting the pancreas forward and to the right.

On the inferior border of the bile duct the main pancreatic duct is seen, dissected out and divided with the bile duct end being oversewn with a non-absorbable suture of 6-0 Prolene. Interestingly, removing the pancreas from the second part of the duodenum is the most difficult part of the dissection, for here there is no plane of cleavage between the pancreas and the duodenum, and the operator occasionally has to develop a false plane, tying the vessels as he dissects them off the duodenum and ensuring that he does not damage the duodenal muscle. As he proceeds down from the first to the second part of the duodenum, the accessory duct is dissected out, divided and oversewn with a non-absorbable suture of 6-0 Prolene. Once this has been done, a further dissection between the minor and major papilla release the rest of the pancreatic substance.

The C loop should now be empty apart from the bile duct coursing across the upper part. The colour of the C loop varies from a dusky blue colour to pink but should show active peristalsis. Oversewing the inner border of the C loop with interrupted sutures is advised so that the serosa at the front of the pancreas is brought down to the posterior border of where the pancreas was. Once meticulous haemostasis has been achieved, a drain is placed within the C loop.

The procedure takes between 2.5 and 4.5 h to complete. Intraoperative blood loss varies between 200 and 900 ml (average 550 ml). In two patients, the bile duct has been opened during dissection, and in one patient the duodenum was opened. The bile duct has been repaired with 6-0 Polydioxone and the duodenum with two layers of 3-0 Polydioxone. In the post-operative period all patients are maintained in the intensive care unit on a ventilator and the arterial PO_2 is maintained at a high level to ensure adequate oxygenation of the duodenal loop. The period of post-operative gastric stasis, as assessed by the requirement for a nasogastric tube and an intravenous infusion, varies from 7 to 34 days (median, 14 days). The post-operative appearance of the duodenum on barium examination suggests ischaemia, but this appearance returns to normal after a variable period of 2–4 weeks. In one patient, a cannula placed in the gallbladder to monitor the appearance of the bile duct showed gross oedema around the ampulla of Vater with narrowing of the terminal portion of the bile duct, yet returning to a normal appearance within a 6-week period.

Results of Duodenal-Preserving Procedures

Since 1976, 226 patients have had a pancreatic resection for chronic pancreatitis. Of these, 95 have had a proximal pancreatectomy, 124 have had a distal resection and 7 have had a total pancreatectomy primarily. Of the 95 patients who have had a proximal resection as their primary treatment 11 have gone on to have a distal pancreatectomy, so ablating their pancreas. Of 124 distal pancreatectomies, 26 patients have proceeded to a proximal pancreatectomy hence ablating their pancreas. Thus, 44 patients have had a total pancreatectomy; of these 26 have had a duodenum-preserving procedure, and 18 have had a standard total pancreatectomy. However, in all, 28 duodenum-preserving procedures have been performed in our unit. Five had a total excision of the pancreas as a one-stage procedure. In five patients a proximal pancreatectomy was performed preserving the duodenum, but three of these patients have gone on to develop subsequent symptoms necessitating removal of the distal part of the pancreas. Eighteen patients have had a proximal duodenum-preserving procedure after a previous distal pancreatectomy. Thus, of the 28 duodenum-preserving procedures which have been performed, 26 are now total pancreatectomies.

In the subsequent presentation of results the outcome of the standard resections are given alongside those of the duodenum-preserving procedures to compare the two operations. Table 1 shows that the mean age of patients in the duodenum-preserving operations was 35 years compared to 36 for the standard resections, while the length of history was similar in both groups, being 6 years in the standard resection and 9 in the duodenum-preserving procedure. The postulated aetiologies are listed in Table 1. The patients with minimal-change

Table 1. Age, length of history and aetiology of patients with duodenum-preserving pancreatectomy or standard total pancreatectomy

	Duodenum-preserving ($n=28$)	Standard total ($n=18$)
Mean age, years (range)	35 (19–57)	36 (22–51)
Mean history, years (range)	8.5 (1.5–20)	5.7 (0.1–15)
Etiology		
Minimal change	8	5
Divisum	5	4
Alcohol	6	5
Gallstone	3	2
Familial	4	1
Trauma	2	1

Table 2. Previous operative procedures performed on patients with duodenum-preserving pancreatic resection or standard total pancreatectomy

	Duodenum-preserving	Standard total
Distal pancreatectomy	18	10
Proximal pancreatectomy	3	6
Cholecystectomy	9	4
Cyst drainage	3	6
Sphincteroplasty	6	2
Biliary drainage	2	1
Duct drainage	4	2
Laparotomy	4	2
Miscellaneous	3	1

pancreatitis are those who have the characteristic symptoms of pancreatitis with documented evidence of raised amylase levels at the onset of their disease and changes typical of minimal-change pancreatitis on their pancreatogram. The large number of patients with pancreas divisum undoubtedly portrays the interest of our unit, but frequently these patients had other factors which may have aggravated the pancreatitis. It is unusual to have patients with gallstone pancreatitis leading on to total pancreatectomy, but in each of these instances, severe damage to the pancreas occurred at the time of initial attack of pancreatitis, and the strictures created at the initial attack were considered to lead on to the subsequent chronic pancreatitis. The patients with alcohol excess as aetiology have the characteristic histories of over-indulgence in alcohol.

All but five patients had had previous procedures (Table 2). In many the early procedures were inappropriate, often because the diagnosis had not been made at the time of that procedure. The large number of distal resections performed prior to the total pancreatectomy probably indicates inappropriate initial operations

Table 3. Previous non-operative procedures performed in patients with duodenum-preserving pancreatic resection or standard total pancreatectomy

	Duodenum-preserving	Standard total
None	4	6
Parenteral food	17	7
Coeliac plexus block	11	5
Endoscopy	5	7
Percutaneous drainage	1	1

rather than progression of the disease. Similarly, the large number of non-operative procedures (Table 3) indicates the measures undertaken to avoid complete ablation, and no patient had a pancreatectomy without prolonged conservative treatment and repeated counselling. The indication for surgery was severe pain. This was present in all patients who had a duodenum-preserving total pancreatectomy, although in the standard procedure three patients had a total pancreatectomy for complications of acute pancreatitis, and the only two deaths in the series occurred in these patients. Diabetes was present in eight of the patients who had a duodenum-preserving procedure and in nine of those who had a standard total procedure. Steatorrhoea was present in seven of the duodenum-preserving procedures and in nine of the standard total pancreatectomies.

Perioperative Complications

Mortality for the 28 patients who had a duodenum-preserving procedure was nil. Two patients who had a total pancreatectomy died, both as a consequence of the severe complications of acute pancreatitis, one dying of the adult respiratory distress syndrome and a second dying of severe sepsis within 36 h of a salvage procedure for a massive pancreatic abscess involving the whole pancreas following a transduodenal sphincteroplasty. The complications of both procedures are outlined in Table 4, sepsis being the commonest complication. In the eight patients who had sepsis following a duodenum-preserving procedure three had chest infections necessitating treatment with antibiotics, two had infection of the central venous feeding line which resolved following removal of the line, and one had a urinary tract infection. In three no cause for the pyrexia was found despite repeated ultrasound examinations, but in all three the pyrexia settled spontaneously. In three there was a duodenal leak, but in none was this serious and in each it settled with conservative management without reoperation. The delayed gastric empyting was a problem and accounts for the prolonged in-patient stay in some patients. In time it invariably resolves.

The length of stay was similar in the two groups, with a mean of 25 days and range of 10–49 in the duodenum-preserving group, while that in the standard total group was 28 days with a range of 16–98 days. Apart from delayed gastric

Table 4. Perioperative complications after duodenum-preserving pancreatic resection and standard total pancreatectomy

	Duodenum-preserving	Standard total
Mortality	0	2
Sepsis	8	10
Bile leak	1	1
Haemorrhage	1	1
Duodenal leak	3	–
Delayed emptying	5	–
Other	1	5
None	11	11
Mean length of stay in days (Range)	25 (10–49)	28 (16–98)

emptying, the cause of the prolonged post-operative stay was the policy not to allow patients to leave hospital until their diabetes was under good control and their analgesia reduced to minor analgesics only. It has been found that patients discharged on pethidine or a similar major analgesic, tend to remain on narcotics for a long period of time.

Long-Term Assessment

An appropriate yardstick by which to assess the success of a procedure is the number of times such patients are readmitted to hospital (Table 5). Few patients avoided such readmissions, and in some many further hospital admissions were necessary in order to solve their problems. The vast majority of these patients were readmitted on account of narcotic abuse, and nutritional problems with poor diabetic control was a frequent reason.

Table 6 presents the status of patients' pain and their analgesic requirement. It is my impression that with time the requirement for analgesia decreases, and that over 2–3 years it is possible to wean off most of those addicted to narcotics from their strong analgesic onto a minor analgesic.

Bile Duct Stricture

The major surgical complication associated with duodenum-preserving procedures has been the development of a bile duct stricture, which has occurred in eight patients. In two patients this has been adequately treated by an endoscopic sphincterotomy, and in a third in whom the endoscopic sphincterotomy was insufficient the temporary insertion of a stent has proved effective. Unfortunately, five patients have required a further operation, at 4, 4, 5, 15 and 29 months

Table 5. Number of times patients were readmitted following duodenum-preserving pancreatic resection and standard total pancreatectomy

	Duodenum-preserving	Standard total[a]
0	4	4
1	2	3
2	6	1
3	3	1
4	4	–
5	1	2
6	2	1
7	4	2
8	2	–
9	–	1

[a] In this group were two deaths; one patient was still an inpatient at the time of analysis.

Table 6. Late follow-up results on patients after duodenum-preserving pancreatic resection and standard total pancreatectomy

	Duodenum-preserving ($n=27$)	Standard total ($n=15$)
Pain		
Nil	7	3
Minimal	7	6
Moderate	4	4
Severe	9	2
Analgesics		
None	10	6
Acetaminophen	3	–
DF 118	10	6
Pethidine	4	3
Bile duct stricture	8	0
Mean length of follow-up in months	30	44
(range)	(1–51)	(1.5–103)

after the initial operation. The bile duct was markedly dilated with stenosis near the ampulla. This occurred particularly in the older patients and in one of the patients who had had a hole made in the bile duct at the time of the operation. It is undoubtedly a complication associated with this type of procedure and presumably can be avoided only by additional care to the blood supply of the bile duct, particularly those vessels which supply the bile duct around the posterior part of the first part of the duodenum. Subsequent follow-up of these patients has been good, with no long-term problems.

Post-operative Diabetic Status

The patients are all managed by normal (twice daily) injection of a combination of rapidly absorbed and intermediate insulins, with the exception of two patients who are controlled using an insulin pump. One of these patients was in the anorexic group, and one was a young, fit man. Patients routinely monitor their blood glucose with reagent strips and also test their urine, thus assessing possible calorie loss.

One patient who has been insulin dependent since 1977 and had a total pancreatectomy performed in 1983 has peripheral neuropathy; this was represented only by loss of the ankle jerks. One patient who had been diabetic only since a total pancreatectomy in 1984 had possible peripheral neuropathy, the diagnosis complicated by carpal tunnel syndrome. Neither of these patients had any history of alcohol abuse.

There have been no other long-term complications of diabetes, but the follow-up period is too short to draw conclusions. The frequency of hypoglycaemic episodes tends to occur more frequently in those who have had a standard total pancreatectomy than in the duodenum-preserving group. Although mild hypoglycaemic episodes are not routinely recorded by the patients, it is the impression that these occur more frequently when the patients have episodes of diarrhoea and malabsorption.

In patients who have had a standard duodenum-preserving procedure, good control was achieved in 11, while poor control was present in 15, whereas after a standard total pancreatectomy 8 of the 15 had good control and 7 poor control. The overall requirements of insulin was 45 units per day in the duodenum-preserving group, with a range of 12–90 units, while in the standard total pancreatectomy group the overall requirement was 50 units per day, with a range of 18–96 units.

In order to determine whether a standard total pancreatectomy was inferior to a duodenum-preserving procedure, 10 patients who had a standard pancreatectomy and 14 patients who had a duodenum-preserving pancreatectomy were studied in detail. These 24 patients were compared with age-matched control patients from the diabetic clinic. The assessment of the diabetic control was based on the clinical and biochemical review on each clinic visit. Three parameters were derived for the purpose of group comparisons: (a) percentage of ideal body weight for the patient's height and sex, assuming a medium frame size, the weight being recorded at the most recent clinic visit (this was considered to be a crude index of nutritional status); (b) insulin requirement per kilogram body weight per 24 hours, recorded at the most recent visit; and (c) mean glycaemic control (Hb A_1), all values of Hb A_1 being noted, where possible for the preceding 12 months.

The three parameters were calculated for the controls, for the patients who had had a standard pancreatectomy and for those who had a duodenum-preserving procedure. These were compared using the Mann-Whitney test in the following groups: (a) all pancreatectomies versus controls, (b) standard pancreatectomies versus controls, and (c) duodenum-preserving pancreatectomy versus controls. The results of this study are shown in Table 7. There was a significant difference between the whole pancreatectomy group and the diabetic controls;

Table 7. Comparison of three parameters in patients with duodenum-preserving total pancreatectomy or standard total pancreatectomy

	n	Percentage of ideal body weight: median (range)	Insulin units per kilogram per 24 h: median (range)	Hb A_1: median (range)
All pancreatectomies	24	100.7 (74.8–138.2)	0.55 (0.33–0.81)	10.3 (6.7–14.8)
Controls	24	111.0 (95.0–135.2)	0.61 (0.41–1.01)	9.8 (6.8–14.2)
p		0.01	0.28	0.68
Standard total	10	89.7 (74.8–110.4)	0.49 (0.32–0.71)	11.2 (8.6–14.8)
Controls	10	115.6 (99.3–125.7)	0.64 (0.46–0.88)	10.0 (6.7–14.0)
p		0.004	0.024	0.03
Duodenum-preserving	14	101.9 (80.9–138.2)	0.66 (0.35–0.81)	10.0 (6.8–11.7)
Controls	14	109.7 (95.0–135.2)	0.61 (0.41–1.01)	9.2 (6.8–14.2)
p		0.44	0.67	0.19

however, when the two different operative procedure groups were compared independently with their respective controls, a significant difference was shown between the standard pancreatectomy group and the diabetic controls for all three parameters. There was no significant difference between the duodenum-preserving pancreatectomy group and the controls for any of the three parameters compared.

Comparison of the two pancreatectomy groups with the diabetic controls shows that the standard total pancreatectomy group differed from controls in that they were lighter and required less insulin per kilogram body weight, and that their mean glycaemic control was worse. It is worthy of note that the duodenum-preserving total pancreatectomy group did not differ significantly from the controls on any of these measurements.

Pancreatic Enzyme Replacement Therapy

In the management of patients after a total pancreatectomy the control of steatorrhoea appears important, and many patients have a less than optimal outcome because they do not master sensible control of their pancreatic enzyme supplements. The amount of enzyme replacement varies markedly among individuals, as illustrated by the range of tablets in the duodenum-preserving pancreatectomy group – from 8 to 130 per day with a mean of 57 tablets per day. A similar quantity is required by those with a standard total pancreatectomy, who take a mean of 47 tablets per day with a range of 0 to 150 tablets per day. These quantities vary over time, and many patients have to constantly alter the dosage according to their bowel function.

Pancreatic insufficiency has a relationship with diabetic management. Of eight patients who had had severe hypoglycaemic episodes, four of these occurred at times when the patients had diarrhoea. Four patients who had diarrhoea and have since had the pancreatic enzyme replacement altered to control this have volunteered the fact that their diabetes had become simpler to control, and that their insulin requirement had increased. Pancreatic insufficiency was associated with pain of two types in some of these patients. One type of pain was a colicky right-sided pain similar to that seen in the irritable bowel syndrome. The other type of pain was similar to that of chronic pancreatitis but of lesser severity. In some, both types of pain responded to correction of the pancreatic insufficiency, and this was a frequent cause for readmission.

Our current practice is to try to use only three pancreatic enzyme replacement products: standard enteric coated tablet preparation (Pancrex V Forte, Paines and Byrne), an enteric coated granular preparation (Creon, Duphar Laboratories), and an enteric coated microsphere preparation (Pancrease, Johnson and Johnson). Patients are usually started on the standard preparation, as it is cheaper, and the dose is increased until diarrhoea is controlled. If control is not possible with reasonable doses, the enteric coated preparation is substituted at the same dose. If this fails to control the diarrhoea, then the enteric coated microsphere preparation is used. A reasonable dose is determined by the patient after guidance by the specialist nurse who helps in the clinic.

Conclusions

Duodenum-preserving pancreatectomy can be performed safely in the right patients. Selection is important, and the procedure should be performed only in those patients in whom the technical risks of performing the operation are reasonable. Whether this rather tedious dissection is appropriate and preferable to a standard total pancreatectomy is at present difficult to determine. Certainly, there are no more immediate complications, and the only specific complication related to duodenum-preserving pancreatectomy is a 28% incidence of biliary stricture. Undoubtedly, this complication could be reduced by careful dissection of the bile duct and after a difficult dissection, performing a choledochoduodenostomy at the time of the original procedure.

The advantages of this procedure are fewer long-term complications with improved gastro-intestinal function and diabetic control. The work of Linehan et al. [15] has shown that patients with duodenum-preserving total pancreatectomy have a weight closer to normal than those after a standard total pancreatectomy and have better control of their diabetes, suggesting that this procedure has advantages. Further, Linehan et al. [16] have shown that no dumping occurs with this operation. These are all factors which suggest that gastro-intestinal function is more normal after this procedure, but assessment is difficult in these patients, and only prolonged studies with large numbers of patients will determine the merit of one or other procedure. Nevertheless, the duodenum with its alkalinetied and pacemaker function may well provide a more physiological setting for long-term management of patients who may well be psychologically disturbed by their prolonged pain and frequent past history of addiction and alcoholism.

This study shows that there is no contra-indication to performing the duodenum-preserving operation instead of the traditional total pancreatectomy, and hence that continued use of the procedure appears appropriate pending further and more detailed assessment by a larger number of surgeons.

References

1. Sato T, Miyashita E, Matsuno S, Yamauchi H (1986) The role of surgical treatment for chronic pancreatitis. Ann Surg 203:266–271
2. Whipple AO (1946) Radical surgery for certain cases of pancreatic fibrosis associated with calcareous deposits. Ann Surg 124:991–1006
3. Warren KW (1969) Surgical management of chronic relapsing pancreatitis. Am J Surg 117:24–32
4. Traverso LW, Longmire WP (1978) Preservation of the pylorus in pancreaticoduodenectomy. Surg Gynaecol Obstet 146:959–962
5. Traverso LW, Longmire WP (1980) Preservation of the pylorus in pancreatoduodenectomy – a follow-up evaluation. Ann Surg 192:306–309
6. Traverso LW, Tompkins RK, Urrea PT, Longmire WP (1979) Surgical treatment of chronic pancreatitis. Ann Surg 190:312–316
7. Newman KD, Braasch JW, Rossi RL, Campo-Gonzales S (1983) Pyloric and gastric preservation with pancreatoduodenectomy. Am J Surg 145:152–156
8. Beger HG, Krautzberger W, Bittner R, Büchler M, Limmer J (1985) Duodenum-preserving resection of the head of the pancreas in patients with severe pancreatitis. Surgery 97:467–473
9. Eloy R, Bouchet P, Clendinnen G, Daniel J, Grenier JF (1980) New technique of total pancreatectomy without duodenectomy in the dog. Am J Surg 140:409–412
10. Harken AH, Filler RM, Auruskin TW, Crigler JF (1971) The role of total pancreatectomy in the treatment of unremitting hypoglycaemia of infancy. J Pediatr Surg 6:284–289
11. Gough MH (1984) The surgical treatment of hyperinsulinism in infancy and childhood. Br J Surg 71:75–78
12. Murphy JP, Russel RCG (1988) Operative treatment of nesidioblastosis. Br J Surg 75:930
13. Thomas DM, Langford RM, Russell RCG, Le Quesne LP (1978) The anatomical basis for gastric mobilisation in total oesophagectomy. Br J Surg 65:356–360
14. Lambert MA, Linehan IP, Russell RCG (1987) Duodenum-preserving total pancreatectomy for end stage chronic pancreatitis. Br J Surg 74:35–39
15. Linehan IP, Lambert MA, Brown DC, Kurtz AB, Cotton PB, Russell RCG (1988) Total pancreatectomy for chronic pancreatitis. Gut 29:358–365
16. Linehan IP, Russel RCG, Hobsley M (1988) The dumping syndrome after pancreatoduodenectomy. Surg Gynaecol Obstet 167:114–118

Tumoröse Veränderungen im Bereich des Pankreasschwanzes – ein Beitrag zur Differentialdiagnose

J. HORN [1] und P. MEISTER [2]

Die bildgebenden Verfahren, v.a. die Sonographie und das Computertomogramm, helfen bei der Suche und Identifikation tumoröser Läsionen im Pankreasschwanzbereich. Nicht selten handelt es sich um Zufallsbefunde bei asymptomatischem Krankheitsverlauf. Vor einer Therapie bedarf es der Abklärung und eingehenden Befunddifferenzierung. Es sind differentialdiagnostische Überlegungen auf 3 Ebenen notwendig:

- Organzugehörigkeit, Organbeteiligung,
- Differenzierung von autochthonen Pankreastumoren,
- Typisierung auf dem Gewebe- bzw. Zellniveau.

Organzugehörigkeit, Organbeteiligung

Dem Pankreasschwanz unmittelbar benachbart liegen die Milz, der Magen, das Kolon, die linke Nebenniere sowie Gewebestrukturen des Retroperitoneums (Abb. 1). Eine Zuordnung computertomographisch nachgewiesener tumoröser Prozesse zu den einzelnen Organstrukturen wirft mitunter Probleme auf. Nicht zuletzt das infiltrative Wachstum maligner Tumoren mit der Aufhebung von

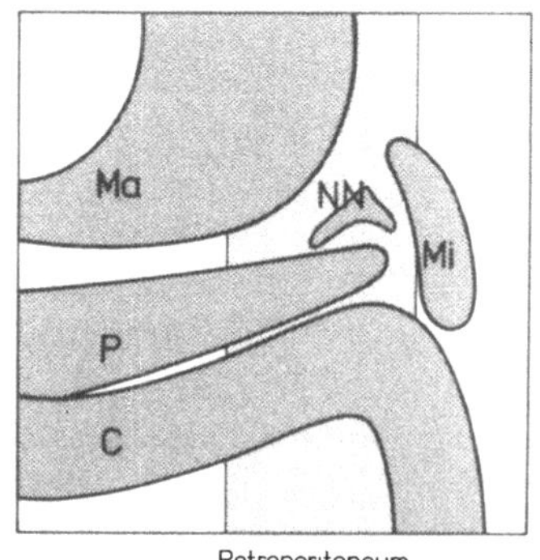

Abb. 1. Das anatomische Umfeld des Pankreasschwanzes (*Ma* Magen; *P* Pankreas; *C* Colon; *NN* Nebenniere; *Mi* Milz)

[1] Chirurgische Abteilung des Krankenhauses München Harlaching, Chefarzt Prof. Dr. J. Horn
[2] Pathologisches Institut des Krankenhauses München Harlaching, Chefarzt Prof. Dr. P. Meister, Sanatoriumsplatz 2, D-8000 München 90.

M. Trede, H. D. Saeger (Hrsg.)
Aktuelle Pankreaschirurgie

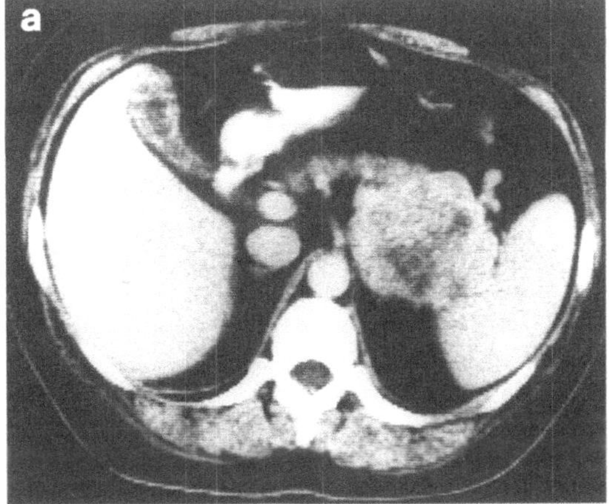

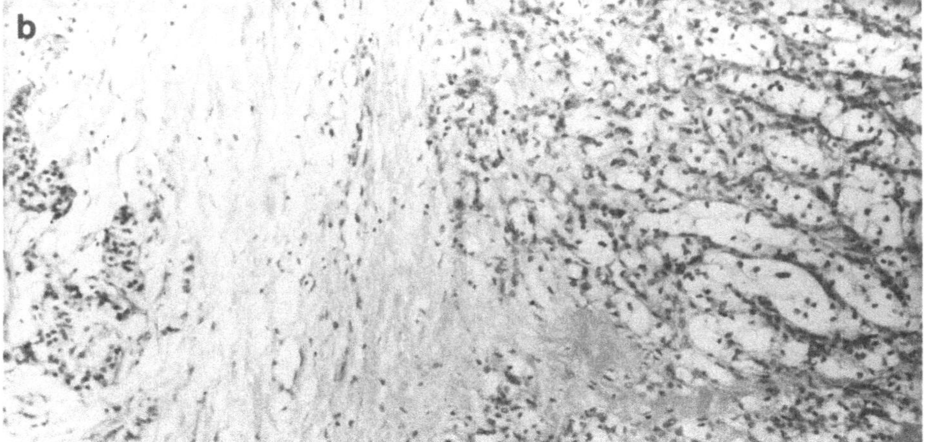

Abb. 2. a Computertomographie: Metastase eines Hypernephroms. **b** Histologischer Nachweis der in **a** dargestellten Metastase eines Hypernephroms

Organgrenzen erschwert nicht selten die Identifikation des Ursprungsortes. So besteht wechselseitig die Möglichkeit des Übergreifens eines tumorösen Pankreasprozesses auf benachbarte Organe ebenso wie die Mitbeteiligung des Pankreasschwanzes durch Krankheitsprozesse, die ihren Ursprung in den genannten angrenzenden Organen haben. In Tabelle 1 sind Tumoren angegeben, die sämtlich aufgrund der CT-Untersuchung eine Verbindung mit dem Pankreasschwanz vermuten ließen. Die weitere Differenzierung ergab jedoch einen jeweils unterschiedlichen Organursprung und eine jeweils eigene Erkrankungsspezifizierung. Bei diesen Überlegungen ist auch an die Möglichkeit sekundärer Tumormanifestation zu denken, die entweder direkt im Pankreasschwanz lokalisiert sind oder aber auf diesen übergreifen. Die Abb. 2 und 3 zeigen Beispiele einer solchen sekundären Tumormanifestation (metastasierendes Bronchial- bzw. Nierenkarzinom).

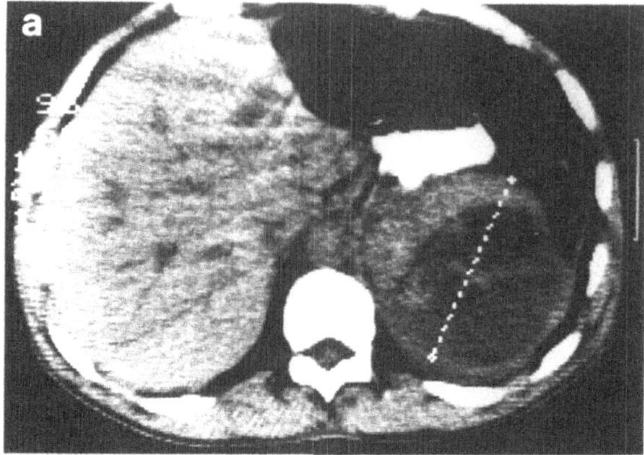

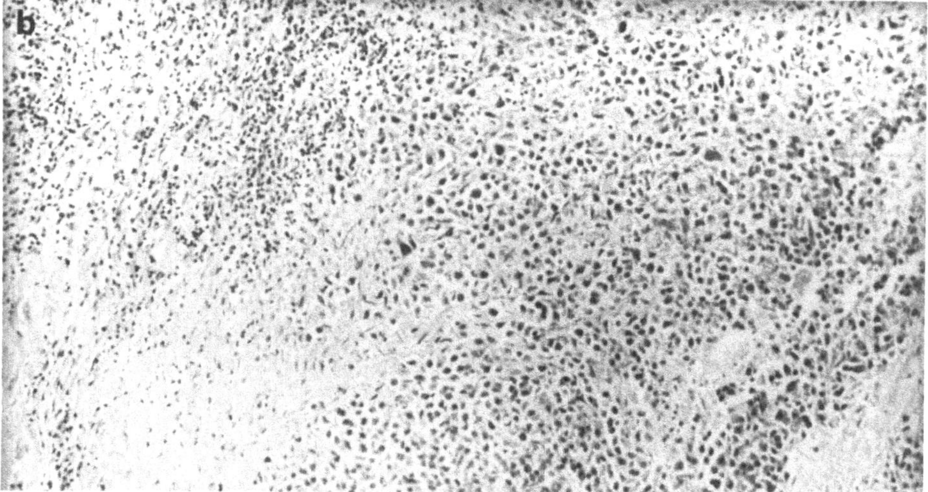

Abb. 3. a Computertomographie: Metastase eines Bronchialkarzinoms. **b** Histologischer Nachweis der in **a** dargestellten Metastase eines Bronchialkarzinoms

Tabelle 1. Differentialdiagnose primärer Tumoren im Bereich des Pankreasschwanzes

Zystadenom
Echinokokkuszyste
Malignes Histiozytom
Pseudozyste bei chronischer Pankreatitis
Zyste bei akuter Pankreatitis
Nebennierenzyste
Nebennierenkarzinom
Leiomyolipom des Magens

Tabelle 2. Diagnosemittel zur Differenzierung des Organursprungs bzw. der Organmitbeteiligung bei „Pankreasschwanztumoren"

Sonographie
Abdomenübersicht
Labordaten
Computertomographie
Gastroskopie
Koloskopie
Angiographie

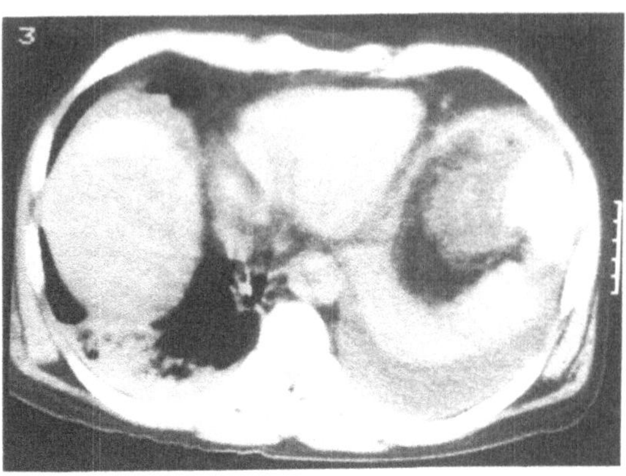

Abb. 4. Milzhämatom nach sonographisch gesteuerter perkutaner Punktion

Eine präoperative Klärung des Sachverhaltes ist anzustreben, wird doch die Therapiekonzeption, insbesondere das chirurgische Therapiemanagement, von ihr abhängig zu machen sein. Es sind die Diagnosemittel gezielt einzusetzen, entsprechend des vermuteten Organursprunges und der möglichen Organbeteiligung. Hierbei ist es notwendig, sich der vielfältigen anatomischen und pathomorphologischen Möglichkeiten bewußt zu sein. Entsprechend dieser Möglichkeiten ist das Spektrum der Diagnosemittel weitgefächert (Tabelle 2). In diesem Stadium der differentialdiagnostischen Überlegungen ist die perkutane Punktionsdiagnostik wenig hilfreich, ist es doch ebenso abwegig, ein mögliches Magen- oder Kolonkarzinom zu punktieren, wie es gefährlich sein kann, Krankheitsprozesse mit Milzbeteiligung einem solchen Trauma auszusetzen. Die Abb. 4 zeigt ein ausgedehntes Milzhämatom nach sonographisch gesteuerter Punktion eines Pankreasschwanztumors. Die entstandene Blutung machte eine Notoperation notwendig. Vor allem bei Punktion von retroperitonealen Sarkomen, die sich in die Pankreasschwanzregion projizieren, ist eine Tumorzellverschleppung durch Punktion nicht auszuschließen. Echinokokkuszysten im Bereich der Milz sind zwar selten, dennoch hätte eine Punktion mit konsekutiver Kontamination des Umfeldes nachteilige Konsequenzen.

Differenzierung von autochthonen Pankreastumoren

Ist eine im Pankreasschwanz lokalisierte Erkrankung wahrscheinlich gemacht, so werden weitere Differenzierungen notwendig (Tabelle 3). Während sich endokrine Tumoren oftmals schon aufgrund ihrer spezifischen Symptomatik einordnen lassen, ist die Differenzierung der vom exokrinen Pankreas ausgehenden tumorösen Erkrankungen nicht selten problematisch. Hier geht es um die Abgrenzung entzündlicher Veränderungen von Malignomen, gutartiger Zysten vom Zystadenokarzinom. In dieser Situation kann die perkutane Punktionsdiagnostik weiterhelfen. Allerdings sollte sie nur dann durchgeführt werden, wenn von dem Punktionsergebnis wirkliche Entscheidungen abhängig gemacht werden, etwa die

Tabelle 3. Differentialdiagnose: Autochthoner Pankreasschwanztumor

	Benigne	Maligne
Exokrin:	Zystadenom	Zystadenokarzinom
	Chronische Entzündung	Karzinom
	Akute Entzündung	
	Zyste	
Endokrin:	Insulinom	Gastrinom
	PPom	Glukagonom
		Somatostatinom
		Vipom

Tabelle 4. Diagnosemittel bei Differenzierung autochthoner Pankreastumoren

Sonographie	
Labordaten	
Computertomographie	
ERCP	
Angiographie	
Differenzierungskriterien:	
Serum:	CA 19-9 (Sensitivität: 80–90%)
Pankreassekret:	CA 19-9 (Sensitivität: 40–70%)

Entscheidung über die Notwendigkeit einer Operation. Bei ohnehin feststehender Operationsindikation (aus Gründen der Symptomatik, der Größe des Prozesses, der Mitbeteiligung benachbarter Organe oder sich aus anderen Untersuchungsverfahren ergebenden eindeutigen Malignitätszeichen) wird auf die präoperative Punktion verzichtet und die Klärung dem operativen Eingriff überlassen. Nicht selten allerdings stützt sich die Operationsindikation auf eine präoperative Dignitätsklärung. Die in Tabelle 4 wiedergegebenen Diagnosemittel helfen bei der Befundspezifizierung; aber nur die Gewinnung repräsentativer Gewebeanteile und deren histologische bzw. zytologische Untersuchung vermag – im positiven Fall – eine vorliegende Malignität zu sichern. Mit der sonographisch und computertomographisch gesteuerten perkutanen Punktionszytologie ist heute eine Aussage mit einer 60- bis 80%igen Treffsicherheit möglich (Tabelle 5). Nicht weniger aussagekräftig in statistischer Beurteilung sind erhöhte CA-19-9-Werte im Serum (vgl. Tabelle 4) [7, 8], während der Nachweis erhöhter Tumormarker im Pankreassekret hinsichtlich der prädikativen Beurteilung eher enttäuscht hat. Der präoperativen Dignitätsabklärung zystischer Prozesse sind Grenzen gesetzt, da repräsentative Gewebeproben kaum zu gewinnen sind (z.B. Zystadenokarzinom). Selbst eine eingehende Untersuchung des durch Punktion gewonnenen Zysteninhaltes (Zytologie, Tumormarker, LDH) führt im Einzelfall zu einer kaum verläßlichen Aussage [4, 15].

Typisierung auf dem Gewebe- bzw. Zellniveau

Das 3. Problem der Differenzierung betrifft die Gewebe- bzw. Zelltypisierung; es führt gleichsam zum Ausgangspunkt der differentialdiagnostischen Überlegungen zurück: Nicht selten entstehen nach der Exstirpation eines Tumors aus der Pankreasschwanzregion Schwierigkeiten bei der Tumoridentifikation, der Bestimmung über die Organzugehörigkeit, der Entscheidung, inwieweit es sich um

Tabelle 5. Treffsicherheit der perkutanen Punktionszytologie

Autor	Jahr	%
Schwerk u. Schmitz-Moormann [9]	1980	87,5
Willems u. Löwhagen [14]	1980	71
Ferrucci [2]	1980	86
Braun u. Dormeyer [1]	1981	93
Mitty et al. [6]	1981	86
Wittenberg [14]	1982	80
Toregard et al. [12]	1982	62
Zornoza [16]	1982	67
Schwerk u. Schmitz-Moormann [10]	1986	92
Soudah et al. [11]	1987	67

Tabelle 6. Malignitätsraten endokriner Pankreastumoren. (Nach [3])

	%
Insulinom	29
Glukagonom	74
Gastrinom	84
Somatostatinom	(100)
Vipom	81
PPome	21

einen primären oder sekundären Pankreastumor handelt. Stammt das Adenokarzinom aus dem Pankreas, dem Magen oder dem Kolon oder handelt es sich um eine Metastase eines adenomatösen Bronchialkarzinoms? Handelt es sich um ein hormoninaktives Insulinom oder um ein Paragangliom, etwa ein Phäochromozytom?

Hier können immunchemische Untersuchungen hilfreich sein [5]. So lassen sich etwa die verschiedenen hormonellen Aktivitäten endokriner Tumoren durch entsprechende Antigenexpression morphologisch nachweisen. Dies gewinnt v.a. Bedeutung bei klinisch hormoninaktiven Tumoren. Die Abb. 5 zeigt einen sowohl mit dem Pankreasschwanz als auch mit der linken Nebenniere assoziierten Tumor; die primäre histologische Untersuchung äußerte den Verdacht auf ein Paragangliom. In Abb. 6 werden die immunhistochemischen Differenzierungsschritte dargestellt, welche schließlich zu der eindeutigen Identifizierung eines Insulinoms geführt haben. Durch den Nachweis von Zytokeratin konnte der Tumor zunächst als epithelialer Tumor identifiziert werden. Der Nachweis von Chromogranin sicherte den endokrinen Charakter des Tumors. Schließlich zeigte die positive Insulinbestimmung das Vorhandensein eines Insulinoms an. Die klinischen Konsequenzen ergeben sich nicht zuletzt aus den unterschiedlichen Malignitätsraten der endokrinen Pankreastumoren (Tabelle 6).

Gerade diese Untersuchungsmethode der immunhistochemischen Gewebedifferenzierung verspricht für die Zukunft, die Differenzierungsmöglichkeit wesentlich zu verbessern. Sollte sie, ihrem Wesen folgend, auch an zytologischem Untersuchungsmaterial vermehrt angewandt werden und dabei ebenso treffsicher sein, dann steht zu erwarten, daß die Punktionszytologie an Bedeutung gewinnt. Allerdings ist der jeweils sehr große labortechnische Aufwand zu bedenken und es wird im Einzelfall zu entscheiden sein, inwieweit wirkliche therapeutische Konsequenzen aus dem Untersuchungsergebnis abzuleiten sind.

Bei den differentialdiagnostischen Überlegungen hinsichtlich eines tumorösen Prozesses im Bereich des Pankreasschwanzes wird es stets notwendig sein, an die vielfältigen Erkrankungs- und Manifestationsmöglichkeiten im Einzelfall zu den-

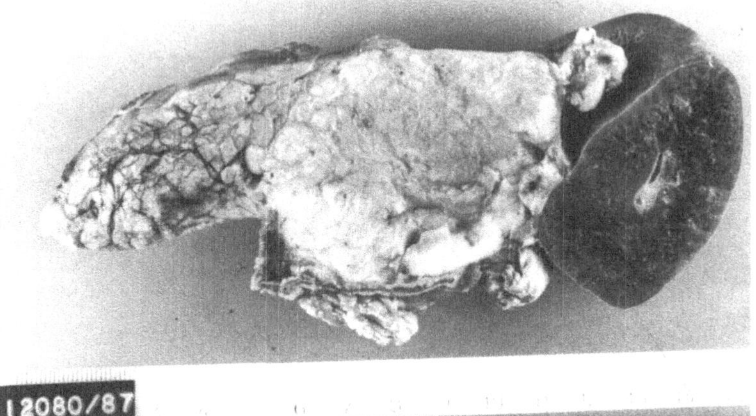

Abb. 5. Pankreasschwanztumor, zunächst Verdacht auf Paragangliom. Die immunhistochemische Untersuchung half zur Klärung: Insulinom

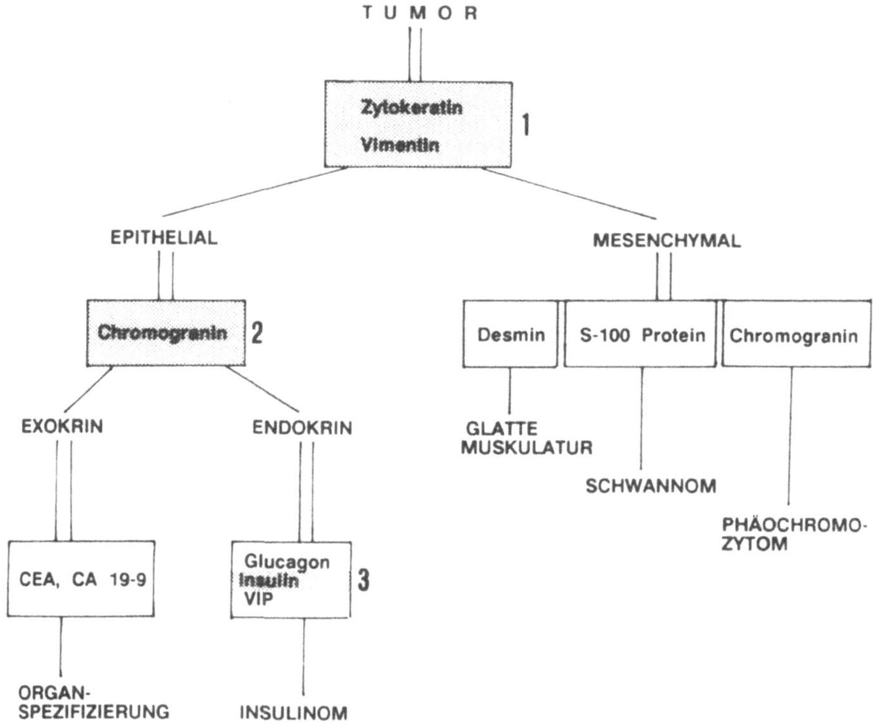

Abb. 6. Immunhistochemische Differenzierungsschritte bei unklaren „Pankreasschwanztumoren“

ken, aber auch daran, daß in den meisten Fällen die operative Intervention notwendig wird – die Diagnostik abschließend, die Therapie einleitend.

Literatur

1. Braun B, Dormeyer HH (1981) Ultrasonically guided fine-needle aspiration biopsy of therapeutic and pancreatic space-occupying lesions and percutaneous abscess drainage. Klin Wochenschr 59:707
2. Ferrucci JT (1980) Diagnosis of abdominal malignancy by radiologic fine-needle aspiration biopsy. Am J Roentgenol 134:323
3. Heitz PU, Klöppel G (1987) Endokrine Tumoren des Pankreas und des Duodenums. Verh Dtsch Ges Pathol 71:202
4. Horn J (1985) Therapie der chronischen Pankreatitis – Individualisierte Verfahrenswahl; chirurgische Technik. Springer, Berlin Heidelberg New York Tokyo
5. Meister P (1984) Immunhistochemische Methoden bei der Diagnostik von Weichgewebstumoren. Pathologie 5:90
6. Mitty HA, Efremidis SC, Yeh HC (1981) Impact of fine-needle biopsy on management of patients with carcinoma of the pancreas. Am J Roentgenol 137:1119
7. Safi F, Bittner R, Büchler M, Malfertheiner P, Beger HG (1987) Die Wertigkeit des monoklonalen Antikörpers CA 19-9 in der Differentialdiagnose von Pankreaserkrankungen. In: Beger HG, Bittner R (Hrsg) Das Pankreascarcinom. Springer, Berlin Heidelberg New York Tokyo
8. Schmiegel W-H et al. (1987) Simultane Tumormarkerbestimmung (GICA, POA, CEA, AFP) im Pankreassekret und Serum bei malignen Pankreaserkrankungen. In: Beger HG, Bittner R (Hrsg) Das Pankreascarcinom. Springer, Berlin Heidelberg New York Tokyo
9. Schwerk WB, Schmitz-Moormann P (1980) Sonographisch gezielte perkutane transperitoneale Aspirationsbiopsie raumfordernder Pankreasprozesse. Dtsch Med Wochenschr 105:1019
10. Schwerk WB; Schmitz-Moormann P (1986) Ultraschallgeleitete, transperitoneale Feinnadelbiopsie solider Raumforderungen der Pankreasloge. In: Beger HG, Bittner R (Hrsg) Das Pankreascarcinom. Springer, Berlin Heidelberg New York Tokyo
11. Soudah B, Fritsch RS, Wittekind C, Hilka B, Spindler B (1987) Wertigkeit der Feinnadelpunktion bei der differential-diagnostischen Abklärung von Pankreasveränderungen. Verh Dtsch Ges Pathol 71:314
12. Toregard BM, Evander A, Ihse I, Isper J, Lunderquist A, Owman T, Akerman M (1982) Percutaneous fine-needles aspiration biopsy of liver, pancreas and extrahepatic biliary tract – Result of 311 investigations. European Pancreatic Club XIVth-Meeting, Essen 1982. Karger, Basel
13. Willems J-S, Löwhagen T (1980) Aspiration biopsy cytology of the pancreas. Schweiz Med Wochenschr 110:845
14. Wittenberg J (1982) Percutaneous core biopsy of abdominal tumors using 22-gauge needles: further observations. Am J Roentgenol 139:75
15. Yamanaka T, Nogami W, Yoshida Y, Ido K, Seki H, Sakai H, Kimura K (1980) Ultrasonically guided percutaneous fine-needle aspiration biopsy of the pancreas. VI. Clinical evaluation of percutaneous puncture of pancreatic cysts. Jpn J Gastroenterol 77:1794
16. Zornoza J (1987) Percutaneous biopsy of the pancreas. In: Hovard JM, Jordan GL, Reber HA (eds) Surgical diseases of the pancreas. Lea & Febiger, Philadelphia

Intraoperative Sonographie bei Pankreaserkrankungen

M. Rothmund[1] und H. J. Klotter[1]

Die Entwicklung hochauflösender, gassterilisierbarer Schallapplikatoren mit gutem Auflösungsvermögen im Nahbereich Ende der 70er Jahre ermöglichte den Einsatz der Sonographie während operativer Eingriffe. Neurochirurgen, Urologen und auch Chirurgen machten sich dieses bildgebende Verfahren während der Operation zunutze. In der Chirurgie wurde die intraoperative Ultraschalluntersuchung (IOUS) in der Leberchirurgie, v. a. in der Chirurgie von Lebermetastasen, in der Pankreas-, Gallenwegs- und Gefäßchirurgie angewandt. Bedeutung hat die IOUS in der Leber- und Pankreaschirurgie, v. a. der Chirurgie der endokrinen Pankreastumoren erlangt.

Pankreaskarzinom

Über die intraoperative Sonographie bei Pankreaskarzinomen liegen nur anekdotische Berichte vor. Die Qualitäten der IOUS kommen bei dem immer präoperativ diagnostizierten und lokalisierten Tumor nicht zum Tragen, d. h. beim Auffinden des Tumors und der Klärung der Beziehung zu Nachbarstrukturen im und um das Pankreas herum. In Studien prüfenswert ist der Einsatz der IOUS zur Entdeckung von Lymphknoten und Lebermetastasen zum besseren Staging der Tumoren.

Im eigenen Krankengut fanden wir bei einem Patienten mit einem resektablen Pankreaskopfkarzinom einen vergrößerten Lymphknoten hinter der V. cava, einer Gegend, die wir chirurgisch nicht exploriert hätten (Abb. 1). Der Lymphknoten zeigte sich im Schnellschnitt als Metastase eines Adenokarzinoms, somit waren entfernte Lymphknotenstationen befallen und eine Whipple-Resektion sinnlos geworden. 2 weitere Patienten hatten intraoperativ Lebermetastasen von unter 1 cm Größe, die präoperativ nicht entdeckt worden waren und auch intraoperativ nicht palpiert werden konnten. Durch Exzision und Schnellschnittuntersuchung konnten die Metastasen gesichert und ein resezierender Eingriff unterlassen werden.

[1] Klinik für Allgemeinchirurgie, Klinikum der Philipps-Universität, Baldingerstr./Lahnberge, D-3550 Marburg.

M. Trede, H. D. Saeger (Hrsg.)
Aktuelle Pankreaschirurgie

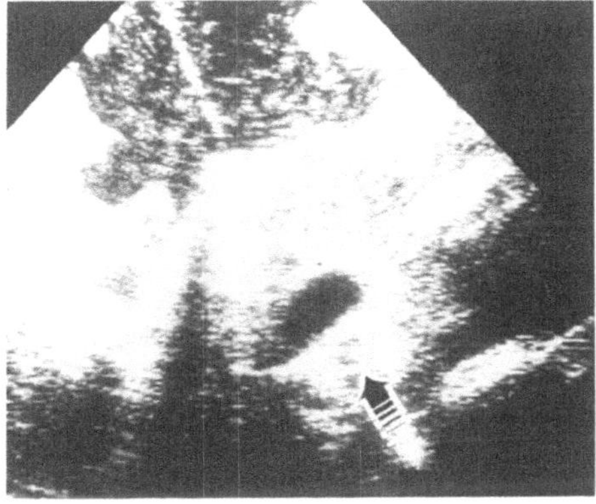

Abb. 1. Lymphknotenmetastase hinter der V. cava bei Pankreaskopfkarzinom

Chronische Pankreatitis

Unter den Patienten mit chronischer Pankreatitis, die einer chirurgischen Therapie bedürfen, gibt es eine kleine Gruppe, die meist bei Pankreatikolithiasis eine isolierte, langstreckige Wirsungianusdilatation hat, wobei andere morphologische Veränderungen (Gallenwegstau, Pankreaskopftumor, Duodenalstenose usw.) fehlen. Diese Patienten können längerfristig durch Seit-zu-Seit-Pankreatikojejunostomie und Steinextraktion beschwerdefrei gemacht werden. Die IOUS kann hier sinnvoll eingesetzt werden, um in der meist derben Drüse den Ductus Wirsungianus zu lokalisieren und auch Konkremente aufzufinden. Dies gilt v.a., wenn das exokrine Gewebe noch relativ voluminös und der Wirsungianusstau nicht extrem ist. Der Ductus Wirsungianus läßt sich unter Ultraschallkontrolle punktieren, der Gang längs inzidieren und die Steinausräumung vornehmen, wobei Restkonkremente lokalisiert werden können (Abb. 2).

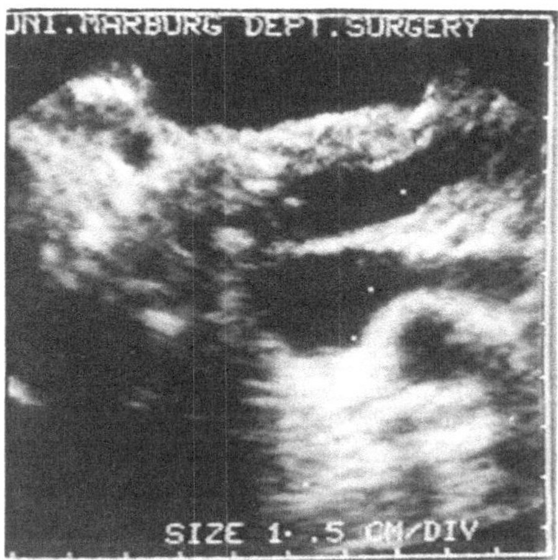

Abb. 2. Dilatierter Ductus Wirsungianus mit kalzifizierten Konkrementen; darunter: Confluens von V. lienalis und V. mesenterica superior. Direkt unter der Einmündung der V. lienalis die im Querschnitt getroffene A. mesenterica superior. Die *Punkte* markieren den Verlauf der Punktionsrichtung des Ductus Wirsungianus

Im eigenen Krankengut haben wir 6 Patienten auf diese Weise behandelt und im Einsatz der IOUS einen Vorteil gesehen. Auch hier liegen in der Literatur keine Zahlen vor, so daß definitive Aussagen über den Wert des Verfahrens im Rahmen der Chirurgie der chronischen Pankreatitis zurückgestellt werden müssen.

Endokrine Pankreastumoren

Die wichtigste Indikation für die IOUS im Rahmen der Pankreaschirurgie stellen endokrine Pankreastumoren dar. Mehrere Arbeitsgruppen haben auf die hohe Wertigkeit des Verfahrens, zusammen mit einer ausgiebigen chirurgischen Exploration der Drüse, hingewiesen [1, 2, 4–6]. Insgesamt kann gesagt werden, daß durch die chirurgische Exploration allein etwa 90% der Tumoren gefunden werden können. Zusammen mit der intraoperativen Sonographie kann die Treffsicherheit auf 95%, in manchen Zentren auf 100% gesteigert werden [3].

Schon Anfang der 80er Jahre wiesen Daggett et al. [3] auf die Diskrepanz der Treffsicherheit der präoperativen Lokalisationsverfahren (Sonographie, Computertomographie, Angiographie und perkutane Blutentnahme zur Hormonbestimmung) und der chirurgischen Exploration hin. Keines der präoperativen Verfahren hatte eine höhere Treffsicherheit als 50%, während durch die chirurgische Exploration allein im Ersteingriff fast 90% der Tumoren dargestellt werden konnten. Die Rückbesinnung auf die hohe Treffsicherheit der chirurgischen Exploration hat durch die intraoperative Sonographie noch zugenommen und zur Zurückdrängung der präoperativen Lokalisationsverfahren geführt. Autoren mit großer Erfahrung auf dem Gebiet endokriner Pankreastumoren setzen lediglich präoperativ die perkutane Sonographie ein und verlassen sich bei gesicherter Diagnose auf die Lokalisation des Tumors durch intraoperative Exploration und Sonographie.

Das Pankreas wird nach Durchführen eines Kocher-Manövers und bidigitaler Palpation des Pankreaskopfes sowie Freilegen des Pankreaskopfes und -schwanzes durch Abheben vom retroperitonealen Bindegewebe nach Durchtrennung des Lig. gastrocolicum sonographiert. Endokrine Pankreastumoren, sowohl Insuli-

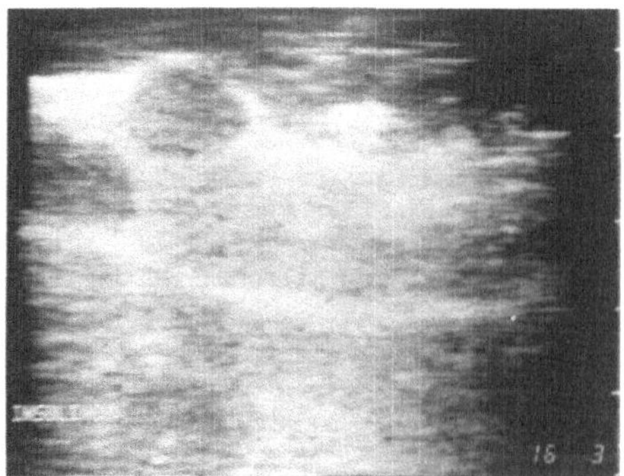

Abb. 3. Insulinom im Pankreasschwanz. Es zeigt sich ein echoarmes, rundliches Gebilde, mit einer deutlich sichtbaren Kapsel versehen, im echoreichen Pankreas links und kaudal davon angeschnitten die V. lienalis

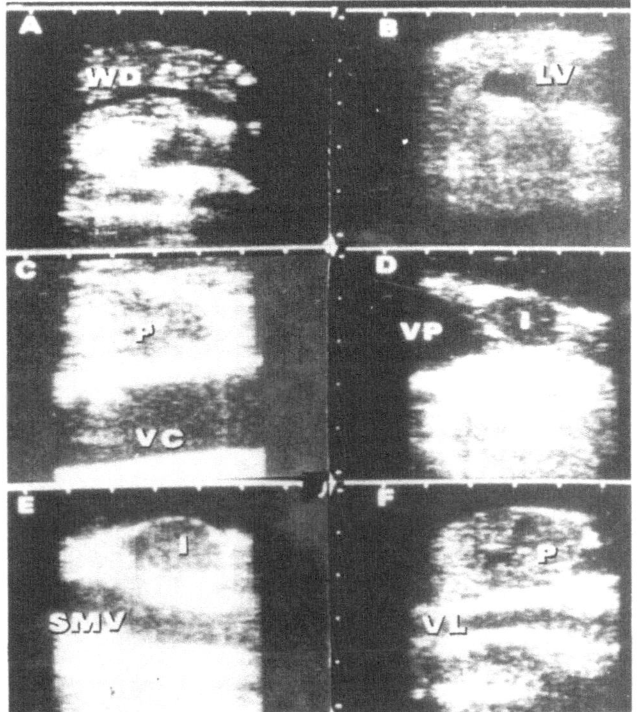

Abb. 4A–F. Intraoperative Sonographie bei Vorliegen eines Insulinoms (*I*). Es zeigen sich die anatomischen Strukturen Ductus Wirsungianus (*WD*), V. lienalis (*VL*), V. cava (*VC*), V. portae (*VP*) und V. mesenterica superior (*SMV*). Der Tumor (*I*) liegt echoarm im echoreichen Pankreas (*P*)

Vorgehen bei organischem Hyperinsulinismus

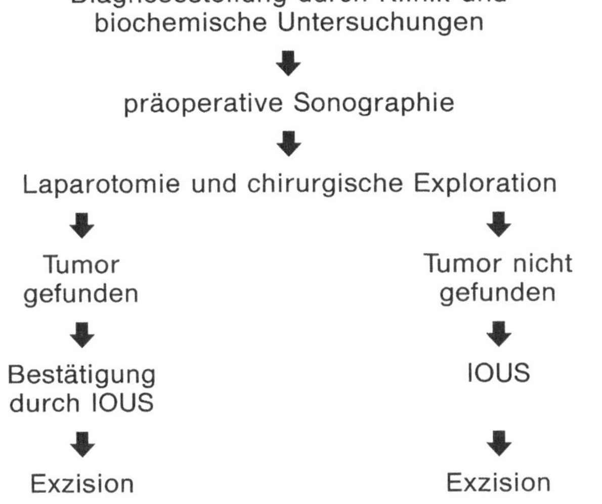

Abb. 5. Flußdiagramm zur Strategie bei endokrinen Pankreastumoren

Tabelle 1. Sensitivität prä- und intraoperativer Lokalisationsmethoden endokriner Pankreastumoren (Angaben in %)

<table>
<tr><th rowspan="2">Autor</th><th rowspan="2">n</th><th colspan="4">Präoperativ</th><th colspan="3">Intraoperativ</th></tr>
<tr><th>US</th><th>CT</th><th>Angio</th><th>PTP</th><th>Exploration</th><th></th><th>US</th></tr>
<tr><td>Insulinome</td><td></td><td></td><td></td><td></td><td></td><td></td><td></td><td></td></tr>
<tr><td>Angelini et al. 1987 [1]</td><td>17</td><td colspan="4">alle 53</td><td>74</td><td></td><td>100</td></tr>
<tr><td>Grant et al. 1988 [4]</td><td>29</td><td>59</td><td>36</td><td>53</td><td>–</td><td>86</td><td rowspan="2">100</td><td>90</td></tr>
<tr><td>Eigene Daten 1988</td><td>20</td><td>60</td><td>45</td><td>70</td><td>70</td><td>90</td><td>95</td></tr>
<tr><td>Gastrinome</td><td></td><td></td><td></td><td></td><td></td><td></td><td></td><td></td></tr>
<tr><td>Norton et al. 1988 [6]</td><td>35</td><td>–</td><td>–</td><td>–</td><td>–</td><td>94</td><td></td><td>83</td></tr>
<tr><td>Eigene Daten 1988</td><td>6</td><td>17</td><td>17</td><td>20</td><td>–</td><td>83</td><td></td><td>83</td></tr>
</table>

nome als auch Gastrinome, stellen sich als echoarme Gebilde im echoreichen Pankreas dar (Abb. 3). Zur besseren Schallankoppelung wird Kochsalzlösung in den Oberbauch eingegeben und der 7,5- bzw. 10-MHz-Schallapplikator im Abstand von 1–2 cm über dem Organ geführt. Es läßt sich somit nicht nur der Tumor erkennen, sondern auch Strukturen im Pankreas (Ductus Wirsungianus) und um das Pankreas herum, wie Pfortader, Milzvene, A. mesenterica superior, V. cava und V. mesenterica superior (Abb. 4).

Die Ergebnisse der chirurgischen Exploration und IOUS bei endokrinen Pankreastumoren sind im Vergleich zu den Ergebnissen der präoperativen Lokalisationsverfahren nach neueren Literaturangaben in Tabelle 1 dargestellt. Die hier aufgeführten Zahlen und die eigenen Erfahrungen berechtigen zu dem in Abb. 5 aufgezeichneten Vorgehen, das prinzipiell einen Verzicht auf präoperative lokalisationsdiagnostische Verfahren enthält und der intraoperativen Exploration und Sonographie den wesentlichen Platz einräumt.

Literatur

1. Angelini L, Bezzi M, Tucci G (1987) The ultrasonic detection of insulinomas during surgical exploration of the pancreas. World J Surg 11:642–647
2. Cromack DT, Norton JA, Sigel B, Shawker TH, Doppman JL, Maton PN, Jensen RT (1987) The use of high-resolution intraoperative ultrasound to localize gastrinomas: An initial report of a prospective study. World J Surg 11:648–653
3. Daggett PR, Kurtz AB, Morris DV, Goodburn EA, Le Quesne LP, Nabarro JDN (1981) Is preoperative localization of insulinomas necessary? Lancet I:483–486
4. Grant CS, Heerden J v, Charboneau JW, James EM, Reading CC (1988) Insulinoma – the value of intraoperative ultrasonography. Arch Surg 123:843–848
5. Klotter HJ, Rückert K, Kümmerle F, Rothmund M (1987) The use of intraoperative sonography in endocrine tumors of the pancreas. World J Surg 11:635–641
6. Norton JA, Cromack DT, Shawker TH et al. (1988) Intraoperative ultrasonographic localization of islet cell tumors. A prospective comparison to palpation. Ann Surg 207:160–168

Der Wert der duodenumerhaltenden Pankreaskopfresektion für die Behandlung der Cholostase bei chronischer Pankreatitis

D. WILKER [1], J. R. IZBICKI [1], H. WALDNER [1] und L. SCHWEIBERER [1]

Einleitung

Zur Therapie der Gallenwegstenose bei chronischer Pankreatitis hat sich die biliodigestive Anastomose allein oder im Rahmen einer Whipple-Operation bewährt. In neuerer Zeit ist die duodenumerhaltende Pankreaskopfresektion zur Behandlung der chronischen Kopfpankreatitis propagiert worden [1, 2]. Anhand unseres Krankengutes sollte der Frage nachgegangen werden, ob die Dekompression des Ductus choledochus bei der duodenumerhaltenden Kopfresektion die Cholostase dauerhaft beherrschen kann.

Patientengut

Von August 1984 bis Dezember 1987 wurde bei 20 Patienten eine magen- und duodenumerhaltende Pankreaskopfresektion durchgeführt. 14 Patienten (70%) wiesen eine Gallenwegsbeteiligung auf. Es handelte sich hierbei ausschließlich um Männer im Alter von 28–58 Jahren und einem medianen Lebensalter von 42 Jahren. 12 Patienten hatten eine chronisch kalzifizierende Pankreatitis bei chronischem Alkoholabusus und 2 Patienten eine chronisch sklerosierende Pankreatitis unklarer Genese.

Alle Patienten wiesen einen Pankreaskopftumor mit mehreren unterschiedlich großen Zysten auf. Eine Aufstauung des Pankreasganges mit Retentionspankreatitis war ebenfalls bei allen Patienten zu finden. Alle Patienten überstanden den Eingriff gut, fühlen sich wohl und haben an Gewicht zugenommen.

6 der 14 Patienten hatten einen Ikterus, der postoperativ auf Dauer verschwand (Abb. 1). Eine Erweiterung der Gallenwege bestand bei allen Patienten präoperativ, nachgewiesen durch Sonographie, CT und ERCP. Die Dekompression des Gallenganges führte zur dauerhaften Verschmälerung des Gallenwegsystems, bewiesen durch postoperative Sonographie (Abb. 2). Auch die cholostatischen Enzyme γ-GT und alkalische Phosphatase, bei allen Patienten präoperativ erhöht, sanken postoperativ in den meisten Fällen bis auf Normalwerte (Abb. 3 und 4). Bei der Nachuntersuchung, die 9 Monate bis 4 Jahre nach der Operation

---

[1] Chirurgische Klinik Innenstadt und Chirurgische Poliklinik (Direktor: Prof. Dr. L. Schweiberer), Nußbaumstr. 20, D-8000 München 2.

M. Trede, H. D. Saeger (Hrsg.)
Aktuelle Pankreaschirurgie

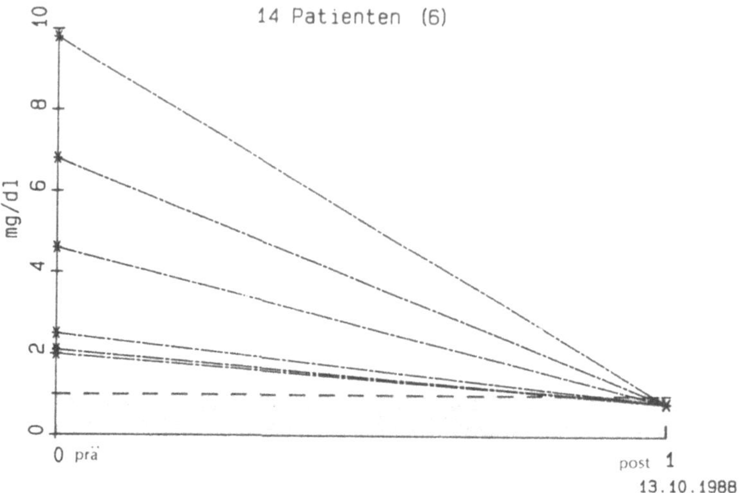

Abb. 1. Prä- und postoperative Bilirubinwerte (mg%) bei 6 Patienten mit duodenumerhaltender Pankreaskopfresektion

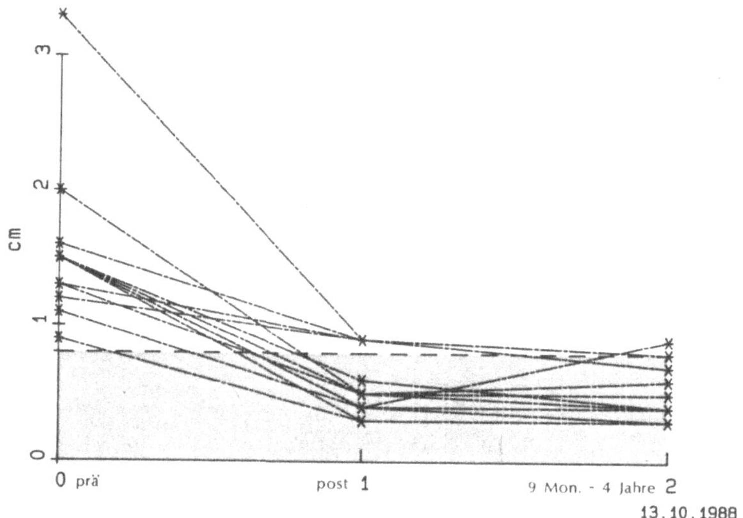

Abb. 2. Sonographisch gemessene prä- und postoperative Weite des Ductus choledochus (cm) bei 14 Patienten mit duodenumerhaltender Pankreaskopfresektion

durchgeführt wurde, waren die biochemischen Parameter unverändert im Normbereich oder nur noch geringfügig erhöht.

Nur ein Patient entwickelte ein halbes Jahr nach der Operation einen erneuten Verschlußikterus. Bei ihm war der intrapankreatische Gallengang durchtrennt worden. Offenbar bedingt durch Vernarbung war die Einmündung des Gallenganges in die Resektionshöhle stenosiert. Die perkutan transhepatische Dilatation mit Hilfe einer Ballonsonde (Abb. 5) hat die Striktur behoben. Der Patient

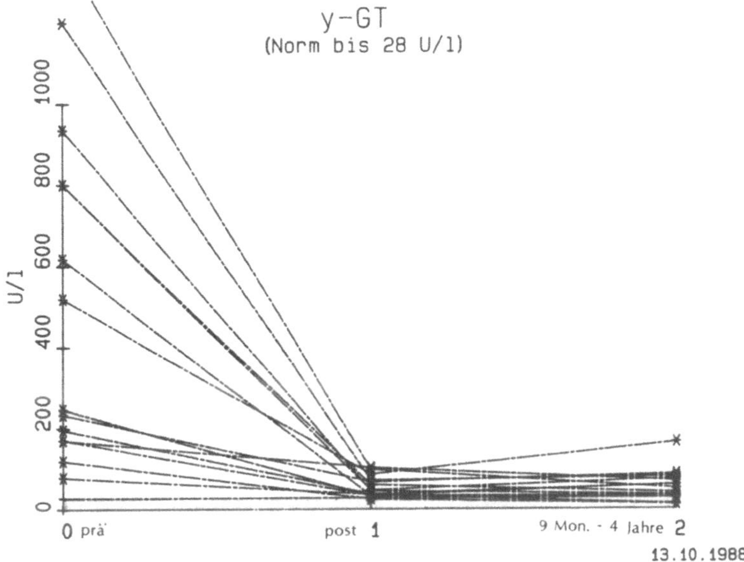

Abb. 3. Prä- und postoperative Werte der γ-GT (U/l) bei 14 Patienten mit duodenumerhaltender Pankreaskopfresektion

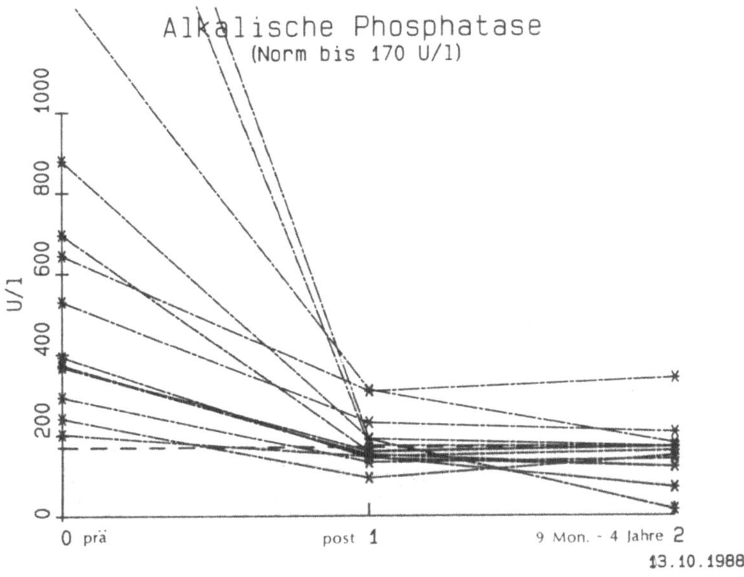

Abb. 4. Prä- and postoperative Werte der alkalischen Phosphatase (U/l) bei 14 Patienten mit duodenumerhaltender Pankreaskopfresektion

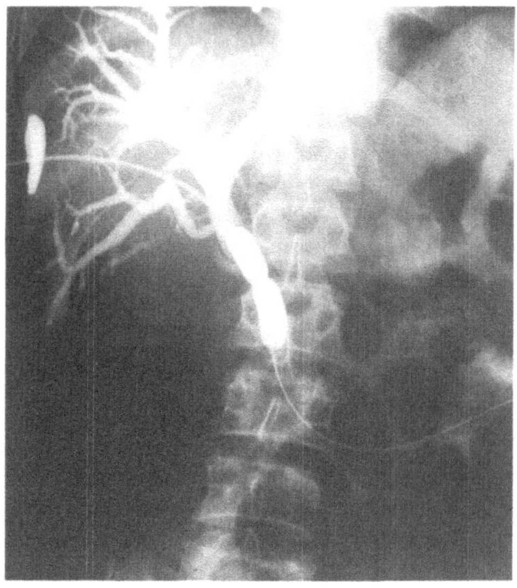

Abb. 5. Choledochusstenose ein halbes Jahr nach duodenumerhaltender Pankreaskopfresektion und Durchtrennung des Gallenganges. Die Striktur an der Einmündung des Ductus choledochus in die Resektionshöhle wird mit Hilfe eines Ballons perkutan transhepatisch dilatiert

ist jetzt 3 Jahre danach beschwerdefrei. Durch wiederholte Sonographie und Bestimmung der cholostatischen Enzyme ist der ungehinderte Gallenabfluß belegt.

Diskussion

Die Cholostase ist ein häufiges Symptom der chronischen Pankreatitis. Die Inzidenz beträgt im internistischen Krankengut 10–20%, im chirurgischen Krankengut 40–70% (s. Tabelle 1). Schwerere Formen der chronischen Pankreatitis führen in 50% der Fälle zur Beteiligung der Gallenwege, während bei leichteren Entzündungen dies nur bei etwa 10% der Patienten beobachtet wird [13]. Bei schwerer kalzifizierender Pankreatitis wird eine Gallenwegsbeteiligung von 67% angegeben [14].

Tabelle 1. Cholostase bei chronischer Pankreatitis

Autor	Jahr	n	Cholostase	%
Classen u. Demling [6]	1972	25	7	28
Rösch et al. [13]	1981	–	–	12
Buehler et al. [4]	1985	173	45	26
Stefanini et al. [15]	1972	101	41	41
Leger et al. [10]	1974	148	45	30
Gall et al. [7]	1981	49	24	49
Beger et al. [2]	1984	56	39	70
Wilker	1988	20	14	70

Weitere Ursachen für die unterschiedliche Häufigkeit von Gallengangstenosierungen bei der chronischen Pankreatitis sind die Lokalisation der Entzündung und der topographisch anatomische Verlauf der Gallenwege im präpapillären Anteil. Häufig ist der distale Choledochus vollständig oder zumindest partiell von Pankreasgewebe umgeben, und nur selten liegt er dorsal bis zum Eintritt in die Papille frei [8]. Die chronische Gallenwegaufstauung bei der chronischen Pankreatitis führt zur Schädigung der Leber bis hin zur biliären Zirrhose [4, 13]. Zur Lösung dieses Problems bietet sich die biliodigestive Anastomose heute in der Regel mit einer nach Roux ausgeschalteten Jejunalschlinge an [3, 9]. Sie weist mit der Umgehung des Sphinkterapparates der Papille allerdings auch einige Nachteile auf. Etwa 15–25% der Patienten mit Hepatojejunostomie haben Beschwerden [3, 5, 9, 16]. Dies wird zurückgeführt auf Stenosierungen der Anastomose, rezidivierende Cholangitiden und eine bakterielle Fehlbesiedlung der Roux-Schlinge und der Gallenwege [11, 12]. Bei der duodenum- und magenerhaltenden Pankreaskopfresektion wird der Gallengang intraoperativ geschient und sorgfältig von der Resektionshöhle aus dekomprimiert, bis eine Sonde von mindestens 7 mm Durchmesser den distalen Gallengang leicht passiert.

Unsere Ergebnisse innerhalb von 9 Monaten bis 4 Jahren sind zwar zeitlich noch begrenzt, deuten aber doch schon einen dauerhaften Effekt dieser Maßnahme an. Eine Eröffnung des Gallenganges im intrapankreatischen Verlauf versuchen wir nach Möglichkeit zu vermeiden. Wird der Gallengang ausnahmsweise einmal durchtrennt, so nähen wir ihn sternförmig in die Resektionshöhle ein, um Stenosierungen durch Granulationsgewebe zu verhindern.

Oberstes Ziel der chirurgischen Therapie ist der Organerhalt. Dies gilt in besonderem Maße für gutartige Erkrankungen wie die chronische Pankreatitis. Diese Forderung wird durch die magen- und duodenumerhaltende Pankreaskopfresektion erfüllt. Unsere Untersuchungen sollten zeigen, daß die Symptomatik der Gallenwegbeteiligung auch durch dieses Verfahren dauerhaft zu beherrschen ist.

Literatur

1. Beger HG, Witte C, Kraas E, Bittner R (1980) Erfahrung mit einer das Duodenum erhaltenden Pankreaskopfresektion bei chronischer Pankreatitis. Chirurg 51:303–309
2. Beger HG, Krautzberger W, Bittner R, Büchler M, Block S (1984) Die duodenumerhaltende Pankreaskopfresektion bei chronischer Pankreatitis – Ergebnisse nach 10jähriger Anwendung. Langenbecks Arch Chir 362:229
3. Bismuth H, Franco D, Corlette MB, Hepp J (1978) Long-term results of Roux-en-Y hepaticojejunostomy. Surg Gynecol Obstet 146:161–167
4. Bühler H, Münch R, Schmid M, Ammann R (1985) Cholestasis in alcoholic chronic pancreatitis. Scand J Gastroenterol 20:851
5. Chaimhoff C (1982) Jaundice following the Whipple operation for cancer of the head of the pancreas. Int Surg 67:187
6. Classen M, Demling L (1974) Endoskopische Sphinkterotomie der Papilla Vateri und Steinextraktion aus dem D. choledochus. Dtsch Med Wochenschr 99:496–497
7. Gall FP, Mühe E, Gebhardt C (1981) Results of partial and total pancreaticoduodenectomy in 117 patients with chronic pancreatitis. World J Surg 5:269–275
8. Gray StW, Skandalakis JE (1985) Atlas of surgical anatomy for general surgeons. Williams & Wilkins, Baltimore London, pp 144–145

9. Lane CE, Sawyers JL, Riddell DH et al. (1973) Long-term results of Roux-en-Y hepatocholangiojejunostomy. Ann Surg 177:714
10. Leger L, Lenriot JP, Lemaigre G (1974) Five to twenty-five year follow up after surgery for chronic pancreatitis in 148 patients. Ann Surg 180:185
11. Nielsen ML, Justesen T (1976) Anaerobic and aerobic bacteriological studies in biliary tract disease. Scand J Gastroenterol 11:437
12. Nielsen ML, Justesen T, Lenz K, Nielsen OV, Jensen SL (1977) Bacterial flora of the small intestine and bile acid metabolism in patients with hepaticojejunostomy Roux-en-Y. Scand J Gastroenterol 12:977
13. Rösch W, Lux G, Riemann JF, Hoh L (1981) Chronische Pankreatitis und Nachbarorgane. Fortschr Med 99:1118
14. Sarles H, Sahel J (1978) Cholestasis and lesions of the biliary tract in chronic pancreatitis. Gut 19:851
15. Stefanini P, Carboni M, Patrassi N, Benedetti-Valentini F (1972) Surgical treatment of chronic pancreatitis. Am J Surg 124:28
16. Stulhofer M (1973) Prävention der Reflux-Cholangitis nach partieller Duodenopankreatektomie. Chirurg 44:128–131

Versorgung des Pankreasrestes nach kephaler Resektion

R. REDING [1]

In der rekonstruktiven Pankreaschirurgie bietet sich eine Reihe von Problemlösungen an, die ihren Ausdruck in der Anwendung vieler Methoden durch die Chirurgen [5, 6] findet. Die Versorgung des lienalen Pankreas nach kephaler Ektomie kann in verschiedener Weise erfolgen. Ableitung in ein Hohlorgan mit und ohne Drainage des Pankreasrestgangs. Okklusion des Restpankreasgangs durch Aminosäuregel (Ethibloc) und pankreatojejunale Anastomose [1–4]. Einfache Ligatur oder Offenlassen des Restpankreasgangs. Die in- und exkretorischen Dauerleistungen des Restpankreas sind dabei in Abhängigkeit von der Grundkrankheit – chronische Pankreatitis oder periampulläres bzw. Pankreaskopfkarzinom – genauso unterschiedlich wie die Voraussetzungen für eine sichere Naht bei Anastomosierungsverfahren. Trotz verschiedener operativer Techniken haben sich pankreato- und pankreatikodigestive Anastomosen in der chirurgischen Praxis bewährt. Hinsichtlich ihrer effektiven Drainagedauer weisen pankreatikodigestive Anastomosen Vorteile auf, weil sie sofort eine direkte Gangverbindung (mukomuköse Naht) herstellen. Sie erfordern allerdings einen weitlumigen Pankreasgang, der beim Vorliegen eines Karzinoms nicht und bei chronischer Pankreatitis nicht immer vorgefunden wird. Es bleibt meist bei einer pankreatodigestiven Verbindung.

Die meisten Chirurgen leiten das lienale Pankreas in eine Jejunalschlinge ab [16]. Zunehmend wird auch die Pankreatogastrostomie, wie wir sie seit 1976 durchführen [9–11], angewandt [9, 15].

Die Vorteile der Pankreatogastrostomie sind:

- die enge topographische Nachbarschaft zwischen Magenhinterwand und Pankreas,
- die hohe Plastizität der Magenwand, die eine technisch einwandfreie Anastomose mit dem Restpankreas erlaubt,
- die raschere Anastomosenheilung,
- die Möglichkeit der wiederholbaren endoskopischen Kontrolle der Magen-Pankreas-Verbindung.

Die eigenen Erfahrungen beziehen sich auf 109 kephale Duodenopankreatektomien, davon 67 wegen chronischer Pankreatitis und 42 wegen Pankreaskopf- oder periampullären Karzinoms (Tabelle 1). Das Linkspankreas wurde 86mal in den Magen und nur 23mal in das Jejunum abgeleitet (Tabelle 2). Vergleicht man

[1] Direktor der Klinik für Chirurgie der Wilhelm-Pieck-Universität Rostock, Leninallee 35, DDR-2500 Rostock.

M. Trede, H. D. Saeger (Hrsg.)
Aktuelle Pankreaschirurgie

Tabelle 1. Kephale Duodenopankreatektomie. Klinik für Chirurgie der Wilhelm-Pieck-Universität Rostock. Zwölfjahresbericht, 1976–1988

		Komplikationen	Letalität
Chronische Pankreatitis	67	16	3
Pankreaskarzinom	42	11	3
	109	27 (24,9%)	6 (5,5%)

Tabelle 2. Ableitung des Linkspankreas

		Blutung, Insuffizienz, Abszeß	Letalität
In in den Magen	n = 86		
mit Drainage	60	3	2
ohne Drainage	14	1	0
mit Verblockung	12	3	1
		7 (8,1%)	3 (3,5%)
in das Jejunum	n = 23		
mit Drainage	13	1	1
ohne Drainage	10	3	2
		4 (17,4%)	3 (13%)

die Resultate der Tabelle 2 miteinander, erkennt man die niedrige Komplikations- und Letalitätsrate nach Pankreatogastrostomie. In der Annahme, daß für die exkretorische Restfunktion des linealen Pankreas ein ungehinderter Pankreassafttransit vorteilhaft ist, führten wir bei der Mehrzahl der operierten Patienten eine transgastrische perkutane Drainage (Abb. 1 und 2) für die Dauer von 2–3 Wochen durch. Mit diesem Verfahren beobachteten wir die wenigsten Komplikationen, dagegen sahen wir nach Pankreasgangokklusion mit Ethibloc und Anastomosierung die meisten Insuffizienzen:

- Nahtinsuffizienzen an der Pankreatogastrostomie (n = 109) = 2 (1,8%), beide nach Verblockung,
- Nahtinsuffizienzen an der Pankreatojejunostomie (n = 27) = 2 (7,4%), beide ohne Drainage des Restpankreasgangs.

Allerdings führten wir die Gangverblockung nur bei den Kranken mit einem Pankreaskopf- bzw. periampullären Karzinom durch, bei welchen das Pankreasparenchym hinsichtlich des Nahtlagers nicht problemlos war. Bei Vorliegen einer chronischen Pankreatitis im lienalen Pankreas verzichten wir generell auf eine Gangokklusion, weil sich nahttechnisch keine Probleme mit dem festen und

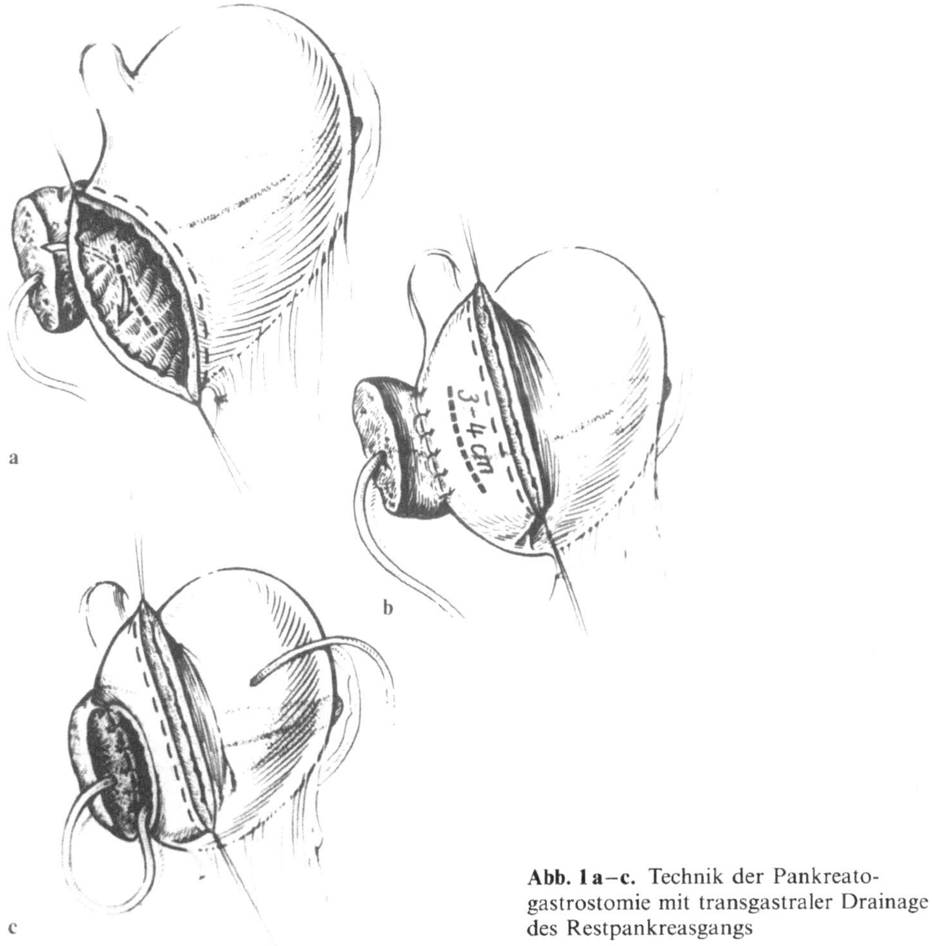

Abb. 1 a–c. Technik der Pankreatogastrostomie mit transgastraler Drainage des Restpankreasgangs

teilweise fibrös umgewandelten Pankreasparenchym bei der Anastomosierung mit einem Hohlorgan ergeben.

Die Heilung der pankreatogastralen Anastomose erfolgt nach tierexperimentellen und morphologischen Untersuchungen rascher als nach pankreatojejunalen Verbindungen [15].

Unabhängig von der Art der Derivation tritt im lienalen Pankreas in Fortführung der metatryptischen Pankreatitis oder aufgrund des geringeren Sekretionsdrucks und der damit verbundenen Azinuszellatrophie eine fortschreitende Fibrosierung auf. Letztere beginnt mit einer periduktalen Entzündung, die mit Gangstenosen und Erweiterungen einhergeht, zur Retentionspankreatitis führt und damit den weiteren Fibrosierungsprozeß unterhält. Im Ergebnis dieser Vorgänge im Pankreasparenchym stehen – trotz unterschiedlicher morphologischer Bilder – die ex- und inkretorische Insuffizienz. Eine Protektion des Restpankreas durch Ethibloc, wie es von Gebhardt [3, 4], Gall [1, 2], Stolte et al. [13] angegeben wurde, hat sich nicht bestätigt. Das gilt auch für die B-Zelle des Inselapparats [7].

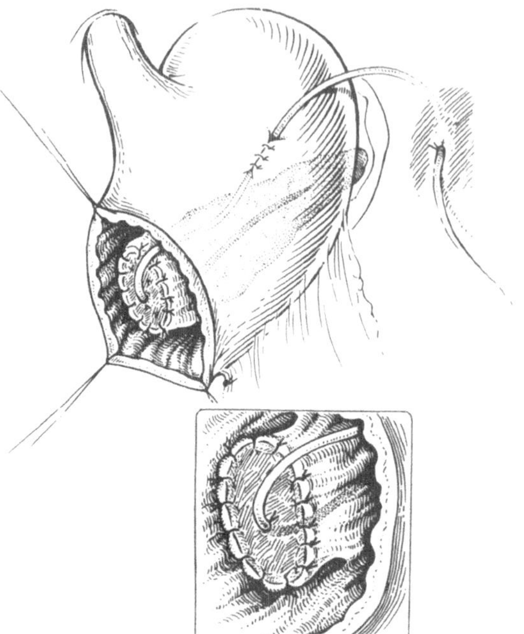

Abb. 2. Fertige Pankreatogastrostomie mit transgastraler perkutaner Drainage

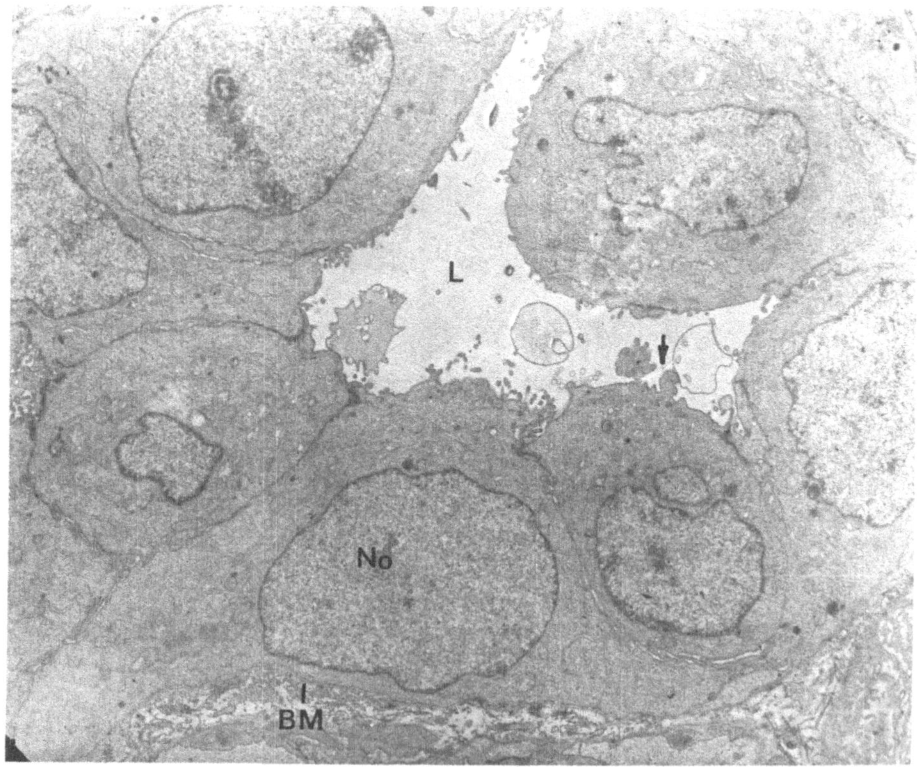

Abb. 3. Anschnitt einer gangähnlichen Struktur mit hyperplastischen Zellen. Sie besitzen große aktiviert erscheinende Kerne mit zumeist kleinen Nukleoli (*No*) und ein mäßig dichtes Zytoplasma. Wenige Mikrovilli sind geschwollen (↓). Lumen (*L*), unbeschädigte Basalmembran (*BM*)

Übrig geblieben von dem Konzept der Gangokklusion ist der angebliche Anastomosenschutz durch „milde Fibrosierung" des normalen Pankreasparenchyms, wie ihn Gall [1] und Gebhardt [3] dokumentieren. Tierexperimentelle und morphologische Untersuchungen zur plötzlichen Gangokklusion durch Naht oder Ethibloc, wie sie von Rohrbeck u. Rohrbeck [12] durchgeführt wurden, zeigen einen Negativeffekt dieses Vorgehens. Es tritt eine Atrophie und Nekrose der Azinuszellen auf. Ihre Stelle nehmen durch Proliferation von Duktus- und Duktuluszellen mikrozystische gangartige Strukturen (Abb. 3) ein. Die durch Proliferation hervorgegangenen Epithelzellen sind pluripotent, wobei ihre weitere Differenzierung bei Fortbestehen des Gangverschlusses ausbleibt.

Es bleibt die Frage, ob man ein durch die Vorgänge der metatryptischen Pankreatitis ausgebranntes Restorgan unversorgt lassen und damit frei in die Bauchhöhle ableiten kann. Bei bestehender Fibrose des lienalen Pankreas mit exkretorischer Insuffizienz könnte man das befürworten, weil praktisch kaum noch eine Sekretionsleistung des Restorgans vorliegt. Damit entfiele auch die Insuffizienzgefahr bei Herstellung pankreatodigestiver Anastomosen. Für ein funktionstüchtiges Restparenchym würde es durch die tägliche Sekretion von 100–160 ml Pankreassaft zu einer Dauerresorptionsleistung des Peritoneums kommen, die nicht ohne Folgen und Komplikationen bliebe. Wir würden in solchen Fällen immer ein drainierendes Verfahren im Sinne der Pankreatogastro- bzw. -jejunostomie durchführen.

Zusammenfassung

Aufgrund eigener Erfahrungen an 109 kephalen Duodenopankreatektomien hat sich die Ableitung des Linkspankreas, bis auf wenige Ausnahmen, bewährt. Wir bevorzugen wegen ihrer Sicherheit die pankreatogastrale Anastomose, und schienen und entlasten den Restpankreasgang transgastrisch-perkutan für 2–3 Wochen.

Literatur

1. Gall FP (1987) Chirurgische Therapie der chronischen Pankreatitis durch Resektionsverfahren. Langenbecks Arch Chir 372:363
2. Gall FP, Gebhardt C (1979) Ein neues Konzept in der Chirurgie der chronischen Pankreatitis. Dtsch Med Wochenschr 104:1003
3. Gebhardt C (1984) Chirurgie des exokrinen Pankreas. Thieme, Stuttgart New York
4. Gebhardt C, Gall FP (1980) Partielle Duodeno-Pankreatektomie mit intraoperativer Pankreasgangverödung bei chronischer Pankreatitis. Langenbecks Arch Chir 353:57
5. Hollender LF, Peiper H-J (1988) Pankreaschirurgie. Springer, Berlin Heidelberg New York Tokyo
6. Leger L, Brehant J (1956) Chirurgie de pancreas. Masson, Paris
7. Lorenz D, Wolff H, Waclawiczek H (1988) Die Pankreasgangokklusion in der Resektionsbehandlung der chronischen Pankreatitis und des Pankreaskopfkarzinoms. Chirurg 59:90
8. Mackie JA, Rhoads JE, Park CD (1975) Pankreatogastrostomy: A further evaluation. Surgery 181:541

9. Reding R (1978) Die Pankreato-Gastrostomie. Zentralbl Chir 103:943
10. Reding R (1988) Pankreas. Barth, Leipzig (Abdominalchirurgie für die Praxis, Bd 1)
11. Reding R (1988) Pankreatogastrostomie. In: Hollender LF, Peiper H-J (Hrsg) Pankreaschirurgie. Springer, Berlin Heidelberg New York Tokyo
12. Rohrbeck R, Rohrbeck CM (1987) Histologische, histochemische und histoautoradiographische Untersuchungen zur feingeweblichen Umstrukturierung des exokrinen Pankreasparenchym nach Ausführungsgangverschluß. Diss.-Schrift, Rostock
13. Stolte M et al. (1980) Tierexperimentell-morphologische Grundlagen der Pankreasokklusion. In: Stolte M, Volkholz H (Hrsg) Pankreasokklusion. Witzstrock, Baden-Baden Köln New York
14. Whipple AO et al. (1935) Treatment of carcinoma of the ampulla of Vater. Ann Surg 102:763
15. Woithe G (1983) Klinische und experimentelle Untersuchungen zu Problemen pankreatodigestiver Anastomosen und zum Verhalten des Pankreas nach drainierenden und resezierenden Verfahren. B-Promotionsschrift, Rostock
16. Zollinger RM et al. (1954) Pancreatitis. N Engl J Med 251:487

Die Pankreasgangokklusion in der Resektionsbehandlung des Pankreaskopfkarzinoms

D. LORENZ [1]

Ende der 70er Jahre führten Gall u. Gebhardt [1] die Pankreasgangokklusion (PGO) in die Resektionsbehandlung der chronischen Pankreatitis ein. Das Ziel dieser Technik bestand darin, die Funktion der Langerhans-Inseln durch Einleitung einer Fibrosierung des exokrinen Gewebes zu konservieren und die Komplikationsrate an der pankreatikodigestiven Anastomose zu senken. Später wurde diese Technik durch Wittrin et al. [2] auch in der Behandlung des Pankreaskopfkarzinoms bei kephaler Duodenopankreatektomie eingesetzt. Dabei stand gegenüber der chronischen Pankreatitis eindeutig die Verhütung von Komplikationen an der Pankreatikojejunostomie im Vordergrund.

Material und Methode

In einer 3jährigen Nachbeobachtungsstudie wurden Komplikationsrate und B-Zellfunktion bei 40 Patienten überprüft, bei denen wegen eines periampullären Karzinoms eine Whipple-Operation erfolgte. 7 Patienten waren weiblich, das Durchschnittsalter aller Patienten lag bei 48,7 Jahren. In die Studie aufgenommen wurden Patienten mit Pankreaskopftumoren pT_{1-2} N_0M_0. Die histologischen Untersuchungen wiesen die Karzinome stets duktalen Ursprungs aus. Es handelte sich um 35 Adenokarzinome und 5 muzinöse Adenokarzinome. Bei 20 Patienten nahmen wir eine Whipple-Operation mit PGO vor.

Die B-Zellfunktion wurde präoperativ, 4 Wochen, 1 Jahr, 2 und 3 Jahre postoperativ überprüft. Für diese Funktionsprüfung kamen der orale Glukosetoleranztest mit Glukagonstimulation, der intravenöse Glukosetoleranztest und die Bestimmung der glukosestimulierten Seruminsulin- und C-Peptidkonzentrationen zur Anwendung.

Die PGO wurde mit Ethibloc (Fa. Ethicon) vorgenommen. Nach Kopfresektion wurde der Ductus pancreaticus kanüliert und 2–2,5 ml des Okklusionsmediums unter Druck injiziert. Anschließend erfolgte die Pankreatikojejunostomie, da Ethibloc nach 14 Tagen bis 3 Wochen aus dem Gangsystem resorbiert ist und eine exokrine Sekretion wieder einsetzen kann.

[1] Klinik für Chirurgie des Bereichs Medizin der Ernst-Moritz-Arndt-Universität, Friedr.-Loeffler-Str. 23b, DDR-2200 Greifswald.

M. Trede, H. D. Saeger (Hrsg.)
Aktuelle Pankreaschirurgie

Ergebnisse

Die Analyse der Frühkomplikationen zeigte in der Gruppe mit PGO eine Pankreasfistel und in der Gruppe ohne PGO 3 Insuffizienzen an der pankreatikodigestiven Anastomose. Eine Pankreasnekrose im verbliebenen jejunalen Pankreasanteil trat in jeder Gruppe je 1mal auf. Wundinfektionen traten je 1mal in der okkludierten und in der nichtokkludierten Gruppe auf. Ein Diabetes mellitus unmittelbar nach Operation wurde insgesamt in 7 Fällen beobachtet. Diese Patienten wurden nicht in die Stoffwechselstudie aufgenommen. Mit der Computertomographie läßt sich grobmorphologisch die Pars lienalis nach Kopfresektion überprüfen. Insbesondere Rezidive und Pseudozysten sind dieser Untersuchung sehr zugänglich. Bei einem Patienten, der 1½ Jahre nach Kopfresektion und PGO wegen eines Rezidivs nachoperiert werden mußte, ergab die histologische Untersuchung einer Biopsie aus dem Pankreasschwanz die Fibrosierung des exokrinen Gewebes, aber im immunohistochemischen Insulinnachweis intakte und insulinreiche B-Zellen.

Für die Stoffwechseluntersuchungen standen 4 Wochen postoperativ in der Gruppe mit PGO 16 und in der Gruppe ohne PGO 15 Patienten zur Verfügung. 3 Jahre nach dem Eingriff konnten die Studien in beiden Gruppen an je 11 Patienten vorgenommen werden.

Im oralen Glukosetoleranztest zeigte sich 3 Monate nach dem Eingriff bei allen Patienten eine gestörte Glukosetoleranz, jedoch wurde die Stimulation mit Glukagon 30 min nach Applikation noch durch Insulinfreisetzung kompensiert. Bereits 1 Jahr nach dem Eingriff zeigten sich signifikante Unterschiede in den Glukosewerten nach Glukagonstimulation gegenüber den Werten nach 4 Wochen, und 3 Jahre postoperativ bestand bei allen 11 Patienten eine pathologische Glukosetoleranz, wobei gegenüber den Zweijahreswerten kein signifikanter Anstieg zu verzeichnen war. Vergleicht man den oralen Glukosetoleranztest in beiden Gruppen nach 3 Jahren, so finden sich in der nichtokkludierten Gruppe jedoch keine Unterschiede zu der Gruppe mit PGO.

Sowohl die basalen als auch die stimulierten Seruminsulinkonzentrationen waren 3 Jahre postoperativ in der Ethiblocgruppe gegenüber den Untersuchungen nach 4 Wochen signifikant erniedrigt. In der Gruppe mit PGO stiegen 4 Wochen postoperativ 5 min nach Glukosestimulation die Seruminsulinwerte auf 0,4 nmol/l und 3 Jahre postoperativ auf 0,22 nmol/l an. In der Gruppe ohne PGO betrug dieser Wert 3 Jahre postoperativ 0,25 nmol/l. Zwischen beiden Gruppen bestanden in den basalen und stimulierten Seruminsulinkonzentrationen zu keinem Untersuchungszeitpunkt zwischen 4 Wochen und 3 Jahre postoperativ signifikante Unterschiede (Abb. 1).

Die basalen C-Peptidwerte im Serum betrugen in der Gruppe mit PGO 4 Wochen nach dem Eingriff 0,15 nmol/l, und sie stiegen 5 min nach Glukosestimulation auf 0,45 nmol/l an. 3 Jahre nach dem Eingriff waren die basalen C-Peptidwerte auf 0,08 und 5 min nach Stimulation auf 0,28 nmol/l reduziert. Ein ähnlicher signifikanter Abfall der basalen und stimulierten C-Peptidkonzentrationen im Serum fand sich auch in der Gruppe ohne PGO. Zwischen beiden Patientengruppen traten zum Untersuchungszeitpunkt keine signifikanten Unterschiede in den basalen und stimulierten C-Peptidkonzentrationen auf (Abb. 2).

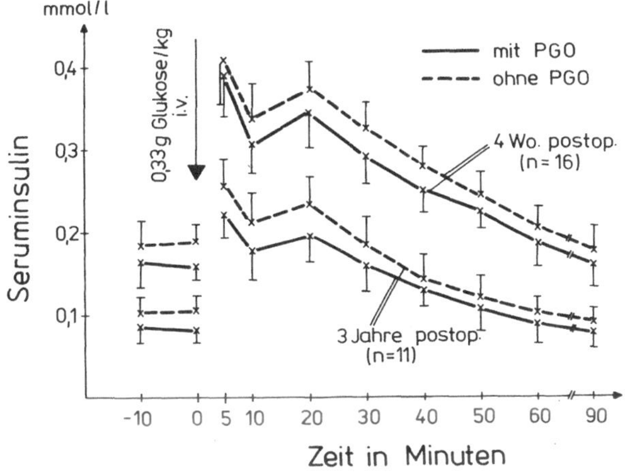

Abb. 1. Vergleich der basalen und stimulierten Seruminsulinkonzentrationen nach Resektion eines Pankreaskopfkarzinoms mit und ohne PGO

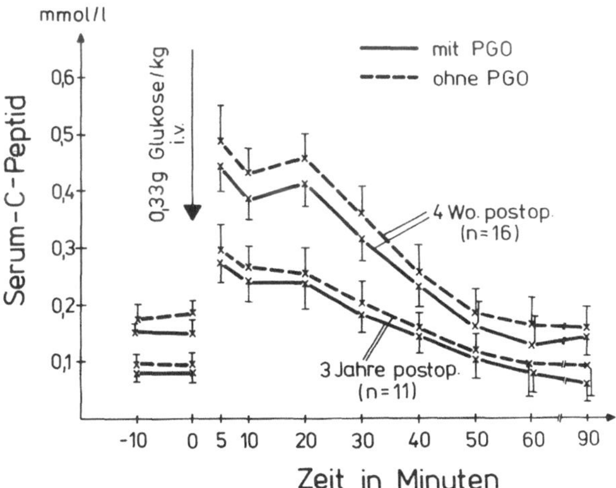

Abb. 2. Vergleich der glukosestimulierten Serum-C-Peptidkonzentrationen nach Resektion eines Pankreaskopfkarzinoms mit und ohne PGO

Zusammenfassung

Zusammenfassend kann man sagen, daß die ursprünglich angestrebten Ziele der PGO, die Senkung der Frühkomplikationsrate in der resezierenden Pankreaschirurgie und die Erhaltung der B-Zellfunktion im verbliebenen Restpankreas unterschiedlich zu bewerten sind. Aufgrund einer 3jährigen Studie bei Patienten mit Pankreaskopfkarzinom, die einer Pankreaskopfresektion mit und ohne PGO unterzogen wurden, kann die Indikation PGO mit Ethibloc aus unserer Sicht folgendermaßen beurteilt werden: In der Karzinomchirurgie des Pankreas hat die PGO zum Anastomosenschutz im Gegensatz zur chronischen Pankreatitis eine Bedeutung. Ein protektiver Effekt der PGO auf die B-Zellfunktion kann dagegen nicht nachgewiesen werden. Allerdings übt die PGO auch keinen zusätzlich schädigenden Einfluß auf die Langerhans-Inseln aus, wie die vergleichenden Untersuchungen bei Patienten ohne PGO ergaben.

Literatur

1. Gall FP, Gebhardt C (1979) Ein neues Konzept in der Chirurgie der chronischen Pankreatitis. Dtsch Med Wochenschr 104:1003
2. Wittrin G, Jost JO, Clemens M, Arndt M (1981) Pankreasgangocclusion nach partieller Duodenopankreatektomie in der Carcinomchirurgie. Chirurg 52:157

Perkutane externe Pankreasdrainage unter ultrasonographischer Kontrolle als therapeutische Methode bei Behandlung von Pankreaszysten und -abszessen

S. ŁUKASIEWICZ [1] und K. NORAS [1]

Die chirurgische Behandlung von Pankreasabszessen ist weiterhin mit einer postoperativen Mortalitätsrate von 30–60% belastet [1]. Die Operationsletalität bei Pseudozysten des Pankreas liegt bei 5% [3]. Deshalb wird nach anderen Therapiemethoden gesucht. Da man schon lange auffallend wenige Rückfälle nach diagnostischer Punktion einer Pankreaszyste feststellte [2], veranlaßte uns dies zur Therapie von Pseudozysten und Pankreasabszessen mittels perkutaner, externer Pankreasdrainage unter ultrasonographischer Kontrolle.

Krankengut und Methodik

Im Zeitraum von 1985–1988 wurden 11 Pseudozysten und 12 Pankreasabszesse behandelt. 23 Kranke waren im Alter von 21–70 Jahren (durchschnittlich 41,5 Jahre), darunter 6 Frauen und 17 Männer. 9mal entwickelte sich die Zyste nach einer akuten Entzündung. In 2 Fällen konnte die Ursache nicht ermittelt werden. Alle 12 Pankreasabszesse folgten einer akuten Entzündung. Die Diagnose stützte sich auf das klinische Bild, den Labortest, ultrasonographische und radiologische Untersuchung. Bei 3 Zysten wurde die endoskopische, retrograde Pankreatographie durchgeführt. 4 Abszesse wurden computertomographisch bestätigt. Der Zystendurchmesser reichte von 96 × 65 mm bis 190 × 100 mm. Am Vortag des Eingriffes erhielten die Kranken flüssige Kost und einen rektalen Einlauf. Die Punktion wurde nach 50 mg Dolantin in Lokalanästhesie (1% Xylocain) durchgeführt. Zur Drainage wurde ein Desert Introcath oder Trocarkatheter, 10 Fr. (3,3 mm Durchmesser), verwendet. Die Nadel wurde mit dem Katheter transkutan, unter ultrasonographischer Kontrolle ins Zysten- bzw. Abszeßinnere eingeführt. Im Falle einer Zyste entfernte man dann die Nadel, während der Katheter 1–4 Tage liegen blieb. Bei einem Abszeß wurde dieser nach 5–7 Tagen durch einen Katheter mit größerem Lumen ersetzt. Diesen Eingriff wiederholte man je nach Erfolg 2- bis 4mal. Der Zysten- und Abszeßinhalt wurde biochemisch, zytologisch und bakteriologisch untersucht. Nach diesen Ergebnissen richtete sich die gezielte Antibiotika- und Pharmakotherapie. 6 Kranke (2 mit multiplen Zysten) wurden 2- und 3mal punktiert. Die mittlere Beobachtungszeit betrug 20 Monate (4 Monate bis 3 Jahre).

---

[1] Chirurgische Klinik, Szpital Wojewodzki, Tychy/Katowice, Polen.

M. Trede, H. D. Saeger (Hrsg.)
Aktuelle Pankreaschirurgie

Ergebnisse

Alle Kranken haben den Eingriff gut überstanden. Aus dem Abszeßinhalt wurden Escherichia coli, Klebsiella, Pseudomonas und Enterokokken gezüchtet. Zytologisch wurde keine Atypie festgestellt. Nach der Zystenpunktion stellten sich

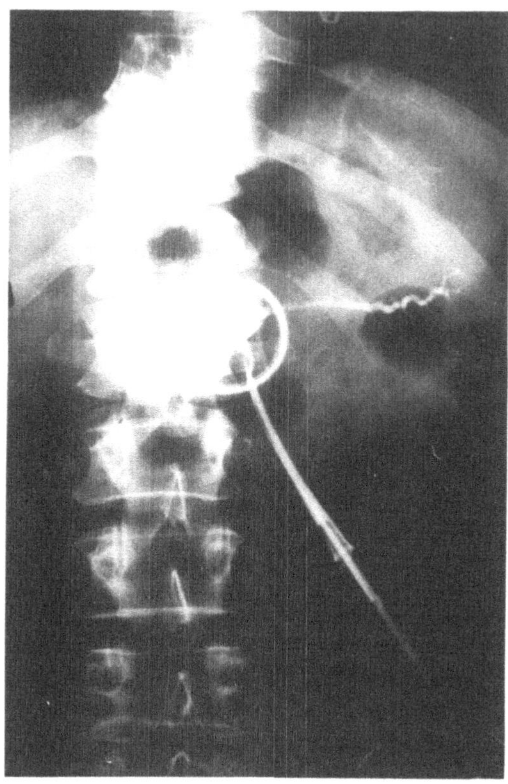

Abb. 1. Fistulographie bei einem 38jährigen Kranken mit Pankreasfistel nach Drainage eines Pankreasabszesses. Kontrastierter Ductus Wirsungianus

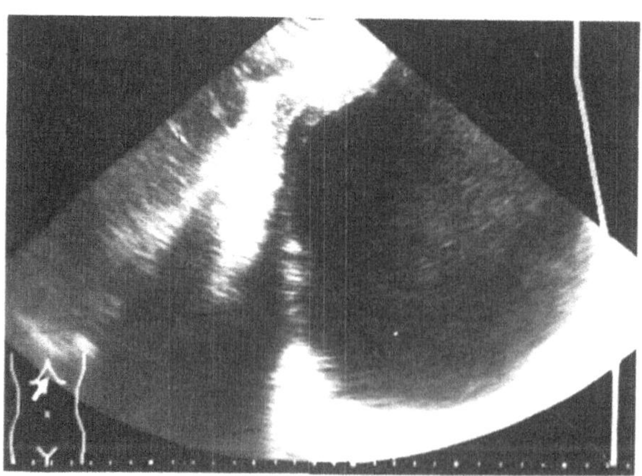

Abb. 2. Pankreaszyste von der Größe 190 × 100 mm bei einer 70jährigen Patientin

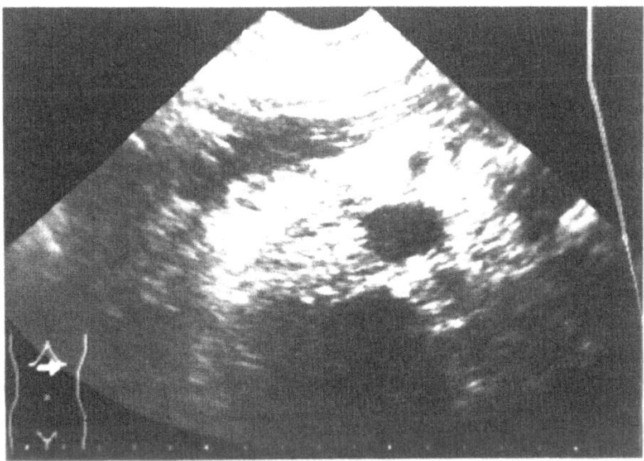

Abb. 3. Kontrolle der ultrasonographischen Untersuchung 20 Monate nach einer transkutanen Drainage einer Pankreaszyste

Schmerzen im Oberbauch und Dyspepsie ein. Bei den Patienten mit Abszeß normalisierte sich die Temperatur, jedoch manchmal erst nach rezidivierenden Fieberschüben. 2mal entwickelte sich eine Pankreasfistel (Abb. 1), die jedoch nach einer Papillotomie restlos heilte. Im Zeitraum von 4 Monaten bis zu 3 Jahren wurden keine Rückfälle beobachtet (Abb. 2 und 3). Alle Kranken bleiben weiterhin in Kontrolle.

Zusammenfassung

Lücke und Klebs punktierten 1867 zum ersten Mal eine Pankreaszyste, leider verstarb der Patient [1]. Hancke u. Pedersen [2] stellten fest, daß eine definitive Therapie auf diesem Wege möglich ist. Die Beobachtungen anderer Autoren bestätigen die Richtigkeit dieser Konzeption [4]. Obwohl die Pathogenese der Pankreaszyste sich von der des Pankreasabszesses unterscheidet, sind die Technik der Drainage und auch die Ergebnisse ähnlich. Vorteile dieses Vorgehens liegen im Vermeiden operativer Belastung und in der Möglichkeit einer Wiederholung. Für einen Abszeß kommt das alte chirurgische Prinzip zur Geltung „Ubi pus ibi evacua." Bei einem Mißerfolg bleibt immer noch die Möglichkeit eines operativen Eingriffs. Das Krankengut und die Beobachtungszeit sind zu klein, um definitive Schlüsse zu ziehen. Wenn die Zahl der Rückfälle tatsächlich so gering ist, könnte man diese Methode als Vorbereitung zur Abszeßoperation bei Kranken in schlechtem Allgemeinzustand oder bei drohender Zystenruptur anwenden. Unsere bisherigen Beobachtungen sind ermutigend und veranlassen zum weiteren Einsatz dieses Verfahrens. Es ist bemerkenswert, daß der Eingriff gut vertragen wurde und keine ernsthaften Komplikationen auftraten.

Literatur

1. Bradley EL (1987) Management of infected pancreatic necrosis by open drainage. Ann Surg 206:542–550
2. Hancke S, Pedersen JF (1976) Percutaneous puncture of pancreatic cysts guided by ultrasounds. Surg Gynecol Obstet 142:551–552
3. Hollender LF, Peiper H-J (1988) Pankreaschirurgie. Springer, Berlin Heidelberg New York Tokyo, S 358
4. Karlson KB, Martin EC, Fankuchen EI, Mattern RF, Schulz RW, Casarella WJ (1982) Percutaneous drainage of pancreatic pseudocysts and abscesses. Radiology 142/3:619–624

Die isolierte Milzvenenthrombose und Magenfundusvarizen als Ursache gastrointestinaler Blutungen bei der chronischen Pankreatitis

F. KÖCKERLING [1], R. MEISTER [1], H. ZIRNGIBL [1] und F. P. GALL [1]

Die isolierte Milzvenenthrombose kann zu einem spezifischen klinischen Bild mit isolierten Magenfundusvarizen und Splenomegalie bei normaler Leberfunktion führen [1]. Die häufigste Ursache der isolierten Milzvenenthrombose sind Pankreaserkrankungen (Tabelle 1). Die häufigste Ursache der pankreatogenen Milzvenenthrombose stellt die chronische Pankreatitis dar (Tabelle 2). Lemaitre et al. [3] fanden eine Inzidenz der isolierten Milzvenenthrombose bei der Pankreatitis von 8,5%. Im eigenen Krankengut liegt die Inzidenz der isolierten Milzvenenthrombose bei der chronischen Pankreatitis bei 6–7%.

Tabelle 1. Ursachen der isolierten Milzvenenthrombose

Autor	n	Akute und chronische Pankreatitis	Pankreaskarzinom	Pankreatogen
Sutton et al. (1970) [6]	54	9 (17%)	13 (24%)	22 (41%)
Johnston u. Myers (1973) [2]	8	5 (63%)	3 (37%)	8 (100%)
Moossa u. Gadel (1985) [4]	144	81 (56%)	13 (9%)	94 (65%)
Erlangen (1986)	95	72 (76%)	9 (9%)	81 (85%)

Tabelle 2. Ursachen der isolierten Milzvenenthrombose (n = 95) (Chirurgische Universitätsklinik Erlangen 1970–1986)

Chronische Pankreatitis	n = 62 (65%)
Akute Pankreatitis	n = 10 (11%)
Pankreaskarzinom	n = 9 (9%)
Andere Ursachen, nicht pankreatogen	n = 14 (15%)

Pathogenese

Die enge topographische Beziehung zwischen Bauchspeicheldrüse und Milzvene erklärt die pathogenetischen Zusammenhänge. Die Milzvene liegt unterhalb der A. lienalis und direkt hinter dem Pankreas im Bereich des Pankreascorpus und

[1] Chirurgische Klinik mit Poliklinik der Universität Erlangen-Nürnberg (Direktor: Prof. Dr. med. F. P. Gall), Maximiliansplatz, D-8520 Erlangen.

M. Trede, H. D. Saeger (Hrsg.)
Aktuelle Pankreaschirurgie

Pankreascauda, bevor sie in einem rechten Winkel in die Pfortader einmündet (Abb. 1). Somit kann jede Art von entzündlichen oder tumorösen Pankreaserkrankungen die Milzvene miteinbeziehen. Einerseits kann das Übergreifen von entzündlichen oder tumorösen Veränderungen der Bauchspeicheldrüse auf die Milzvenenwand zu einer Stase des Blutstromes in der Milzvene führen (Abb. 2), andererseits kann die Milzvene von entzündlichen oder malignen Tumoren gegen das Retroperitoneum komprimiert werden, wodurch es zu einer partiellen oder kompletten Okklusion der Milzvene kommt [4].

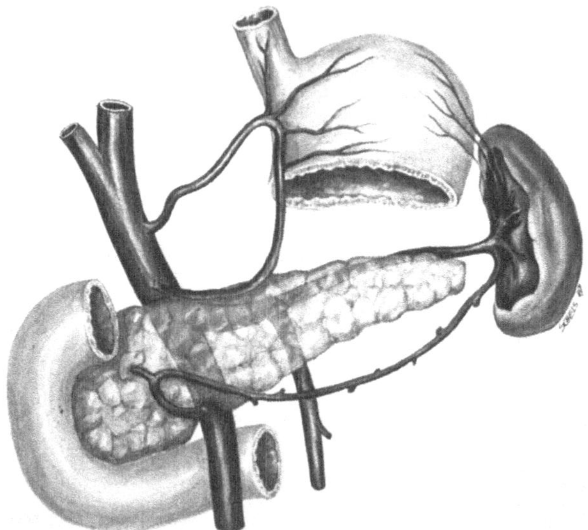

Abb. 1. Topographische Beziehung zwischen Bauchspeicheldrüse und Milzvene

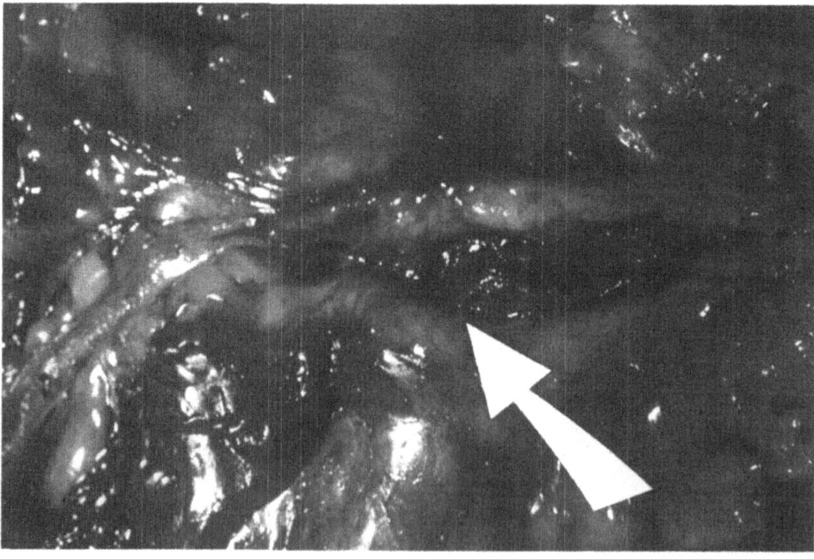

Abb. 2. Eröffnete Milzvene bei einem Pankreaslinksresektat bei chronischer Pankreatitis mit Thrombus

Umgehungskreisläufe

Auch bei Verschluß der Milzvene verläuft der venöse Blutstrom über Umgehungskreisläufe in Richtung Pfortader. Die 2 möglichen Umgehungskreisläufe bei Verschluß der Milzvene verlaufen nach kranial über die Vv. gastricae breves und nach kaudal über die V. gastroepiploica sinistra (Abb. 3a). Der kraniale Umgehungskreislauf über die Vv. gastricae breves findet über den Magenfundus Anschluß an die linke und rechte V. gastrica oder V. coronaria, die wiederum in die Pfortader einmünden. Der gesteigerte Blutfluß über die Vv. gastricae breves bildet die lokale Form einer extrahepatischen portalen Hypertension, mit Ausbildung von Magenfundusvarizen (Abb. 3b), die auch als linksseitige portale Hypertension bezeichnet wird. Der kaudale Umgehungskreislauf über die V. gastroepiploica sinistra führt zur Varizenbildung im Bereich des Omentum majus (Abb. 3c) und der großen Magenkurvatur, und findet letztlich Anschluß an die Pfortader über die V. gastroepiploica dextra. Somit finden sich bei der Milzvenenthrombose neben Magenfundusvarizen häufig Varizen im Bereich des Omentum majus sowie entlang der großen Magenkurvatur, bis hinein ins Lig. hepatoduodenale [4].

Seltener können sich auch Ösophagusvarizen, die normalerweise als Folge einer portalen Hypertension auftreten, bei einer Milzvenenthrombose ausbilden, wenn die linke V. coronaria ventriculi als Variante in die Milzvene einmündet und diese Einmündung durch den Pankreasprozeß ebenfalls komprimiert wird.

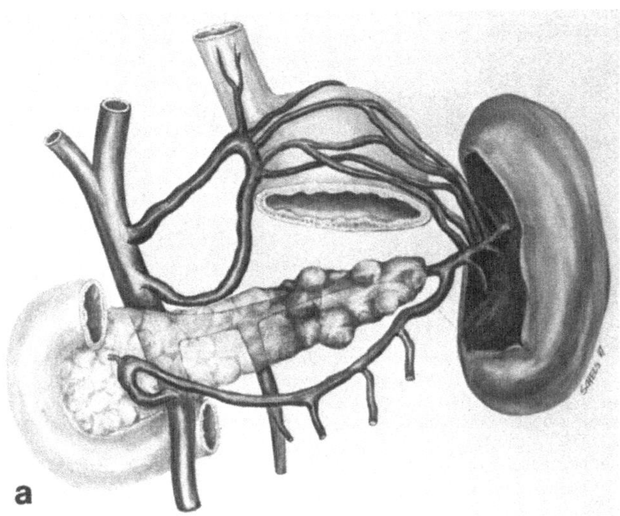

Abb. 3. a Darstellung der möglichen Umgehungskreisläufe bei Verschluß der Milzvene über die Vv. gastricae breves und die V. gastroepiploica sinistra.

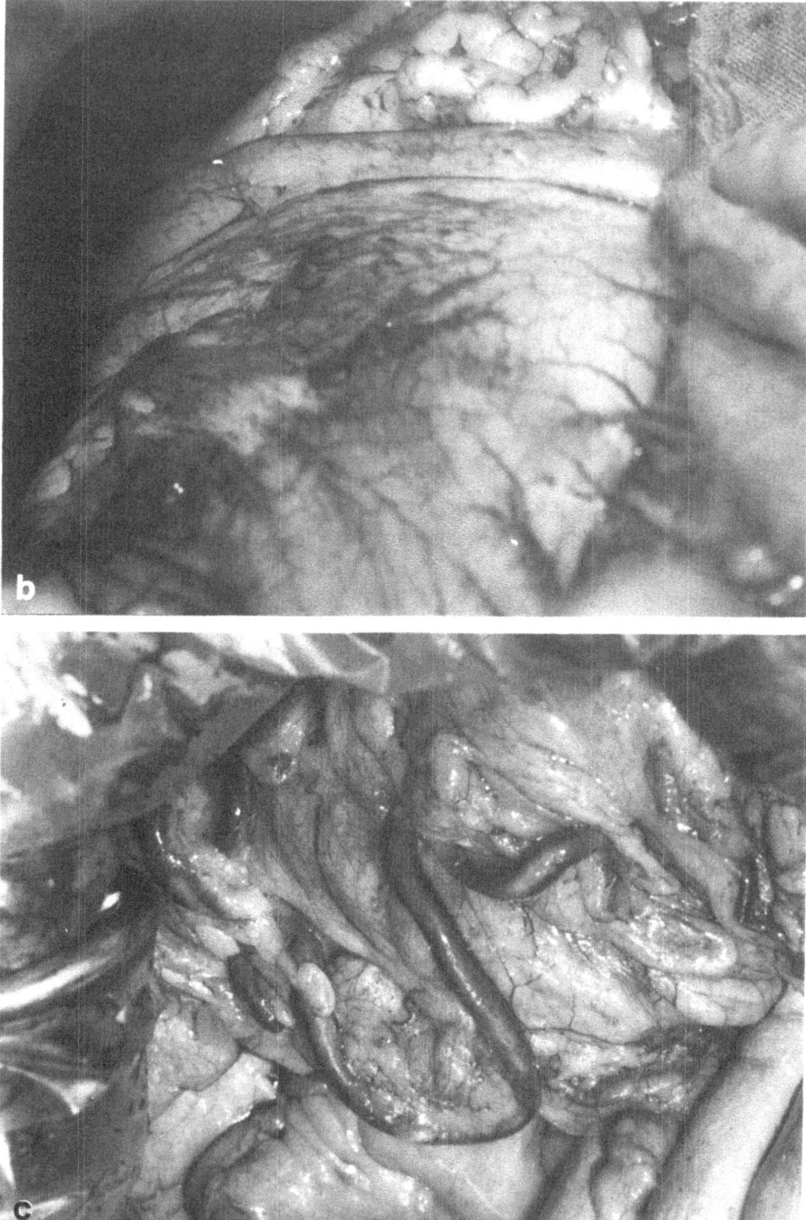

Abb. 3. b Ausbildung von Magenfundusvarizen bei einer linksseitigen portalen Hypertension durch Milzvenenthrombose. **c** Varizenbildung im Omentum majus durch Umgehungskreisläufe über die V. gastroepiploica sinistra bei Milzvenenthrombose

Material

An der Chirurgischen Universitätsklinik Erlangen wurden von 1970–1986 95 Patienten mit einer isolierten Milzvenenthrombose behandelt. Davon waren 14 nicht pankreatogen verursacht.

Bei 81 Patienten mit Milzvenenthrombose war diese durch eine Pankreaserkrankung entstanden. Die häufigste Ursache der pankreatogenen Milzvenenthrombose stellte die chronische Pankreatitis mit 62 Fällen dar, gefolgt von der akuten Pankreatitis mit 10 und dem Pankreaskarzinom mit 9 Fällen.

Ergebnisse und Diskussion

Die Geschlechtsverteilung zeigt ein deutliches Überwiegen der Männer mit 58 Fällen gegenüber Frauen mit 4 Fällen. Das Alter der betroffenen Patienten reicht vom 20. bis zum 65. Lebensjahr mit einem Gipfel in der Altersverteilung um das 4. Lebensjahrzehnt.

Das Ausmaß der chronischen Pankreatitis und die Lokalisation der Pankreaspseudozysten als zugrundeliegende Ursachen der Milzvenenthrombose zeigt einen hauptsächlichen Befall des Corpus und der Cauda der Bauchspeicheldrüse, aber auch reine Pankreaskopfprozesse können zu dem Bild der isolierten Milzvenenthrombose führen (Abb. 4 und 5).

Die Diagnose einer Milzvenenthrombose wird sehr häufig nicht gestellt oder der pathogenetische Zusammenhang zu Pankreaserkrankungen nicht gesehen. Patienten mit Milzvenenthrombose können asymptomatisch sein oder haben lediglich Symptome der Grunderkrankungen, weshalb es sehr schwierig ist, die Häufigkeit der Symptome einer Milzvenenthrombose exakt festzulegen.

Die häufigste und schwerwiegendste Komplikation einer Milzvenenthrombose stellt die gastrointestinale Blutung der (Tabelle 3). Rezidivierendes Bluterbrechen, Teerstühle und eine Anämie sind die Manifestationen eines signifikanten Blutverlustes aus blutenden Magenvarizen. Isolierte Magenfundusvarizen stellen den wichtigsten Indikator eines Milzvenenverschlusses dar, jedoch handelt es sich dabei um ein Spätsymptom.

Tabelle 3. Häufigkeit von Blutungen bei isolierter Milzvenenthrombose

Autor	n	Akute oder chronische Blutung
Sutton et al. (1970) [4]	45	29 (64%)
Salam et al. (1973) [5]	8	5 (63%)
Johnston u. Myers (1973) [2]	8	3 (38%)
Moossa u. Gadel (1985) [4]	144	65 (45%)
Erlangen (1986)	95	34 (38%)

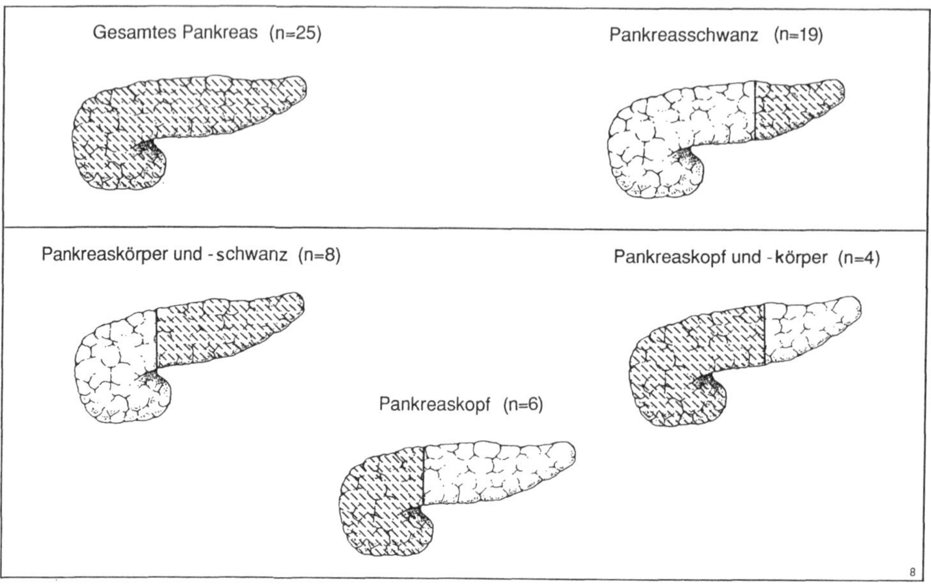

Abb. 4. Organausdehnung der chronischen Pankreatitis bei Milzvenenthrombose (n = 62) (Chirurgische Universitätsklinik Erlangen 1970–1986)

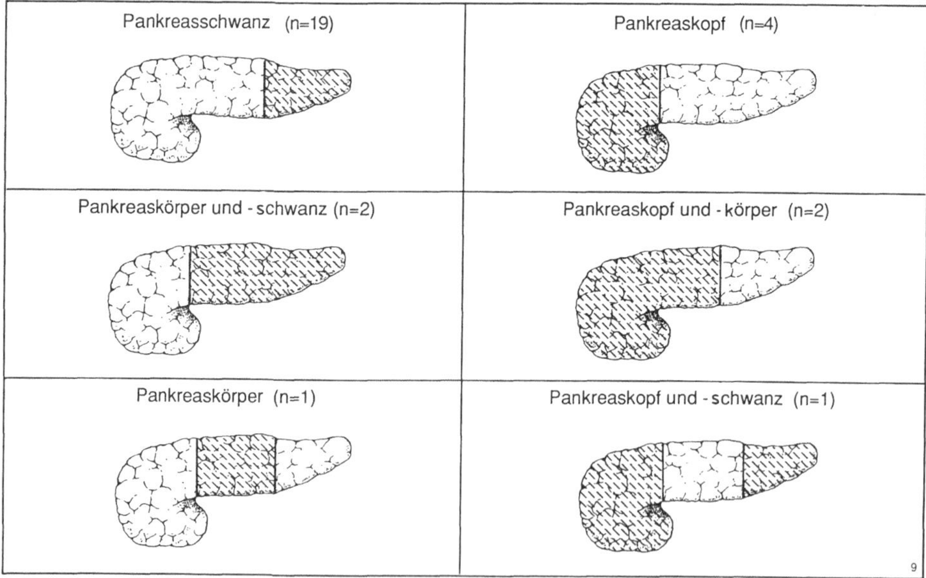

Abb. 5. Lokalisation der Pankreaspseudozysten bei Milzvenenthrombose (n = 29) (Chirurgische Universitätsklinik Erlangen 1970–1986)

Im eigenen Krankengut der Fälle mit Milzvenenthrombose bei chronischer Pankreatitis zeigten 41 Patienten (66%) Magenfundusvarizen, wovon 18 (29%) akut oder chronisch geblutet hatten.

Die Diagnose der Magenfundusvarizen kann sicher und zuverlässig sowohl endoskopisch als auch durch radiologische Verfahren gestellt werden. Sowohl durch die klassische Zöliakographie, als auch durch die digitale Subtraktionsangiographie gelingt es in der venösen Phase, die Umgehungskreisläufe sowohl über die kurzen Magenvenen als auch über die V. gastroepiploica sinistra darzustellen (Abb. 6). Sogar durch eine hypotone Doppelkontrastuntersuchung des Magens gelingt die Darstellung von dicken Mukosafalten, Füllungsdefekten und Gefäßkonfigurationen im Bereich der großen Magenkurvatur. Die angiographische Diagnose einer Milzvenenthrombose ist dann gesichert, wenn sich in der Venenphase der Zöliakographie die Milzvene nicht darstellt, bei durchgängiger Pfortader. Die angiographische Diagnosesicherung ist auch deshalb wichtig, da eine Splenektomie bei einer zusätzlichen Pfortaderthrombose kontraindiziert wäre [4] (Abb. 7).

Normalerweise tritt als Folge einer Milzvenenthrombose eine Splenomegalie auf. Diese ist jedoch, abhängig vom Zeitpunkt der Diagnosestellung, nicht immer vorhanden (Tabelle 4). Im eigenen Krankengut trat die Splenomegalie durch isolierte Milzvenenthrombose bei der chronischen Pankreatitis in 32 Fällen (52%) auf.

Die Blutung aus Magenfundusvarizen weist eine hohe Letalität auf, und es ist besonders schwierig, Blutungen aus Magenfundusvarizen durch Ballontamponade oder Sklerotherapie zu kontrollieren. Deshalb ist eine chirurgische Therapie bei allen Patienten mit blutenden Magenfundusvarizen und radiologisch nachgewiesener isolierter Milzvenenthrombose indiziert.

Die chirurgische Therapie der Milzvenenthrombose stellt die Splenektomie dar. Die Entfernung der Milz vermindert den Fluß durch die Umgehungskreisläufe und es kommt deshalb zur Dekompression der Varizen, wodurch weitere Blutungen verhindert werden können. In der Regel werden die zugrundeliegenden Erkrankungen der Bauchspeicheldrüse chirurgisch mitsaniert, um weitere Komplikationen zu verhindern. Häufig führen auch andere Komplikationen der chronischen Pankreatitis wie Duodenalstenose, Choledochusstenose und Pseudozystenbildung zur Operationsindikation, und die Milzvenenthrombose stellt einen intraoperativen Nebenbefund dar. Auch in diesem Fall sollte die chirurgische Therapie der zugrundeliegenden chronischen Pankreatitis um die Splenektomie erweitert werden. Im eigenen Krankengut führten wir 14mal ausschließlich eine Splenektomie durch. In 37 Fällen wurden die verschiedenen resezierenden und drainierenden Verfahren zur Therapie der chronischen Pankreatitis um eine Splenektomie erweitert (Abb. 8). In 11 Fällen wurde keine Splenektomie durchgeführt.

Während eines mittleren Beobachtungszeitraumes von 6,1 Jahren fanden wir bei 45 Patienten mit einer chronischen Pankreatitis keine weitere Blutung aus Magenfundusvarizen nach der chirurgischen Therapie der Grunderkrankung mit Splenektomie.

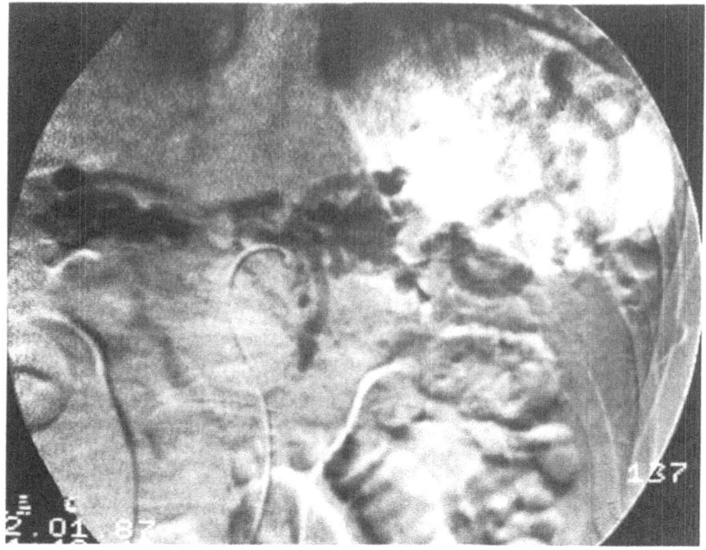

Abb. 6. Darstellung der Umgehungskreisläufe über die kurzen Magenvenen und die V. gastroepiploica sinistra in der venösen Phase einer digitalen Subtraktionsangiographie bei Milzvenenthrombose

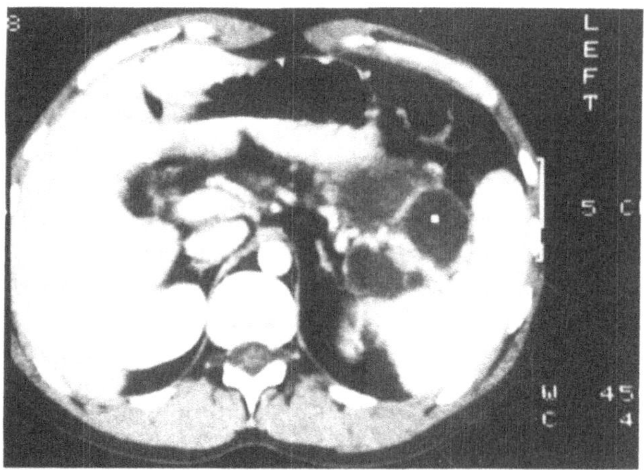

Abb. 7. Splenomegalie bei Milzvenenthrombose durch eine chronische Pankreatitis des Pankreasschwanzes mit Pseudozystenbildung

Tabelle 4. Splenomegalie bei isolierter Milzvenenthrombose

Autor	n	Splenomegalie
Johnston u. Myers (1973) [2]	8	5 (63%)
Moossa u. Gadel (1985) [4]	144	46 (32%)
Erlangen (1986)	95	55 (58%)

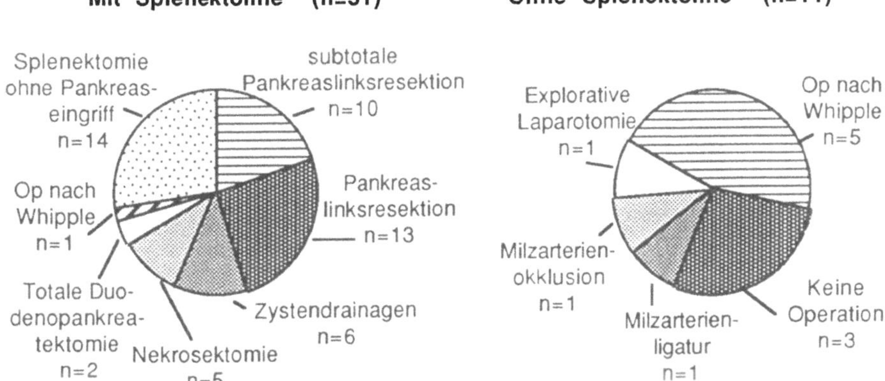

Abb. 8. Therapie der chronischen Pankreatitis mit Milzvenenthrombose (n = 62) (Chirurgische Universitätsklinik Erlangen 1970–1986)

Zusammenfassung

Bei Patienten mit gastrointestinaler Blutung, Splenomegalie und normaler Leberfunktion sollte an eine Milzvenenthrombose gedacht werden. Die Folgen einer Milzvenenthrombose können das erste Zeichen einer Pankreaserkrankung sein. Für die Indikation zur Splenektomie als Therapie der isolierten Milzvenenthrombose ist die angiographische Sicherung der Milzvenenthrombose bei gleichzeitigem Ausschluß einer Pfortaderthrombose notwendig. Die Erweiterung der verschiedenen pankreasresezierenden und pankreasdrainierenden Verfahren zur Therapie der chronischen Pankreatitis um die Splenektomie vermindert den Blutfluß durch die Kollateralkreisläufe, wodurch die Magenfundusvarizen und Varizen im Omentum majus zum Verschwinden gebracht werden und erneute Blutungen auf Dauer verhindert werden.

Literatur

1. Glynn MJ (1986) Isolated splenic vein thrombosis. Arch Surg 121:723–725
2. Johnston FR, Myers RT (1973) Etiologic factors and consequences of splenic vein obstruction. Ann Surg 177:736–739
3. Lemaitre G, L'Hermine C, Maillard JP, Toison FL (1971) Hypertension portale segmentaire des pancreatites. Aspect angiographique. Lille Med 16:928
4. Moossa AR, Gadd MA (1985) Isolated splenic vein thrombosis. World J Surg 9:384–390
5. Salam AA, Warren WD, Tyras DH (1973) Splenic vein thrombosis: A diagnosable and curable form of portal hypertension. Surgery 74:961–972
6. Sutton JP, Yarborough DY, Richards JT (1970) Isolated splenic vein occlusion. Arch Surg 100:623–626

Innere Pankreasfisteln mit Beteiligung des Thoraxraumes – eine seltene Komplikation der Pankreatitis

J. R. Izbicki [1], D. Wilker [1], H. Waldner [1], F. L. Rueff [1]
und L. Schweiberer [1]

Einleitung

Innere Pankreasfisteln sind eine bekannte Komplikation einer akuten oder chronischen Pankreatitis, sie werden aber auch nach einem Pankreastrauma beobachtet. Thorakale Manifestationen innerer Pankreasfisteln sind dagegen sehr selten [5, 6, 11, 14, 16]. Sie können in 3 Haupttypen klassifiziert werden [5, 6, 10, 11, 16]:

- mediastinale Pseudozysten,
- pankreatikopleurale Fisteln mit rezidivierenden Pleuraergüssen,
- pankreatikobronchiale Fisteln.

Die klinische Symptomatik thorakaler innerer Pankreasfisteln ist häufig irreführend und erschwert deshalb die Diagnosestellung [2, 5, 6, 10].

In den letzten 8 Jahren wurden 5 Patienten mit thorakalen Manifestationen innerer Pankreasfisteln im Gefolge entzündlicher Erkrankungen des Pankreas in unserer Klinik behandelt. Wir nehmen diese Fälle zum Anlaß einer Fallbeschreibung und einer Diskussion dieser seltenen Manifestation von Erkrankungen des Pankreas.

Fallbeschreibung 1: Ein 58jähriger männlicher Patient (B. H.) wurde 1981 wegen einer akuten nekrotisierenden Pankreatitis in einem auswärtigen Krankenhaus hospitalisiert. Zur Sanierung erfolgte eine Cholezystektomie, Choledochotomie mit Papillenbougierung sowie eine Nekrosektomie des Pankreas. Ein Alkoholabusus als Ursache der Pankreatitis konnte anamnestisch ausgeschlossen werden. Im weiteren Verlauf kam es zu mehrfachen Rezidiven der Pankreatitis, die konservativ beherrscht wurden. 1987 entwickelte der Patient plötzlich ausgeprägte rechtsseitige Oberbauchschmerzen, die in die rechte Thoraxhälfte ausstrahlten, Kurzatmigkeit und Fieber bis 39° C. Unter der Verdachtsdiagnose einer rechtsseitigen Pneumonie erfolgte die Hospitalisation in einem auswärtigen Krankenhaus. Die Thoraxröntgenuntersuchung ergab einen ausgedehnten rechtsseitigen Pleuraerguß. Die Serumlipase war mit einer Aktivität von ≤ 100 U/l normal, ebenso wie die Serumamylase (11 U/l). Der Blutzuckerspiegel war mit 398 mg/dl deutlich erhöht. Die Ultraschalluntersuchung und Computertomographie des Abdomens zeigten ein peripankreatisches Ödem mit Flüssigkeitsansammlungen in der Bursa omentalis, die bis in den rechten pararenalen Raum reichten, sowie eine rechtsseitige subphrenische Flüssigkeitsansammlung, die sich bis zum Becken erstreckte. Eine Größenzunahme dieser Flüssigkeitsansammlungen führte zur perkutanen Drainage der Zysten im rechten Retrorenalraum und rechten Subphrenium, wobei sterile serosanguinolente Flüssigkeit mit einer Amylaseaktivität von 36800 U/l gewonnen wurde. Die Pleurapunktion ergab ebenfalls einen sterilen serösen Erguß mit einer

[1] Chirurgische Klinik Innenstadt und Chirurgische Poliklinik der LMU München (Direktor: Prof. Dr. L. Schweiberer), Nußbaumstr. 20, D-8000 München 2.

M. Trede, H. D. Saeger (Hrsg.)
Aktuelle Pankreaschirurgie

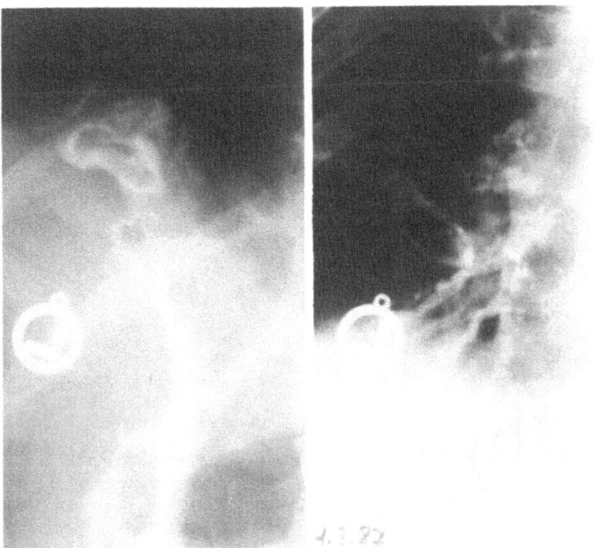

Abb. 1. Kontrastmitteldarstellung der rechtsseitigen retrorenalen zystischen Läsion mit nachfolgendem positivem Bronchogramm (Patient B. H., 58 Jahre alt)

Lipaseaktivität von 245 U/l. Der klinische Zustand des Patienten besserte sich allmählich unter täglicher Spülung der Zysten mit Kochsalzlösung. 2 Wochen nach Plazierung der Drainagen löste die Spülung der retrorenalen Raumforderung einen Hustenreiz aus. Eine Bronchialfistel wurde durch Instillation von Farbstoff und Kontrastmittel mit nachfolgendem positivem Bronchogramm bestätigt (Abb. 1). In der endoskopischen retrograden Cholangiopankreatikographie (ERCP) konnte der Pankreasgang nicht dargestellt werden, jedoch wurde eine Stenose des intrapankreatischen Ductus choledochus offensichtlich. Wegen zwischenzeitlich erneut aufgetretenem Fieber wurde der Patient in unsere Klinik zur operativen Revision verlegt.

Die operative Exploration ergab ein festes Pankreas, besonders im Schwanzbereich, sowie eine Induration des peripankreatischen Gewebes im Bereich des Pankreaskopfes. Eine erhebliche Vergrößerung des Pankreaskopfes bestand nicht, so daß auf einen Eingriff am Pankreas verzichtet wurde. Die zuvor drainierten Zysten waren kaum mehr nachweisbar. Die Reste, die eine fast komplette Regression aufwiesen, wurden exzidiert. Bei der Thorakotomie zeigte sich eine komplette Atelektase des Unterlappens rechts, die nicht mehr entfaltbar war, sowie eine Adhärenz der Lunge im Sinus phrenicocostalis am Zwerchfell. Der Unterlappen wurde reseziert. Die Untersuchung des Operationspräparates ergab ein ausgedehntes Fistelsystem, das vom Unterlappenbronchus zum Bereich der Verwachsungen mit dem Zwerchfell verlief (Abb. 2). Eine Kommunikation der retrorenalen Raumforderung mit dem Thoraxraum oder dem Pankreasgebiet konnte jedoch nicht mehr nachgewiesen werden. Der postoperative Verlauf des Patienten war unauffällig.

Fallbeschreibung 2: Ein 51jähriger Alkoholiker (B. W.) wurde wegen linksthorakaler Schmerzen mit Belastungsdyspnoe, vermehrtem Husten und weißlichem Auswurf hospitalisiert. Die Aufnahmeuntersuchung ergab ein abgeschwächtes Atemgeräusch über der linken Lunge sowie einen unauffälligen abdominellen Palpationsbefund. Die Serumlipase- und -amylaseaktivität waren deutlich erhöht (Lipase 1516 U/l, Amylase 500 U/l). Es fand sich ein ausgedehnter linksseitiger Pleuraerguß, das Abdomen war unauffällig. Unter der Verdachtsdiagnose einer Tuberkulose wurde der Patient in eine Spezialklinik verlegt. Rezidivierende sterile Pleuraergüsse erforderten wiederholte Pleurapunktionen. Die biochemische Analyse der Ergußflüssigkeit ergab eine hohe Amylaseaktivität (11781 U/l), so daß der Patient mit der Verdachtsdiagnose einer pankreatikopleuralen Fistel in unsere Klinik verlegt wurde. Die Ultraschalluntersuchung und die Computer-

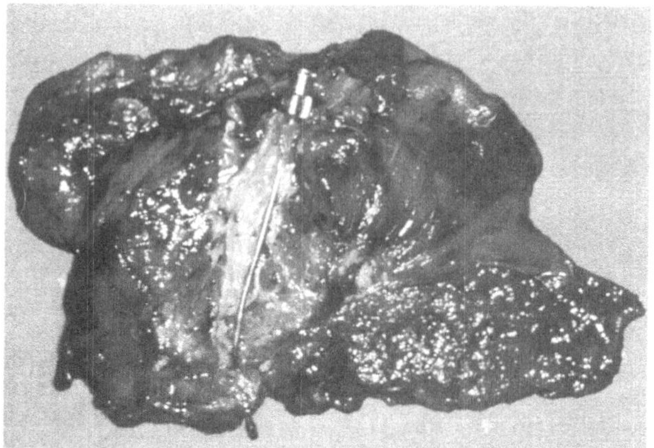

Abb. 2. Operationspräparat des rechten Lungenunterlappens. Die Sonde zeigt den Verlauf des Fistelsystems vom Unterlappenbronchus zur Facies diaphragmatica des Unterlappens (Patient B. H., 58 Jahre alt)

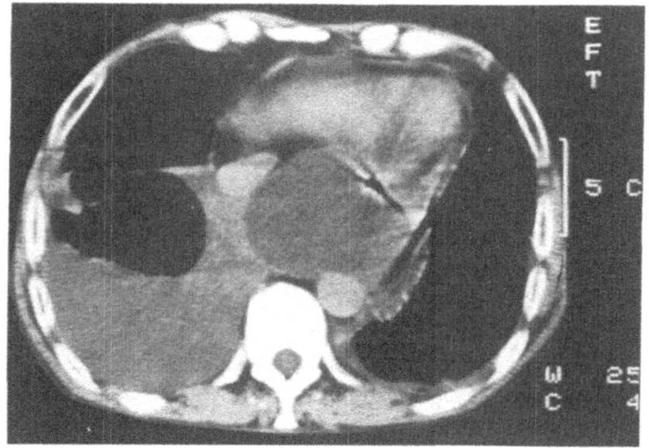

Abb. 3. Computertomographie des Abdomens. Eine ausgedehnte Pankreaspseudozyste erreicht über den Hiatus aorticus das hintere Mediastinum (Patient B. W., 51 Jahre alt)

tomographie des Abdomens ergaben Kalzifikationen im Korpusbereich des Pankreas, ansonsten einen unauffälligen Parenchymbefund. Nach Durchführung einer Thoraxdrainagebehandlung über 4 Tage konnte ein Nachlaufen des Ergusses nicht mehr beobachtet werden, der Patient wurde bei nahezu normalen Amylase- und Lipaseserumspiegeln in ambulante Behandlung entlassen.

3 Monate später mußte der Patient wegen eines rechtsseitigen thorakalen Schmerzes und Kurzatmigkeit erneut aufgenommen werden. Die Untersuchung des Abdomens ergab keine Auffälligkeiten, während die Thoraxröntgenuntersuchung einen ausgedehnten rechtsseitigen Pleuraerguß aufzeigte. Die Lipaseaktivität in der Ergußflüssigkeit war mit 6650 U/l deutlich erhöht. Die Computertomographie des Abdomens zeigte eine große Pankreaspseudozyste, die das hintere Mediastinum über den Hiatus aorticus erreichte (Abb. 3). In der ERCP wurden erhebliche Kaliberschwankungen des Pankreasganges sowie ein Abbruch des Ductus pancreaticus im Schwanzbereich offensichtlich. Unter der Verdachtsdiagnose einer mediastinalen Pseudozyste mit sekundärer Ruptur in die linke Pleurahöhle wurde der Patient operiert. Intraoperativ zeigte der Pankreasschwanz eine feste Konsistenz. Von dort ausgehend, fand sich eine Pankreaspseudozyste, die retroperitoneal entlang des Hiatus aorticus ins hintere Mediastinum reichte (Abb. 4). Die Zyste wurde entleert und eine distale Splenopankreatektomie durchgeführt. Der postoperative Verlauf des Patienten war unauffällig.

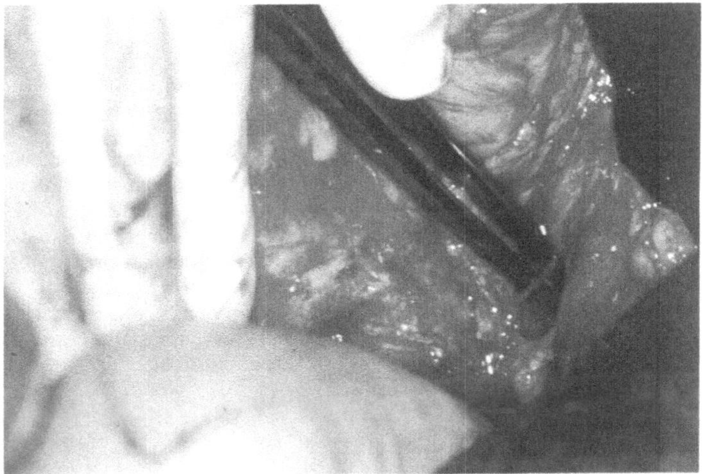

Abb. 4. Intraoperativer Situs der großen retroperitonealen Pseudozyste. Die Zyste ist eröffnet, die Pinzette zeigt die Ausbreitung ins hintere Mediastinum an (Patient B. W., 51 Jahre alt)

Fallbeschreibung 3: Ein 36 Jahre alter Alkoholiker (P. W. L.) wurde wiederholt wegen abdomineller Schmerzattacken im Gefolge einer chronischen Pankreatitis hospitalisiert. 1 Jahr später mußte der Patient erneut wegen epigastrischer Schmerzen aufgenommen werden. Bei Aufnahme zeigte sich ein ausgedehnter rechtsseitiger Pleuraerguß mit beginnenden pneumonischen Infiltraten und spezifischen Läsionen in beiden Lungenoberfeldern. Die Computertomographie des Abdomens und Thorax zeigte multiple Kalzifikationen, hauptsächlich im Pankreaskopfbereich, während das übrige Pankreas multiple Zysten aufwies. Am Übergang vom Korpus zum Schwanz wurde eine große Pseudozyste identifiziert, die sich nach kranial, entlang des Hiatus oesophagei in das hintere Mediastinum erstreckte (Abb. 5). Die Serumlipase war nur mäßig erhöht (390 U/l, die Lipaseaktivität der Ergußflüssigkeit war 990 U/l. Die ERCP zeigte deutliche Konturunregelmäßigkeiten des Pankreashauptganges, u.a. im Pankreaskorpus und -schwanz. Am Korpus-/Schwanzübergang war ein nach kranial verlaufender, kontrastmittelgefüllter Zapfen nachweisbar, der als ursprüngliche Verbindung mit der Pseudozyste gedeutet wurde (Abb. 6).

Die operative Revision zeigte eine stark verhärtete und fibrotisch veränderte Cauda pancreatis. Am Übergang zum Korpus fand sich eine Zone deutlich weicherer Konsistenz mit einem fibrotischen Strang, der nach kranial reichte. Eine Pseudozyste ließ sich nicht mehr verifizieren. Nach Exzision des fibrösen Stranges wurde eine distale Splenopankreatektomie sowie eine terminoterminale Roux-Y-Pankreatikojejunostomie durchgeführt. Der Patient zeigte einen unauffälligen postoperativen Verlauf. Die Pleuraergüsse sind seither nicht wieder aufgetreten.

Fallbeschreibung 4: Ein 39jähriger Patient wurde wiederholt wegen einer äthyltoxischen chronischen Pankreatitis hospitalisiert. 1985 entwickelte er linksthorakale Schmerzen und Kurzatmigkeit, die zur Wiederaufnahme führten. Die Serumlipase war mit 1752 U/l deutlich erhöht. Die Thoraxröntgenuntersuchung ergab einen ausgedehnten linksseitigen Pleuraerguß, der punktiert wurde. Rezidivierende Pleuraergüsse trotz wiederholter Pleurapunktionen zwangen zur Thoraxdrainage. Eine Tuberkulose wurde vermutet und der Patient in eine Tuberkuloseklinik verlegt. Die dort durchgeführte computertomographische Untersuchung des Thorax und Abdomens zeigte eine Pseudozyste im linken retrorenalen Raum, die bis zum Diaphragma reichte (Abb. 7). Der Pankreasschwanz wies erhebliche Kalzifikationen auf. Die biochemische Untersuchung der Ergußflüssigkeit zeigte eine Amylaseaktivität von 300000 U/l. Wegen einer vermuteten pankreatikopleuralen Fistel wurde der Patient in unsere Klinik verlegt. Bei einer routinemäßig durchgeführten präoperativen computertomographischen Untersuchung konnte die Pseudozyste jedoch nicht mehr nachgewiesen werden. Zum damaligen Zeitpunkt wurde auf eine operative Revision verzichtet, da sich trotz hoher Serumlipasespiegel der klinische Zustand des Patienten besserte.

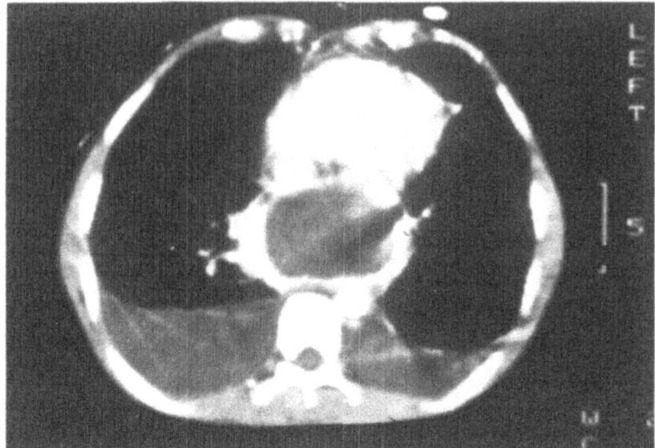

Abb. 5. Computertomographie des Abdomens mit einer ausgedehnten Pankreaspseudozyste, die am Korpus-Schwanz-Übergang des Pankreas entspringt und über den Hiatus oesophagei ins hintere Mediastinum reicht. Ausgedehnter rechtsseitiger Pleuraerguß. (Patient P. W. L., 36 Jahre alt)

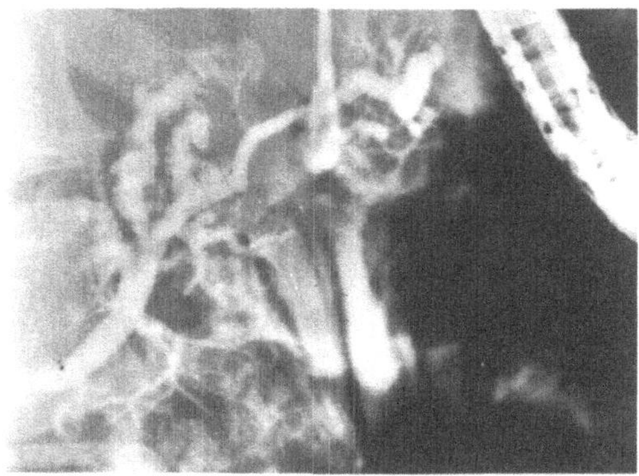

Abb. 6. Endoskopische retrograde Cholangiopankreatikographie mit pathologischen Gangveränderungen, hauptsächlich im Pankreasschwanz und -korpus sowie einem Fistelgang mit Ausbreitung nach kranial (Patient P. W. L. 36 Jahre alt)

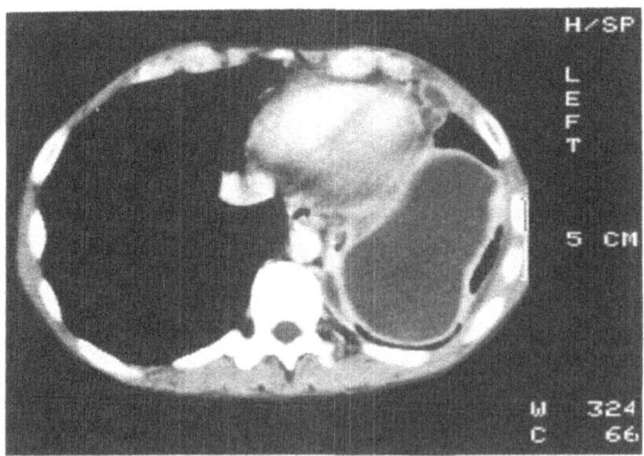

Abb. 7. Computertomographie des Abdomens mit Pankreaspseudozyste im linken Retrorenalraum mit Ausdehnung bis zum Zwerchfell (Patient H. H., 39 Jahre alt)

Innerhalb einer Nachsorgeperiode von 30 Monaten zeigte der Patient kein Rezidiv der Pleuraergüsse und fühlt sich wohl.

Fallbeschreibung 5: Ein 27jähriger Alkoholiker wurde wiederholt wegen einer chronischen Pankreatitis hospitalisiert. 1979 entwickelte er akute epigastrische Schmerzen sowie Kurzatmigkeit. Bei Aufnahme zeigte er exzessiv erhöhte Serumlipase- (1060 U/l) und Serumamylase- (2900 U/l) Aktivität. Aufgrund eines gleichzeitig bestehenden ausgedehnten rechtsseitigen Pleuraergusses

Tabelle 1. Klinische Daten der Patienten mit thorakalen Manifestationen innerer Pankreasfisteln

Patient	Alter (Jahre)	Geschlecht	Ursache	Klinische Symptomatik	
				Abdominelle Symptome	Thorakale Symptome
1. B. H.	58	Männlich	Chronische Pankreatitis (biliär?)	Oberbauchschmerz Ausstrahlung in den rechten Hemithorax	Dyspnoe, Fieber
2. B. W.	51	Männlich	Chronische Pankreatitis (äthyltoxisch)	Unverdächtig	Dyspnoe, Husten, Sputum
3. P. W. L.	36	Männlich	Chronische Pankreatitis (äthyltoxisch)	Oberbauchschmerzen, Rückenschmerzen	Unverdächtig
4. H. H.	39	Männlich	Chronische Pankreatitis (äthyltoxisch)	Unverdächtig	Thorakale Schmerzen, Dyspnoe
5. M. R.	27	Männlich	Chronische Pankreatitis (äthyltoxisch)	Oberbauchschmerzen	Dyspnoe

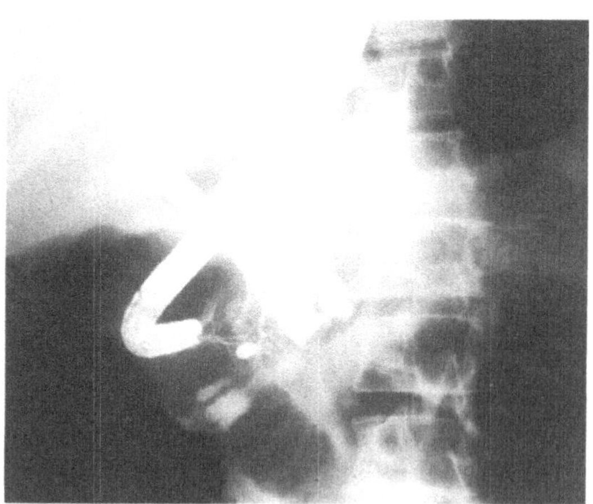

Abb. 8. Endoskopische retrograde Cholangiopankreatikographie mit mehreren Fistelgängen, die sich bis zum Zwerchfell und dem rechten Pleuraraum ausdehnen (Patient M. R., 27 Jahre alt)

wurde eine Lungentuberkulose vermutet, eine tuberkulostatische Therapie begonnen und der Patient in eine Spezialklinik verlegt. Wegen persistierend hoher Pankreasenzymaktivität im Serum erfolgte die Verlegung in unsere Klinik. In der ERCP zeigten sich einige Pseudozysten am Übergang des Pankreaskopfes und -korpus, von denen 2 nach oben und dorsal reichende Fistelgänge ausgingen, die mit der rechten Zwerchfellkuppe in Verbindung standen (Abb. 8). Die computertomographische Untersuchung konnte die intrapankreatischen Pseudozysten nicht verifizieren, jedoch zeigte sich eine entzündliche Exsudatansammlung im rechten Retrorenal-

Pankreasenzyme		Röntgenthorax	Verdachtsdiagnose	Endgültige Diagnose
Serum	Pleuraergußflüssigkeit			
Exzessiv erhöht in Zystenflüssigkeit	Mäßig erhöht	Rechtsseitiger Pleuraerguß, rechtsseitige Unterlappenpneumonie	Rechtsseitige Unterlappenpneumonie	Pankreatikobronchiale Fistel
Erheblich erhöht, später normal	Exzessiv erhöht	Linksseitiger Pleuraerguß, später rechtsseitiger Pleuraerguß	Tuberkulose	Mediastinale Pseudozyste mit pankreatikopleuraler Fistel
Mäßig erhöht	Mäßig erhöht	Rechtsseitiger Pleuraerguß mit beginnenden pneumonischen Infiltraten	Chronische Pankreatitis	Mediastinale Pseudozyste
Erheblich erhöht	Exzessiv erhöht	Linksseitiger Pleuraerguß	Tuberkulose	Mediastinale Pseudozyste mit pankreatikopleuraler Fistel
Erheblich erhöht	Erheblich erhöht	Rechtsseitiger Pleuraerguß	Tuberkulose	Pankreatikopleurale Fistel

raum. Die Lipaseaktivität in der Ergußflüssigkeit war mit 9586 U/l deutlich erhöht. Aufgrund einer pankreatikopleuralen Fistel ergab sich die Indikation zur Operation. Intraoperativ zeigte sich ein ausgedehntes, vom gesamten Pankreas ausgehendes Fistelsystem mit Ausbreitung bis zum rechten Zwerchfell. Der postoperative Verlauf nach einer totalen Splenoduodenopankreatektomie war unauffällig.

Die klinischen Daten der 5 Patienten sind in Tabelle 1 zusammengefaßt.

Diskussion

Pleuraergüsse im Gefolge einer Pankreatitis sind häufig und sollen über eine chemisch induzierte diaphragmale Begleitentzündung entstehen. In der Ergußflüssigkeit ist für gewöhnlich keine exzessive enzymatische Aktivität nachweisbar. Nach Beherrschung der Pankreatitis resorbieren sich diese Pleuraergüsse spontan, ohne daß sie einer weiteren Therapie bedürfen [2, 5, 6, 12]. Viel seltener sind dagegen thorakale Manifestationen innerer Pankreasfisteln [2, 5, 6, 12, 16].

Pathogenese und natürlicher Verlauf

Innere Pankreasfisteln entstehen durch Läsionen des Pankreasgangsystems im Gefolge eines Pankreastraumas oder aufgrund einer akuten oder chronischen Entzündung des Organs [2, 5, 6] (Abb. 9). Die Gangruptur nach anterior führt bei offener Bursa omentalis zum pankreatogenen Aszites [5, 6]. Die Abkapselung des anterioren Ganglecks durch benachbarte Strukturen oder eine Gangruptur nach posterior in den Retroperitonealraum läßt abgekapselte pankreatogene Flüssigkeitsansammlungen im Sinne einer Pseudozyste entstehen [4, 11, 13]. Bei fortbestehender Kommunikation zum Gangsystem vergrößern sich diese pankreatogenen Flüssigkeitsansammlungen allmählich. Ein anderer Mechanismus der Entstehung und Vergrößerung von Pseudozysten ist die Nekrose und Entzündung des Pankreas und des peripankreatischen Gewebes. Es resultiert die Akkumulation eines entzündlichen Exsudates mit unterschiedlich hohen Pankreasenzymaktivitäten [3].

Die Flüssigkeitsansammlungen können sich entlang des geringsten Widerstandes nach kranial über die präformierten Zwerchfellücken des Hiatus oesophagei oder Hiatus aorticus ausbreiten und erreichen so das Mediastinum als *mediastinale Pseudozysten* (Fälle 2–4) [1, 2, 5–7, 11, 16].

Mediastinale Pseudozysten können sekundär das Perikard [7] oder die parietale Pleura durchbrechen und sich als uni- oder bilaterale Pleuraergüsse mit hoher Enzymaktivität im Sinne *pankreatikopleuraler Fisteln* manifestieren (Fälle 2 und 4) [2, 5–8, 12, 15, 17]. Obwohl dieser Entstehungsmechanismus offenbar für die

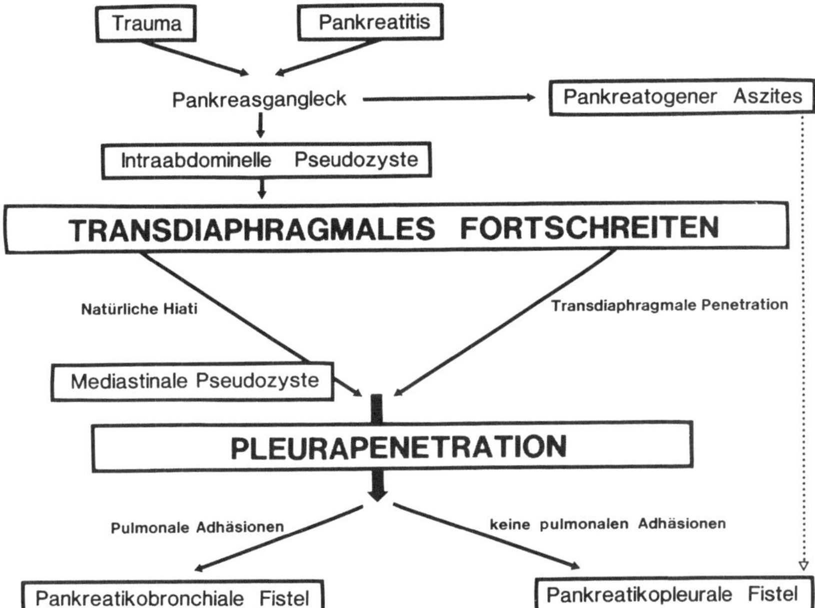

Abb. 9. Ätiologie und Pathogenese thorakaler innerer Pankreasfisteln

meisten pankreatikopleuralen Fisteln zutrifft, wird in seltenen Fällen eine direkte Penetration von Fistelgängen oder intraabdomineller Pseudozysten in das Diaphragma und die Pleurahöhle beschrieben [5, 6, 17]. Dieser Entstehungsmechanismus zeigt sich in Fall 5.

Eine dritte Manifestation ist die Ausbildung *pankreatikobronchialer Fisteln* (Fall 1) [3, 9, 10, 16]. Gewöhnlich setzt dies die Adhärenz von Lungengewebe am Zwerchfell oder an der Pleura mediastinalis voraus, wie anhand des Operationspräparates des Falles 1 (Abb. 2) veranschaulicht wird [13]. Die 3 Typen thorakaler innerer Pankreasfisteln repräsentieren unterschiedliche Penetrationsgrade der intraabdominellen Entzündung.

Pseudozysten des Pankreas zeigen eine hohe spontane Remissionsrate. Dies wird auf die Ruptur kleiner Pankreasgänge zurückgeführt. Das Gangleck verschließt sich spontan, sobald sich die Entzündung zurückbildet. Die Unterbrechung der Kommunikation zum Pankreasgangsystem erlaubt dann die spontane Remission der Zyste [1, 4, 13]. Fall 3 veranschaulicht diesen natürlichen Verlauf.

Ein Wiederaufflammen der Entzündung kann zu einer erneuten Gangruptur führen. Oft fehlen Serumenzymaktivitätserhöhungen als Hinweis auf eine akute Pankreatitis [2, 5, 6]. Im Verlauf von Fall 2 verschloß sich der ursprüngliche Fisteltrakt in die linke Pleurahöhle spontan, später entwickelte der Patient eine pankreatikopleurale Fistel in die rechte Pleurahöhle, ohne daß zu dieser Zeit exzessive Pankreasenzymaktivitäten im Serum nachweisbar waren.

Sobald ein größerer Gang betroffen ist, wird ein spontaner Verschluß des Ganglecks wenig wahrscheinlich, insbesondere wenn eine Gangobstruktion im Rahmen der chronischen Pankreatitis vorliegt. Es resultiert eine persistierende Kommunikation zum Ductus pancreaticus [1].

Symptomatik

Pleuraergüsse und unspezifische thorakale Symptome wie Schmerzen, Dyspnoe, Husten, Auswurf etc. können das klinische Bild dominieren, während abdominelle Symptome für gewöhnlich wenig ausgeprägt sind [2, 5, 6, 16]. In unserem Patientenkollektiv zeigten 3 von 5 Patienten vornehmlich thorakale Symptome (Tabelle 1). Bei mediastinalen Pseudozysten kann die Dysphagie das Leitsymptom sein [11, 16], während pankreatikobronchiale Fisteln durch therapierefraktäre Pneumonien mit Hämoptysen und Lungenabszessen imponieren [3, 9, 10, 16].

Die Kombination aus Äthanolabusus und rezidivierenden sterilen Pleuraergüssen läßt eine Lungentuberkulose vermuten. Bei 3 unserer Patienten wurde diese Verdachtsdiagnose gestellt und eine tuberkulostatische Therapie bei einem Patienten begonnen (Tabelle 1).

Rezidivierende Pleuraergüsse sind das Hauptsymptom thorakaler Manifestationen innerer Pankreasfisteln [2, 5, 6, 10, 11, 16, 17]. Diese können sympathische Ergüsse mit normaler Pankreasenzymaktivität sein (Fall 1 und 3) oder sie können eine exzessive Amylase- und/oder Lipaseaktivität als Zeichen der pleuralen Penetration aufweisen (Fälle 2, 4 und 5).

Eine erhöhte Pankreasenzymaktivität im Sputum wird als pathognomonisch für pankreatikobronchiale Fisteln beschrieben [12]. Bei der von uns beschriebenen pankreatikobronchialen Fistel wurde eine massive Erhöhung der Amylaseaktivität in der drainierten Pseudozyste nachgewiesen, was beweisend für den pankreatogenen Ursprung ist [5, 6]. Eine Enzymerhöhung im Sputum ist deshalb auch bei unseren Patienten anzunehmen. Die Sputumuntersuchung wurde jedoch nicht durchgeführt, da die Diagnose bereits durch Fisteldarstellung gesichert wurde. Eine Kommunikation der Zysten zum Pankreas konnte intraoperativ nicht nachgewiesen werden, ähnliches berichten andere Autoren [10].

Diagnose

Die Ultraschalluntersuchung, Computertomographie des Abdomens sowie die endoskopische retrograde Cholangiopankreatikographie (ERCP) können den Ursprung innerer Pankreasfisteln durch Nachweis pathologischer Gangveränderungen lokalisieren und den Ausbreitungsweg pankreatogener Flüssigkeitsansammlungen in die Thoraxhöhle dokumentieren. Sie erlauben daher eine exakte Klassifikation [5, 8, 10, 11, 14, 16, 17]. Neben den bildgebenden Verfahren ist der zweite Hauptpfeiler der Diagnostik thorakaler innerer Pankreasfisteln die biochemische Untersuchung der Ergußflüssigkeit [5, 6].

Die ERCP besitzt auch erhebliche Bedeutung in der Planung einer effektiven und adäquaten Behandlung innerer Pankreasfisteln [8, 10, 14, 15]. Sie erlaubt eine präzise Beurteilung des erkrankten Gangsegmentes. In einigen Fällen kann auch die Fistel dargestellt werden (Fälle 3 und 5).

Behandlung

Mediastinale Pseudozysten

Mediastinale Pseudozysten werden überwiegend chirurgisch angegangen. Dabei wird eine innere Drainageoperation favorisiert [11, 16]. Auf der anderen Seite besteht bei Vorliegen pathologischer Gangveränderungen nach inneren Drainageoperationen eine erhöhte Rezidivgefahr [18].

Daher halten wir bei Patienten, bei denen pathologische Gangveränderungen nachweisbar sind, eine resezierende Pankreasoperation für indiziert, um eine Herdsanierung zu ermöglichen.

Pankreatikopleurale Fisteln

Im Gegensatz dazu wird bei der Therapie pankreatikopleuraler Fisteln ein konservativer Behandlungsversuch für gerechtfertigt erachtet [2, 5–7].

Eine Operation ist dann indiziert, wenn der konservative Behandlungsversuch fehlschlägt [2, 5, 6]. Unseres Erachtens ist dieses Vorgehen nur dann gerechtfertigt, wenn die ERCP keine pathologischen Gangveränderungen zeigt. Bei Nachweis von Gangveränderungen besteht bei uns die Indikation zur primären Resektion.

Pankreatikobronchiale Fisteln

Die chirurgische Therapie pankreatikobronchialer Fisteln ist wegen der therapierefraktären Pneumonie fast immer gerechtfertigt. Der Zugang sollte dabei immer abdominell sein [9, 10, 16]. Wenn prä- oder intraoperativ pathologische Veränderungen am Pankreas nicht nachweisbar sind, erscheint eine Pankreasresektion nicht notwendig. Unter dieser Vorbedingung kann die persistierende Pneumonie aufgrund der irreversiblen Atelektase zur Lobektomie zwingen.

Zusammenfassung

Thorakale Manifestationen innerer Pankreasfisteln sind selten. Während der letzten 8 Jahre wurde 1 Patient mit einer mediastinalen Pseudozyste, 3 Patienten mit pankreatikopleuralen Fisteln und 1 Patient mit einer pankreatikobronchialen Fistel behandelt.

Rezidivierende Pleuraergüsse sind das Hauptsymptom dieser Erkrankungsgruppe und können häufig zu Fehldiagnosen verleiten. Die Bestimmung der Pankreasenzymaktivität im Pleuraerguß und in der Pseudozyste ebenso wie eine Kombination aus Ultraschall, Computertomographie und endoskopischer retrograder Cholangiopankreatikographie (ERCP) führen zur Diagnose.

Eine vollständige Abklärung des Pankreas bildet die Grundlage für eine adäquate und effiziente Therapie, die immer auf eine Herdsanierung abzielen sollte.

Literatur

1. Anderson MC, Chapman WC (1987) Pseudocysts of the pancreas. In: Howard JM, Jordan GL jr, Reber HA (eds) Surgical diseases of the pancreas. Lea & Febiger, Philadelphia, pp 564–602
2. Anderson WJ, Skinner DB, Zuidema GD et al. (1973) Chronic pancreatic pleural effusions. Surg Gynecol Obstet 137:827–830
3. Bell JW (1972) Pancreatic-bronchial fistula. Am Rev Respir Dis 106:97–99
4. Bradley III EL, Clements JC jr (1975) Spontaneous resolution of pancreatic pseudocysts. Am J Surg 129:23–34
5. Cameron JL (1978) Chronic pancreatic ascites and pancreatic pleural effusions. Gastroenterology 74:134–140
6. Cameron JL, Kieffer RS, Anderson WJ et al. (1976) Internal pancreatic fistulas: pancreatic ascites and pleural effusions. Ann Surg 184:587–593
7. Davidson ED, Horney JT, Salter III PP (1979) Internal pancreatic fistula to the pericardium and pleura. Surgery 85:478–480

8. Greenwald RA, Deluca RF, Raskin JB (1979) Pancreatic-pleural fistula. Demonstration by endoscopic retrograde cholangiopancreatography (ERCP) and successful treatment with radiation therapy. Dig Dis Sci 24:240–244
9. Hunt RS (1954) Pancreatico-bronchial fistula. A report on two cases. Br J Surg 41:599–603
10. Iglehart JD, Mansback C, Postlethwait R et al. (1986) Pancreaticobronchial fistula case report and review of the literature. Gastroenterology 90:759–763
11. Jaffe BW, Ferguson TB, Holtz S et al. (1972) Mediastinal pancreatic pseudocysts. Am J Surg 124:600–606
12. Kaye MM (1968) Pleuropulmonary complications of pancreatitis. Thorax 23:297–306
13. Niederau C, Strohmaeyer G (1981) Pankreaspseudozysten. Z Gastroenterol 19:772–784
14. Rotman N, Figuiez P-L (1984) Chronic pancreaticopleural fistulas. Arch Surg 119:1204–1206
15. Satake K, Cho K, Sowa M et al. (1978) Demonstration of a pancreatic fistula by endoscopic pancreatography in a patient with chronic pleural effusion. Am J Surg 136:390–392
16. Steiger M, Rossetti M (1977) Intrathorakale Pankreaszysten und -fisteln. Helv Chir Acta 44:153–161
17. Tombroff M, Loicq A, De Koster J-P et al. (1973) Pleural effusion with pancreaticopleural fistula. Br Med J 1:330–331
18. Zirngibl H, Gebhardt C, Faßbender D (1983) Drainagebehandlung von Pankreaspseudozysten. Langenbecks Arch Chir 360:29–41

State of the Art: Pancreatic Transplantation

J. S. NAJARIAN [1] and D. E. R. SUTHERLAND [1]

Introduction

Pancreas transplants have been performed at the University of Minnesota since 1966 [1]. The results of the first series of 14 transplants, ending in 1973, have been reported in detail [2, 3]. In 1978 pancreas transplants were resumed at the University of Minnesota [4], first in diabetic patients who already had kidney transplants, then in nonuremic non-kidney transplant patients [5–7], and finally in uremic or preuremic recipients of simultaneous kidney transplants [8]. The grafts have been procured from living related and cadaver donors [9]. We have tested a variety of surgical techniques [6, 10] and immunosuppressive regimens [6, 8]. This paper summarizes our overall, initial, and most recent results according to multiple variables.

Methods and Results

From July 1978 to January 1988, 210 pancreas transplants were performed. Several surgical techniques (15 open duct, 3 duct ligated, 39 polymer injected, 43 enteric drained cases) were used for the first 100 transplants (to October 1984). During this period recipients were treated with only two drugs for immunosuppression, either azathioprine and prednisone or cyclosporine and prednisone; 1-year patient and graft survival rates for these cases were 88% and 29%. Since October 1984, in 110 cases, we have used triple therapy (cyclosporine, azathioprine, prednisone) for immunosuppression in three categories of patients: (a) nonuremic recipients of pancreas transplants alone; and uremic recipients of (b) a kidney before pancreas or (c) a simultaneous pancreas/kidney transplant. Two transplants were injected, and one was removed immediately because of a revascularization problem. Bladder drainage (BD) or enteric drainage (ED) was used in all other cases. BD and ED were compared in the first two [10], and BD alone was used in the last category [8]. The overall 1-year actuarial patient and graft functional (insulin-independent) survival rates since October 1984 in the 107 transplants in the ED and BD categories combined were 91% and 50%, and the

[1] Department of Surgery, University of Minnesota Hospital, 516 Delaware Street S.E., Minneapolis, MN 55455, USA.

M. Trede, H. D. Saeger (Hrsg.)
Aktuelle Pankreaschirurgie

Table 1. One-year patient and graft survival rate in recipients of pancreas transplants according to technique and recipient category in all and technically successful (*TS*) cases from November 1984 to January 1988

	Bladder drainage					Enteric drainage				
	Number of transplantations		Patient survival	Graft survival		Number of transplantations		Patient survival	Graft survival	
	All	TS		All	TS	All	TS		All	TS
Pancreas alone	30	(24)	96%	58%	75%	32	(23)	91%	32%	56%
Pancreas after kidney	15	(7)	87%	47%	86%	11	(5)	90%	36%	80%
Pancreas plus kidney	19	(17)	88%	77%	86%	–		–	–	–
Total	64	(48)	91%	61%	80%	43	(28)	91%	33%	60%

graft survival rate for 76 technically successful (TS) cases was 70%. The 1-year patient and graft survival rates according to recipient and technique categories are shown in Table 1.

For pancreas transplants alone, graft survival was significantly higher ($p<0.05$) with BD than ED, reflecting the enhanced ability to diagnose rejection based on urinary amylase in the BD group [10] and on a lower technical failure (TF) rate (20% versus 28%). In recipients of a pancreas after a kidney, the graft survival rate was insignificantly higher for BD versus ED, and there was a high TF graft in both groups (58% and 54%) with no losses from rejection in the BD and two losses from rejection in the ED group. The pancreas transplant survival was highest in the pancreas plus kidney (11% TF rate) with no losses from rejection; in the subgroup on dialysis ($n=13$), patient, pancreas, and kidney survival at 1 year were 100%, 92%, and 91%, with one pancreas lost from thrombosis and one kidney from rejection (different patients); for six recipients of pancreas and kidney transplants who were not on dialysis, three lost the pancreas transplants – one suffered a TF and two died with functioning grafts. The worst results were in recipients of ED cadaver pancreas grafts alone, with a 1-year graft survival rate of 29% for all ($n=17$) and 38% for TS cases ($n=13$). The results were poor because of the high propensity for rejection of cadaver grafts in nonuremic recipients and the inability to monitor for rejection by a parameter other than plasma glucose with the ED technique in this group. ED grafts from related donors fared much better because of the decreased propensity for rejection, with a 1-year graft survival rate of 51% for all ($n=15$) and 77% for TS cases ($n=10$).

Of the cases ($n=86$) transplanted by current approaches and techniques (BD for all cadaver and BD or ED for related donor transplants) the overall 1-year patient and graft survival rates since November 1984 are 91% and 57%, and the graft survival rate for TS transplants ($n=61$) is 80% (Fig. 1). The 1-year pancreas graft survival rates by category (Fig. 2A) were 56% for pancreas transplant alone ($n=45$), 45% for pancreas transplants after a kidney ($n=22$), and 77% for pancreas plus kidney cases ($n=19$); for TS cases in the respective categories, rates were 76% ($n=34$), 90% ($n=10$), and 86% ($n=17$; Fig. 2A).

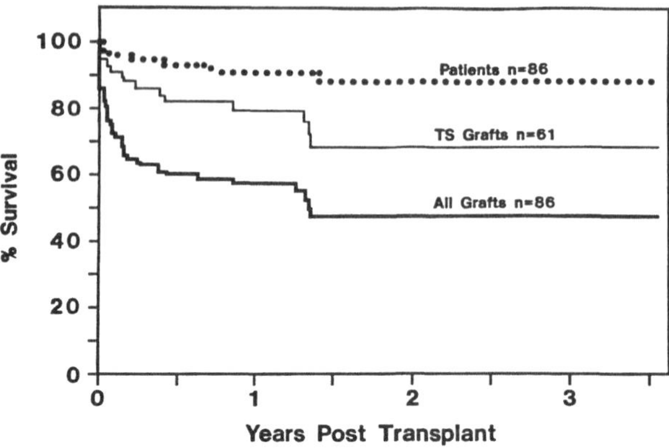

Fig. 1. Patient und graft functional survival rates for all cases and graft functional survival rate for technically successful (*TS*) pancreas transplants. Operations performed at the University of Minnesota from November 1984 to January 1988 by techniques in current use, including 45 recipients of pancreas transplants alone (30 cadaver bladder and 15 related enteric), 22 pancreas transplants after a kidney (13 cadaver bladder, 2 related bladder, 7 related enteric), and 19 pancreas plus kidney transplants (all cadaver bladder)

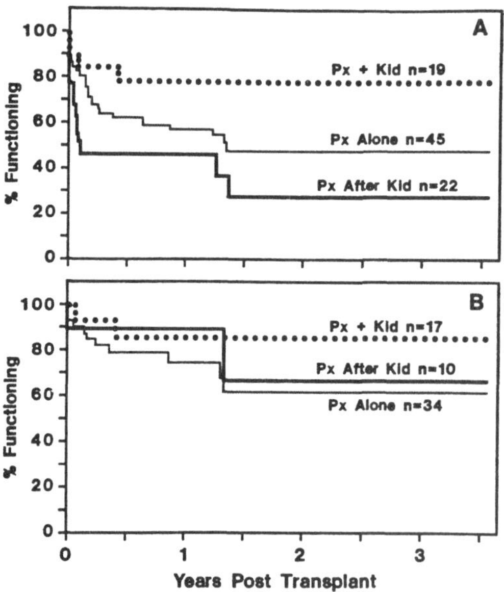

Fig. 2. Graft functional survival rates for (**A**) all and (**B**) technically successful pancreas (*Px*) transplants. Operations performed at the University of Minnesota from November 1984 to January 1988 by techniques in current use according to recipient categories: Px + Kidney (*Kid*), all cadaver bladder; Px alone, 30 cadaver bladder and 15 related enteric, and Px after kidney, 13 cadaver bladder, 2 related bladder, and 7 related enteric

Discussion

Recipients of separate pancreas and kidney transplants may be more prone to technical problems, and a simultaneous pancreas/kidney transplant is the best approach for the uremic diabetic. For patients without end-stage diabetic nephropathy, the group with the greatest potential benefit, BD, is clearly superior to ED, particularly for pancreas transplants from cadaver donors, although the rejection rate in this group is still 25%. The effect of pancreas transplantation on retinopathy, neuropathy, nephropathy, and other secondary complications of diabetes in our series has been assessed by comparing the status of preexisting lesions in the eyes, nerves, and kidneys at yearly intervals between patients with successful versus failed transplants [7, 11–13]. The course of retinopathy during the 1st year has not been different between the two groups, although later the recipients with functioning grafts appear to be more stable. Nerve conduction velocities have increased [12], and the progression of decline of evoked muscle action potentials has been halted in patients with functioning grafts [7]. Microscopic lesions of diabetic nephropathy have also regressed [13]. However, cyclosporine may decrease creatinine clearance [14], pointing out the need for careful patient selection. Otherwise, the side effects of immunosuppression may exceed the severity of an individual patient's diabetic complications.

Virtually all uremic recipients of kidney transplants are appropriate candidates for a pancreas transplant, since immunosuppression is obligatory. However, in the nonuremic, non-kidney transplant patients selection criteria must be strict, and the recipients should clearly be at risk for otherwise developing complications of diabetes more serious than the side effects of antirejection therapy.

References

1. Kelley WD, Lillehei RC, Merkel FK et al. (1987) Allotransplantation of the pancreas and duodenum along with the kidney in diabetic nephropathy. Surgery 61:827
2. Lillehei RC, Simmons RL, Najarian JS et al. (1970) Pancreaticoduodenal allotransplantation: experimental and clinical experience. Ann Surg 172:405–436
3. Lillehei RC, Ruiz JO, Acquino C et al. (1976) Transplantation of the pancreas. Acta Ebdicrebik 83 [Suppl 205]:303
4. Sutherland DER, Goetz FC, Najarian JS (1979) Intraperitoneal transplantation of immediately vascularized segmental pancreatic grafts without duct ligation: a clinical trial. Transplantation 28:485–491
5. Sutherland DER, Goetz FC, Elick BA, Najarian JS (1982) Experience with 49 segmental pancreas transplants in 45 diabetic patients. Transplantation 34:330–338
6. Sutherland DER, Goetz FC, Najarian JS (1984) One hundred pancreas transplants at a single institution. Ann Surg 200:414–440
7. Sutherland DER, Kendall DM, Moudry KC, Navarro X, Kennedy WR, Ramsay RC, Steffes MW, Mauer SM, Goetz FC, Dunn DL, Najarian JS (1988) Pancreas transplantation in nonuremic, type I diabetic recipients. Surgery 102:453–464
8. Sutherland DER, Goetz FC, Moudry KC, Najarian JS (1988) Pancreatic transplantation – a single institution's experience. Diabetes, nutrition and metabolism 1:57–64
9. Sutherland DER, Goetz FC, Najarian JS (1984) Pancreas transplants from related donors. Transplantation 38:625–633
10. Prieto M, Sutherland DER, Goetz FC, Rosenberg ME, Najarian JS (1987) Pancreas transplant results according to technique of duct management: bladder versus enteric drainage. Surgery 102:680–691
11. Ramsay RC, Goetz FC, Sutherland DER, Mauer SM, Robinson LL, Cantrill HL, Knobloch WH, Najarian JS (1988) Progression of diabetic retinopathy after pancreas transplantation for insulin-dependent diabetes mellitus. N Engl J Med 318:208–214
12. van der Vliet JA, Navarro X, Kennedy WR, Goetz FC, Najarian JS, Sutherland DER (1988) The effect of pancreas transplantation on diabetic polyneuropathy. Transplantation 45:368–370

13. Bilous RW, Mauer SM, Sutherland DER et al. (1987) Glomerular structure and function following successful pancreas transplantation for insulin independent diabetes mellitus. Diabetes 36:43 A
14. DeFrancisco AM, Mauer SM, Steffes MW, Goetz FC, Najarian JS, Sutherland DER (1987) The effect of cyclosporine on native renal function in nonuremic diabetic recipients of pancreas transplants. J Diab Compl 1:128–131

Sachverzeichnis